Therapie der Parkinson-Krankheit

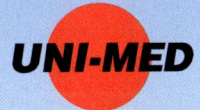

UNI-MED Verlag AG

Bremen - London - Boston

Prof. Dr. Wolfgang H. Jost
Parkinson-Klinik Ortenau
Kreuzbergstr. 12-24
77709 Wolfach

Jost, Wolfgang:
Therapie der Parkinson-Krankheit/Wolfgang Jost.-
12. Auflage - Bremen: UNI-MED, 2024
(UNI-MED SCIENCE)
ISBN 978-3-8374-2452-2

© 2000, 2024 by UNI-MED Verlag AG, D-28323 Bremen,
                International Medical Publishers (London, Boston)
                Internet: www.uni-med.de, e-mail: info@uni-med.de
Printed in Europe

UNI-MED. Die beste Medizin.

In der Reihe UNI-MED SCIENCE werden aktuelle Forschungsergebnisse zur Diagnostik und Therapie wichtiger Erkrankungen "state of the art" dargestellt. Die Publikationen zeichnen sich durch höchste wissenschaftliche Kompetenz und anspruchsvolle Präsentation aus. Die Autoren sind Meinungsbildner auf ihren Fachgebieten.

Vorwort

Vielleicht haben Sie sich vor zwei Jahren gefragt, wo die Neuauflage dieses Büchleins bleibt. Das würde uns freuen. Dieses Buch erschien erstmals im Jahr 2000 und seither gibt es alle 2 Jahre eine Neuauflage. Üblicherweise zeitgleich zum Parkinson-Kongress der DPG, der erstmals 1999 in Würzburg veranstaltet wurde. Durch die Corona-Pandemie gab es in den letzten Jahren etwas "Durcheinander", weshalb sich alles verschob. Jetzt wollen wir wieder, pünktlich zum Parkinson-Kongress in Rostock, die Neuauflage präsentieren. Der Kongress wurde mittlerweile erweitert und heißt jetzt «Deutscher Kongress für Parkinson und Bewegungsstörungen», dieses Büchlein wird sich aber weiter auf die Therapie der Parkinson-Krankheit beschränken. Wobei wir bei einer weiteren Neuerung sind. Über Jahre haben wir aus vielen Gründen den Terminus "idiopathisches Parkinson-Syndrom" benutzt. Jetzt sind die Leitlinien der DGN wieder zum Begriff "Parkinson-Krankheit" zurückgekehrt, weshalb ich dies in der Neuauflage auch tun möchte. Neue Kapitel waren nicht notwendig, da keine neuen Substanzklassen in die Therapie eingeführt wurden. Wir sind aber zuversichtlich, dass mit dem "Ende" der Pandemie auch wieder vermehrt Studien durchgeführt und eventuell auch neue Substanzklassen eingeführt werden. Zu wünschen wären auch komplett neue Ansätze. Wir sind nämlich immer noch gefangen in der Erfolgsgeschichte des L-Dopa und wir rotieren monoman um L-Dopa und versuchen nur die Therapie zu optimieren. In der symptomatischen Therapie der Parkinson-Krankheit müssen auch neue Ansätze Eingang finde, damit wir weiterkommen. Das Einführen neuer dopaminerger Substanzklassen, das heftige Diskutieren des Für und Wider darf nicht das Ziel sein. Wir brauchen neue, innovative symptomatische Therapien und selbst bei der aktuellen Therapie brauchen wir neue Ansätze, da wir die dopaminerge Stimulation noch nicht umfassend verstanden haben und ausnutzen.

Wir wünschen Ihnen viel Spaß beim Lesen und der Arbeit mit diesem Buch. Wir haben einige Neuerungen aufgenommen, wie beispielsweise L-Dopa zum Inhalieren und für die subkutane Infusion sowie Apomorphin sublingual. Der Stellenwert einiger Substanzklassen wurde relativiert, wie z.B. den der Dopaminagonisten und der MAO-B-Hemmer. Alle Kapitel wurden aktualisiert. Erstaunlicherweise waren es gar nicht wenige Änderungen, was uns freut, da ich ja bereits oben einen gefühlten Stillstand beschrieben habe. Es war aber eher eine Konsolidierung, als Ausgangsbasis für die guten Entwicklungen der nächsten Jahre.

Wolfach, im März 2024   *Wolfgang Jost*

Inhaltsverzeichnis

1. Einleitung

> *The disease is of long duration: to connect, there-*
> *fore, the symptoms which occur in its later stages*
> *with those which mark its commencement, re-*
> *quires a continuance of observation of the same*
> *case, or at least a correct history of its symptoms,*
> *even for several years.*
>
> J. Parkinson [18]

Die Parkinson-Krankheit ist eine der häufigsten neurologischen Erkrankungen, die überwiegend im höheren Lebensalter diagnostiziert wird. Durch die zunehmende Lebenserwartung der Bevölkerung und der Betroffenen darf mit einem weiteren Anstieg Erkrankter gerechnet werden. Ob die Inzidenz wirklich zunimmt, wird kontrovers diskutiert [23]. Derzeit wird in Industrienationen eine Häufigkeit von 2 bis 3 Promille der Bevölkerung angenommen [10]. Bei den über 60-Jährigen liegt die Prävalenz bei etwa 1 % [15]. In Deutschland wird von ca. 300.000 bis 400.000 [6] Betroffenen ausgegangen, wobei die Zahl der therapierten Patienten geringer ist. Da die geburtenstarken Jahrgänge das 60. Lebensjahr erreichen, wird die Prävalenz in den nächsten Jahren deutlich ansteigen, danach aber auch wieder abfallen. Dies darf nicht zu Fehlinterpretationen führen oder dazu missbraucht werden.

Die theoretischen Erkenntnisse und therapeutischen Möglichkeiten nehmen ständig zu und damit erfreulicherweise auch das Interesse an dem Krankheitsbild. Nicht alle Entwicklungen finden aber Eingang ins ärztliche Wissen und Handeln. So ist die Erkrankung bei Patienten als schnell invalidisierendes Leiden stigmatisiert, gleichzeitig wird durch die Laienpresse der Eindruck erweckt, dass man beispielsweise mit einer Operation oder Implantation die Erkrankung heilen könne. Darüber wird häufig vergessen, welche großen Fortschritte in der medikamentösen Therapie erreicht wurden und wie "individuell" die Behandlung mittlerweile sein kann. Unter den medizinischen Experten wiederum wird eine stellenweise sehr emotionale Diskussion um die optimale Therapie geführt, die sich sachlich nur schwer belegen lässt. Die Kostendiskussion hat dieses Problem zusätzlich belastet. Was wir für die nächsten Jahre anstreben sollten,

wäre eine pragmatische Therapie sowie das Bestreben, über der Kostendiskussion nicht unser primäres Anliegen zu vergessen – den Patienten zu helfen und die beste verfügbare Therapie individuell anzupassen. Daneben muss auf der Grundlage des bereits Erreichten die wissenschaftliche Arbeit intensiv vorangetrieben werden. Es ist eine Fehleinschätzung, dass wissenschaftliche Entwicklungen zu Kostensteigerungen führen. Volkswirtschaftlich gesehen, ist der schlecht behandelte Patient mittelfristig der teuerste Patient. Die Medizin wird und muss sich weiterentwickeln. Dann wird sogar die Vision von James Parkinson wahr werden, dass zumindest das Fortschreiten der Krankheit gestoppt wird [18].

1.1. Historische Anmerkungen

James Parkinson beschrieb in seinem 1817 erschienenen *Essay on the Shaking Palsy* [18] kasuistisch die Symptomatik, die wir bei der Parkinson-Krankheit finden. Er hat aus heutiger Sicht sicherlich nicht einen Morbus, sondern eher ein Syndrom beschrieben. So ist anzunehmen, dass zumindest einer der sechs beschriebenen Patienten an einer Multisystematrophie erkrankt war. Die Bedeutung seines Werkes liegt in der genauen klinischen Beschreibung, bei der neben den Kernsymptomen (Akinese, Rigor und Tremor) auch zusätzliche klinische Zeichen und Symptome berichtet werden [19]. Bemerkenswert ist weiterhin, dass er bei der nur geringen Fallzahl eine genaue Beschreibung gab, die auch noch heute mit Interesse zu lesen ist. Er hat auch schon viele nicht-motorische Symptome beschrieben und es ist erstaunlich, dass wir dies erst in den letzten Jahren gebührend berücksichtigen. Jedoch trat das Parkinson-Syndrom sicherlich nicht erstmals im 19. Jahrhundert auf; so finden sich Erstbeschreibungen krankheitsspezifischer Symptome schon in der Antike [7]. In der ayurvedischen Medizin ist die Parkinson-Krankheit seit Jahrhunderten als Kampa vata beschrieben und wird auch schon seit Jahrhunderten mit L-Dopa behandelt (Mucuna pruriens) [17].

Der Name Parkinson-Krankheit oder Morbus Parkinson wurde erstmals von Charcot [4] benutzt (maladie de Parkinson). Bezüglich der Erstbeschreibung der Parkinson-Krankheit als Erkrankung der Substantia nigra (Kasuistik) gebührt Blocq und Marinesco Ende des 19. Jahrhunderts Anerkennung [2]. Genauere Beschreibungen des Krankheitsbildes finden sich bei Trétiakoff 1919 [22]. Maßgebliche Arbeiten zur symptomatischen Therapie der Parkinson-Krankheit, die heute noch Bestand haben, lieferte die Arbeitsgruppe in Wien [1] (☞ Therapie). In den letzten 50 Jahren wurden zahlreiche therapeutische Ansätze erarbeitet (☞ Tab. 1.1).

1867	Belladonnaextrakt
1884	Apomorphin als Parkinson-Medikament diskutiert
1946	Synthetische Anticholinergika
1949	Stereotaktische Palllidotomie
1950	Artane®
1951	Therapeutischer Einsatz von Apomorphin
1960	Nachweis eines striatalen Dopamin-Mangels
1961	Erster Einsatz von L-Dopa
1965	Beschreibung der Stimulation bei stereotaktischen Operationen
1967	Nachweis der Wirksamkeit von oral verabreichtem L-Dopa, erster Einsatz von Benserazid
1969	Nachweis der Wirksamkeit von L-Dopa plus Decarboxylasehemmer; Amantadin
1970	Larodopa; PK Merz®
1972	Apomorphin "wiederentdeckt"
1974	Nachweis der Wirksamkeit von Bromocriptin
1975	Markteinführung von Madopar® und Nacom®; L-Dopa-Einsparung durch Deprenyl
1979	Pravidel®
1982	Nachweis der Wirksamkeit von Pergolid
1983	Monotherapie mit Dopaminagonisten
1987	Frühe Kombinationstherapie von L-Dopa mit Agonisten; Movergan®
1987	Beschreibung der tiefen Hirnstimulation

1989	L-Dopa mit verzögerter Freigabe (Retard und Depot)
1990	Cabergolin; erste COMT-Hemmer
1991	Ropinirol, erster nicht-ergoliner Dopaminagonist als Tablette
1994	COMT-Inhibitoren
1995	Erste DBS in Deutschland
1997	ReQuip®, Tasmar®, Parkinsan®
1998	Sifrol®, Comtess®, Zulassung ruht für Tasmar®
2000	Nobelpreis für Arvid Carlsson "für die Entdeckungen zur Signalübertragung im Nervensystem", insbesondere des Dopamins als eigenständigen Neurotransmitter
2002	Erste Publikation der Braak-Stadien [3]
2003	Markteinführung von Stalevo® (Triple-Tablette)
2005	Markteinführung von Duodopa®, Rasagilin (Azilect®) und Rotigotin (Neupro®). Wiedereinführung von Tolcapon.
2008	Markteinführung von ReQuip Modutab®
2009	Markteinführung von retardiertem Sifrol®
2015	Markteinführung von Safinamid (Xadago®)
2016	Markteinführung von Opicapon (Ongentys®)
2018	Budipin nicht mehr am Markt
2021	Markteinführung von Lecigon®
2022	MRT-gesteuerter fokussierter Ultraschall (MRgFUS)
2023	Zulassung von Produodopa®

Tab. 1.1: Meilensteine der Parkinson-Therapie.

1.2. Nomenklatur

Bedauerlicherweise ist die Terminologie nicht einheitlich. Nach wie vor wird im deutschsprachigen Raum am häufigsten die Bezeichnung "Morbus Parkinson" oder "Parkinson-Krankheit" benutzt (23). Auch die Bezeichnungen "Paralysis agitans" und "Schüttellähmung" hört man immer wieder. "Parkinsonismus" als eingedeutschte Form des anglo-amerikanischen Parkinsonism sollte vermieden werden.

Der Begriff "idiopathisches Parkinson-Syndrom" (IPS) wurde in den letzten Jahren benutzt, wurde jedoch jetzt wieder durch "Parkinson-Krankheit" abgelöst, da sich unter dem IPS u.a. etliche genetische Formen finden dürften. Die Bezeichnung "Parkinson-Krankheit" ist auch sinnvoll, um eine Vergleichbarkeit mit der englischsprachigen Literatur zu ermöglichen (Parkinson's disease). In der vorliegenden Publikation wird deshalb von der "Parkinson-Krankheit" gesprochen und zwischen Parkinson-Krankheit sowie atypischen und symptomatischen Formen differenziert. Zum jetzigen Zeitpunkt muss auch davon ausgegangen werden, dass es sich bei der Parkinson-Krankheit nicht um eine Krankheitsentität handelt, sondern mittelfristig eine weitere Differenzierung nach Subtypen stattfinden wird [21].

Grundsätzlich wäre natürlich auch zu diskutieren, ob die Bezeichnung Parkinson-Syndrom überhaupt sinnvoll ist, da sich beispielsweise Krankheiten wie die Parkinson-Krankheit und die Kortikobasale Degeneration (bzw. das Kortikobasale Syndrom) sowohl neuropathologisch, als auch klinisch stark unterscheiden und der Überbegriff eher historisch begründet ist.

In der klinischen Beschreibung, Diagnostik und Therapie haben sich viele Anglizismen etabliert. Zu nennen sind u.a. On-off, Wearing-off, Freezing, Drug Holiday u.v.m. Da es meist keine gebräuchlichen deutschen Synonyme gibt, wurden diese Begriffe übernommen. Dabei ist jedoch zu betonen, dass wir häufig die gleichen Begriffe verwenden, ohne dass diese die identische Bedeutung haben.

1.3. Differenzialdiagnostik

Differenzialdiagnostisch sind vor allem die atypischen Parkinson-Syndrome, d.h. Multisystematrophien [5], die Progressive Supranukleäre Blickparese [11] und die Kortikobasale Degeneration [20] abzugrenzen (☞ Tab. 1.2). Zu berücksichtigen sind ferner andere Erkrankungen, die keine Parkinson-Syndrome sind, jedoch verwechselt werden können, wie der Normaldruck-Hydrozephalus und die Subkortikale Arteriosklerotische Enzephalopathie (SAE), sowie bei Tremordominanz der Essentielle Tremor.

Besonders in Alten- und Pflegeheimen kann durch unsachgemäßen Einsatz von Neuroleptika ein "Parkinsonoid" auftreten, das nicht mit der Parkinson-Krankheit verwechselt werden darf.

Bei den Multisystematrophien unterscheiden wir zwischen MSA-P und MSA-C (selten auch noch MSA-A), wodurch die alte Nomenklatur striatonigrale Degeneration/Shy-Drager-Syndrom und OPCA-Syndrom überflüssig wurde. Die Progressive Supranukleäre Blickparese (früher: Steele-Richardson-Olszewski-Syndrom) wird mittlerweile in viele Subtypen differenziert; zu nennen sind vor allem Typ Parkinson, Typ Richardson und PGF [8, 25].

Die Kortikobasale Degeneration wird neuerdings eher als Kortikobasales Syndrom bezeichnet, da die klinische Abgrenzung sehr unsicher ist. Viele klinisch diagnostizierte Fälle werden neuropathologisch als PSP eingestuft.

Als weitere wichtige Differenzialdiagnose ist die Demenz mit Lewy-Körperchen zu nennen [13, 14], wobei deren genauer Stellenwert noch in der Diskussion ist; insbesondere, ob es sich um eine eigenständige Krankheitsentität oder eher eine Verlaufsform der Parkinson-Krankheit handelt [24].

Generell kann gesagt werden, dass die Differenzierung noch lange nicht am Ende ist und wir auch unbedingt weiter aktiv sein müssen und auch die Therapie entsprechend ausgerichtet sein muss [12].

- Parkinson-Krankheit
- Hereditäre Parkinson-Syndrome
- Demenz mit diffusen Lewy-Körperchen (DLB)
- Atypische Parkinson-Syndrome (Synukleino-pathien):
  - Multisystematrophie (Typ P und C)
- Atypische Parkinson-Syndrome (Tauo-pathien):
  - Progressive supranukleäre Blickparese (v.a. PSP-P, Richardson-Syndrom)
  - Kortikobasale Degeneration (CBD) resp. Kortikobasales Syndrom
- Symptomatische Parkinson-Syndrome:
  - Durch Medikamente, Metalle oder Intoxikation induziert
  - Durch strukturelle Läsion (Infarkt, Tumor) induziert
  - Durch Entzündung oder metabolisch induziert
- Weitere Differenzialdiagnosen (keine Parkin-son-Syndrome):
  - Essentieller Tremor
  - Subkortikale arteriosklerotische Enzephalo-pathie (SAE)
  - Normaldruckhydrozephalus (NPH)
  - Funktionelles Parkinson-Syndrom (selten)
  - Spinozerebelläre Ataxien (SCA), insbeson-dere Machado-Joseph-Erkrankung

Tab. 1.2: Differenzialdiagnose bei Parkinson-Symp-tomen.

1.4. Literatur

1. Birkmayer W, Hornykiewicz O. Der L-3,4-Dioxy-phenylalanin (=DOPA)-Effekt bei der Parkinson-Aki-nesie. Wien Klin Wschr 1961; 73: 787-788

2. Blocq P, Marinesco G. Sur un cas de tremblement par-kinsonien hémiplégique. C R Soc Biol (Paris) 1893; 5: 105-111

3. Braak H, Del Tredici K, Bratzke H et al. Staging of the intracerebral inclusion body pathology associated with idiopathic Parkinson's disease. J Neurol 2002; 249 (Suppl. 3): 1-5

4. Charcot JM. Leçons sur les maladies du système ner-veux. Delahaye, Paris 1873

5. Gilman S, Low PA, Quinn N et al. Consensus state-ment on the diagnosis of multiple system atrophy. J Neu-rol Sci 1999; 163: 94-98

6. Heinzel S, Berg D, Binder S, et al. Do we need to ret-hink the epidemiology and healthcare utilization of Par-kinson's disease in Germany? Front Neurol 2018; 9: 500. doi: 10.3389/fneur.2018.00500.

7. Henningsen H. Morbus Parkinson im Wandel medizi-nischer Krankheitsvorstellungen. In: H. Gänshirt (Hrg.). Pathophysiologie, Klinik und Therapie des Parkinsonis-mus. Roche, Basel 1983, S. 93-101

8. Höglinger GU, Respondek G, Stamelou M, et al. Clini-cal diagnosis of progressive supranuclear palsy: The movement disorder society criteria. Mov Disord 2017; 32: 853-864

9. Höglinger G., Trenkwalder C. et al. Parkinson-Krank-heit, S2k-Leitlinie, 2023, in: Deutsche Gesellschaft für Neurologie (Hrsg.), Leitlinien für Diagnostik und The-rapie in der Neurologie. Online: www.dgn.org/leitlinien (abgerufen am 12.02.2024)

10. Kurland LT. Epidemiology: incidence, geographic distribution and genetic considerations. In: WS Fields. Thomas, Springfield 1958, S. 5-49

11. Litvan I, Agid Y, Calne D et al. Clinical research crite-ria for the diagnosis of progressive supranuclear palsy (Steele-Richardson-Olszewski syndrome): report of the NINDS-SPSP international workshop. Neurology 1996; 47: 1-9

12. Marras C, Fereshtehnejad SM, Berg D, et al. Transi-tioning from subtyping to precision medicine in Parkin-son's disease: A purpose-driven approach. Mov Disord. 2024 Jan 20. doi: 10.1002/mds.29708.

13. McKeith IG. Dementia with Lewy bodies. Br J Psych-iatry 2002; 180: 144-147

14. McKeith I, Boeve BF, Dickson DW, et al. Diagnosis and management of dementia with Lewy bodies. Neuro-logy 2017; 89: 88 – 100

15. Mutch WJ, Strudwick A, Roy SK, Downie AW. Parkinson's disease: disability, review, and management. Br Med J 1986; 293: 675-677

16. Olanow CW, Rascol O, Hauser R, et al. A double-blind, delayed-start trial of rasagiline in Parkinson's disease. N Engl J Med. 2009; 361: 1268-1278

17. Ovallath S, Deepa P. The history of parkinsonism: descriptions in ancient Indian medical literature. Mov Disord 2013; 28: 566-568

18. Parkinson J. An essay on the shaking palsy. Sherwood, Neely, and Jones, London, 1817

19. Postuma RB, Berg D, Stern M, et al. MDS clinical diagnostic criteria for Parkinson's disease. Mov Disord 2015; 30: 1591-1601

20. Stover NP, Watts RL. Corticobasal degeneration. Semin Neurol 2001; 21: 49-58

21. Titova N, Taddei R, Martinez-Martin P, Ray Chaudhuri K. Parkinson's: a syndrome rather than a disease? J Neural Transm 2017; 124: 907-914

22. Trétiakoff C. Contribution à l'étude de l'anatomie pathologique du locus niger de Soemmering avec quelques déductions relatives à la pathologie des troubles musculaires et de la maladie de Parkinson. Jouve, Paris 1919

23. Tysnes OB, Storstein A. Epidemiology of Parkinson's disease. J Neural Transm 2017; 124: 901-905

24. Weintraub D. What's in a name? The time has come to unify Parkinson's disease and dementia with Lewy bodies. Mov Disord 2023; 38: 1977-1981

25. Williams DR, de Silva R, Paviour DC, et al. Characteristics of two distinct clinical phenotypes in pathologically proven progressive supranuclear palsy: Richardson's syndrome and PSP-parkinsonism. Brain 2005; 128: 1247-1258

2. Grundlagen

Das vorliegende Buch beschäftigt sich mit der Therapie der Parkinson-Krankheit, der mit Abstand häufigsten Form unter den Parkinson-Syndromen. Zum klinischen Befund, der Diagnostik und Differenzialdiagnostik sowie der Therapie atypischer Parkinson-Syndrome dürfen wir auf die weiterführende Literatur verweisen. In diesem Kapitel soll nur kursorisch auf die Grundlagen eingegangen werden.

2.1. Pathomechanismus

Unstrittig ist, dass die Degeneration des dopaminergen nigrostriatalen Systems (☞ Abb. 2.1) maßgeblich für die motorischen Symptome der Erkrankung verantwortlich ist. Daneben wird schon seit Jahrzehnten diskutiert, dass auch die Parkinson-Krankheit eine Multisystemdegeneration ist [15], bei der der degenerative Prozess erst im mittleren Stadium die Substantia nigra erfasst (☞ Abb. 2.2).

Abb. 2.2: Aszendierender degenerativer Prozess bei der Parkinson-Krankheit (nach Braak [1]).

Die möglichen Auslöser der Erkrankung sind vielgestaltig und umfassen unter anderem genetische Faktoren, Endo-/Exotoxine, gesteigerte Apoptose und evtl. auch Entzündungen und/oder immunologische Prozesse [7, 15]. Es wird natürlich auch erwogen, ob es ein beschleunigter, altersbedingter, degenerativer Prozess ist.

Weist der Mensch bei Geburt noch etwa 400.000-600.000 dopaminerge Neurone auf, entsprechend etwa 200.000-300.000 pro Seite (davon befinden sich etwa 70 % in der Substantia nigra), werden klinisch relevante Befunde eines Parkinson-Syndroms bei einem dopaminergen Neuronenverlust um etwa 60 % festgestellt [1, 10]. Pro Jahr degenerieren bei einem Patienten mit einer Parkinson-Krankheit etwa 20.000 bis 25.000 dopaminerge Neurone [11], wobei große interindividuelle Unterschiede bestehen können (mindestens 1 % Degeneration). Etwas im Widerspruch hierzu steht, dass die Krankheitsprogression bei jüngeren Patienten geringer ist als bei älteren [3]. Ein akzeptiertes und allgemeingültiges Modell gibt es nicht [16].

Bei einer physiologischen Degeneration bleiben die Menschen bei der heutigen Lebenserwartung von relevanten "Parkinson"-Symptomen weitgehend verschont. Durch exogene Einflüsse sowie neurodegenerative Prozesse könnte die kritische Schwelle bereits in früheren Jahren unterschritten werden, wobei sich hier sicher kein linearer Ver-

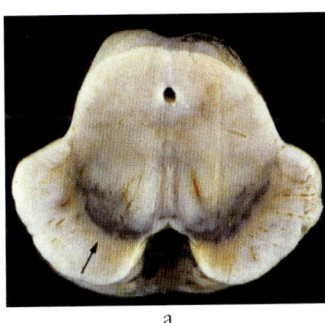

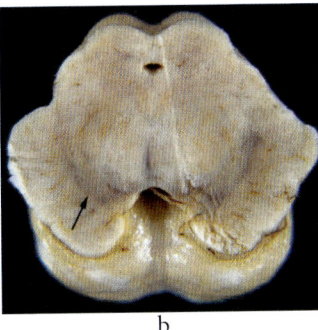

Abb. 2.1: **a**: Normalbefund, **b**: ausgeprägte Depigmentierung der Substantia nigra (↑) bei einer Parkinson-Erkrankung.
Quelle: Prof. Dr. W. Schlote, Frankfurt/Main.

lauf ergibt (☞ Abb. 2.3). Daraus darf aber nicht geschlossen werden, dass die Parkinson-Krankheit lediglich eine beschleunigte physiologische Degeneration ist.

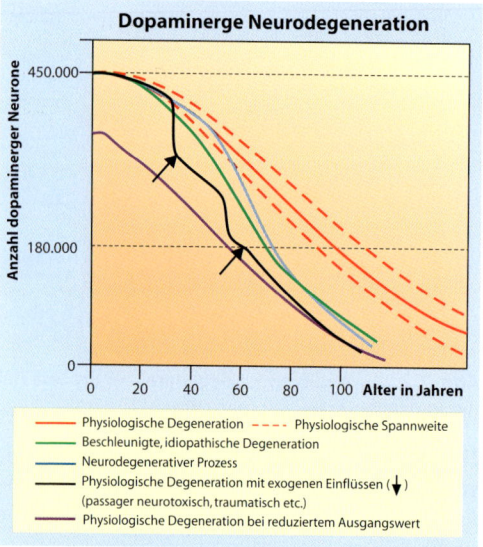

Abb. 2.3: Vereinfachte Darstellung des möglichen Verlaufs der dopaminergen Neurodegeneration.

Da nicht bekannt ist, welcher genaue Pathomechanismus der Neurodegeneration (z.B. alpha-Synuklein) bei der Parkinson-Krankheit zugrunde liegt, therapieren wir hauptsächlich symptomatisch und direkt oder indirekt dopaminerg. Daneben wird über einen neuroprotektiven resp. krankheitsmodifizierenden Effekt einiger Medikamente diskutiert (☞ Kap. 6.-8.). Zukünftig könnte die Immuntherapie resp. Antikörpertherapie unsere bisherigen Therapieansätze wesentlich verändern [8, 13], wobei die bisherigen Ergebnisse noch nicht überzeugen [9, 14]. Grundsätzliches Ziel ist es, die Diagnose früher zu stellen, damit potenziell neuroprotektive Substanzen das Unterschreiten der kritischen Schwelle hinauszögern oder der pathophysiologische Prozess verlangsamt werden könnte.

2.2. Therapie

Die therapeutischen Möglichkeiten sind mittlerweile sehr vielfältig. Da die Ursache des degenerativen Prozesses nicht bekannt ist, kann aktuell auch keine kausale, sondern nur eine symptomatische Therapie durchgeführt werden. Viele neue Therapieansätze werden erwogen [8, 12].

Bedauerlicherweise wird die Diskussion um die optimale Therapie durch die Kostenfrage erheblich belastet. Die nachfolgenden Kapitel sollen pragmatisch den aktuellen Stand darstellen und daraus therapeutische Empfehlungen ableiten.

Bei den Ergebnissen verschiedener Studien darf auch nie vergessen werden, dass es selbstverständlich auch in der Therapie der Parkinson-Krankheit einen Plazebo-Effekt gibt. So konnten Goetz und Mitarbeiter [5] zeigen, dass unter Plazebo 16 % der Parkinson-Patienten eine deutliche Besserung zeigten, die über mehrere Monate anhielt. Auch die Studie von Freed et al. [4] hat gezeigt, dass die Therapieerfolge im ersten halben Jahr kritisch gesehen werden müssen. Studien, die weniger als 6 Monate andauern, müssen deshalb mit Vorsicht interpretiert werden [6]. Bedauerlicherweise liegen viele Studien bei der Parkinson-Krankheit unterhalb dieses Zeitfensters. Bei diesem Plazebo-Effekt spielen in der Frühphase insbesondere die noch bestehende und aktivierbare dopaminerge Funktion eine Rolle. Dies erklärt sicherlich auch die subjektiven Erfolge vieler fragwürdiger Therapieansätze.

Vollständigkeitshalber sollte bei der Parkinson-Therapie auch auf den Nozebo-Effekt hingewiesen werden, der nicht nur beim ständigen Austausch von Generika auftreten kann.

2.3. Handelsübliche Medikamente

Mittlerweile steht eine Vielzahl von Medikamenten zur Verfügung. Diese können in folgende Gruppen differenziert werden:

▶ L-Dopa (☞ Kap. 5.)
▶ Dopaminagonisten (☞ Kap. 6.)
▶ Amantadin (☞ Kap. 7.)
▶ MAO-Hemmer (☞ Kap. 8.)
▶ Safinamid (☞ Kap. 9.)
▶ COMT-Hemmer (☞ Kap. 10.)
▶ *Anticholinergika* (☞ Kap. 4.)

Innerhalb der Gruppen gibt es einerseits noch Untergruppen, andererseits eine Vielzahl von Produkten und Herstellern (☞ Tab. 2.1). Es gibt erhebliche Unterschiede zwischen Originalpräparaten und Nachahmerpräparaten (Generika). Dies betrifft sowohl die Spitzenkonzentrationen, als auch die Plasmaspiegel im Verlauf. Deshalb können weder Originalpräparate gegen Generika, noch Generika untereinander unkritisch ausgetauscht werden. Sogar die Zulassungen sind stellenweise different. Bedauerlicherweise erfolgt ein unkritischer Austausch, z.B. wegen bestehender Rabattverträge, auf den wir bei der Verordnung fast keinen Einfluss haben.

Medikament	Handelsname (Auswahl)
Amantadin-Sulfat	PK-Merz®
Apomorphin	
Cabergolin	
Clozapin	Leponex®
α-Dihydroergocriptin	
Domperidon	
Entacapon	Comtess®
Levodopa Inhal.	Inbrija®
Levodopa + Carbidopa	
Levodopa + Carbidopa + Entacapon	Stalevo®
Levodopa + Benserazid	Madopar®
Opicapon	Ongentys®
Piribedil	Clarium®
Pramipexol-HCl	Sifrol® retard
Rasagilin	Azilect®
Ropinirol-HCl	ReQuip Modutab®
Rotigotin-Pflaster	
Safinamid	Xadago®

Tab. 2.1: Wichtige Medikamente in der Parkinson-Therapie in alphabetischer Reihenfolge sowie eine Auswahl wichtiger Handelsnamen (nicht generisch).

Der Austausch von generischen Substanzen ist in Deutschland gesetzlich geregelt. Die Gruppenmittelwerte der Bioverfügbarkeit, der maximalen Serumkonzentration und die Zeit bis zum Erreichen der maximalen Serumkonzentration dürfen dabei um 20 % nach unten und 25 % nach oben schwanken. Die Messungen erfolgen bei wenigen jungen Gesunden und nicht bei Parkinson-Patienten und meist nur bei einer Dosisstärke. Die Galenik bleibt weitgehend unberücksichtigt.

2.4. Literatur

1. Björklund A, Dunnett SB. Dopamine neuron systems in the brain: an update. Trends Neuroscience 2007; 30: 194-202

2. Braak H, Del Tredici K, Bratzke H et al. Staging of the intracerebral inclusion body pathology associated with idiopathic Parkinson's disease. J Neurol 2002; 249 (Suppl. 3): 1-5

3. De la Fuente-Fernandez R, Lu JQ, Sossi V et al. Biochemical variations in the synaptic level of dopamine precede motor fluctuations in Parkinson's disease: PET evidence of increased dopamine turnover. Ann Neurol 2001; 49: 298-303

4. Freed CR, Greene PE, Breeze RE et al. Transplantation of embryonic dopamine neurons for severe Parkinson's disease. N Engl J Med 2001; 344: 710-719

5. Goetz CG, Leurgans S, Raman R. Objective changes in motor function during placebo treatment in PD. Neurology 2000; 54: 710-714

6. Goetz CG, Wuu J, McDermott MP et al. Placebo response in Parkinson's disease: Comparisons among 11 trials covering medical and surgical interventions. Mov Disord 2008; 23: 690-699

7. Jellinger KA. Neuropathology of sporadic Parkinson's disease: evaluation and changes of concepts. Mov Disord 2012; 27: 8-30

8. Lang AE, Espay AJ. Disease modification in Parkinson's disease: Current approaches, challenges, and future considerations. Mov Disord 2018; 33: 660-677

9. Lang AE, Siderowf AD, Macklin EA, et al. Trial of Cinpanemab in early Parkinson's disease. N Engl J Med 2022; 387: 408-420

10. McGeer PL, McGeer EG, Suzuki JS. Aging and extrapyramidal function. Arch Neurol 1977; 34: 33-35

11. McGeer PL, Itagaki S, Akiyama et al. Rate of cell death in parkinsonism indicates active neuropathological process. Ann Neurol 1988; 24: 574-576

12. Oertel W, Schulz JB. Current and experimental treatments of Parkinson disease: A guide for neuroscientists. J Neurochem 2016; 139 (Suppl. 1): 325-337

13. Pagano G, Taylor KI, Anzures-Cabrera J, et al. Trial of Prasinezumab in early-stage Parkinson's disease. N Engl J Med 2022; 387: 421-432

14. Prasad EM, Hung SY. Current therapies in clinical trials of Parkinson's disease: a 2021 update. Pharmaceuticals 2021; 14(8): 717. doi: 10.3390/ph14080717.

15. Titova N, Padmakumar C, Lewis SJG, Chaudhuri KR. Parkinson's: a syndrome rather than a disease? J Neural Transm (Vienna) 2017; 124: 907-914

16. Venuto CSm Potter NB, Ray Dorsey E, Kieburtz K. A review of disease progression models of Parkinson's disease and applications in clinical trials. Mov Disord 2016; 31: 947-956

3. **Aktivierende Therapien**

3.1. **Aufklärung**

Nach der Diagnosestellung und vor jeder Therapie muss eine ausführliche und adäquate Beratung des Patienten erfolgen. Der Patient wird mehrere Jahre mit der Erkrankung leben und viele sehr unterschiedliche Therapien erhalten. Durch Bekannte, Betroffene, die Laienpresse und zunehmend das Internet werden die unterschiedlichsten Informationen an ihn herangetragen. Nur durch eine gründliche Beratung kann der Patient hierauf vorbereitet werden. Dies ist sehr wichtig für den Patienten, aber auch für die Arzt-Patient-Beziehung und die Therapieadhärenz. Wenn der Patient erkennt, wie gut sich sein/e Arzt/Ärztin mit dem komplexen Krankheitsbild sowie der Therapie auskennt, wird er Vertrauen aufbauen und vielleicht nicht bei jeder Information, die er erhält, das Therapieregime in Frage stellen.

Als sinnvoll erweist sich, den Patienten über alle therapeutischen Möglichkeiten aufzuklären und die Entscheidung, welches Medikament eingesetzt werden soll, mit ihm abzustimmen. Eine gewisse kritische Distanz zu bisher unzureichend bewiesenen Aussagen (z.B. Neuroprotektion) zahlt sich mittelfristig aus. Da aufgrund großer Hoffnungen seitens der Patienten auch immer wieder Fragen zur operativen Therapie gestellt werden, sollte man sich auch diesbezüglich vorbereiten.

Nach Möglichkeit sollten auch Angehörige, insbesondere Ehepartner, in diese Gespräche eingebunden werden, da deren Hilfe im Verlauf der Erkrankung fast immer in Anspruch genommen wird.

Ein wichtiger Punkt ist hier noch zu erwähnen, dem wir bisher zu wenig Beachtung schenkten: Bezüglich der Parkinson-Patienten wurde immer wieder eine prämorbide Persönlichkeit mit Zwanghaftigkeit, erhöhtem Pflichtbewusstsein und Neigung zum Perfektionismus diskutiert [55]. Deswegen haben wir angenommen, dass die Patienten auch die Medikamente in vorbildlicher Weise einnehmen. Mittlerweile liegen jedoch Untersuchungen vor, die auch für Parkinson-Patienten eine eingeschränkte Compliance zeigen [23, 40], weshalb wir auch die Notwendigkeit der regelmäßigen Tabletteneinnahme zu definierten Zeitpunkten besprechen sollten. Hierzu dürften auch die häufig unterschätzten kognitiven Defizite beitragen. Schwierig ist es besonders, da Patienten sehr viele Einnahmen pro Tag haben, was die Adhärenz fast zwangsläufig limitiert [59].

Ängste der Patienten vor der Vielzahl verschiedener Medikamente sollten zerstreut werden. Viele Patienten meinen immer noch, dass die höhere Anzahl der Tabletten mit einem höheren Risiko und einer rascheren Progredienz belastet sei. Ich vergleiche im Gespräch die Parkinson-Therapie immer mit einem Menü: Man kann sich auch mit Kartoffeln satt essen, attraktiver und ausgeglichener jedoch ist eine Mahlzeit mit Vorspeise, Hauptgang und einer Nachspeise.

Hierdurch kommt man in den Genuss aller Vorzüge der einzelnen Bestandteile, ohne die Nachteile einer zu hohen Dosis einer einzelnen Substanz. Man kann entsprechend die Parkinson-Krankheit nur mit L-Dopa behandeln, oder aber L-Dopa, einen Dopaminagonisten, einen MAO-B- und einen COMT-Hemmer geben.

Bedauerlicherweise tummeln sich auf dem Gebiet der Parkinson-Therapie etliche Scharlatane, die mit Heilsversprechen die Patienten um viel Geld und Hoffnung betrügen. Hierfür lassen sich stellenweise auch seriöse Medien missbrauchen und machen großzügig Werbung. Da zu diesem Personenkreis auch einzelne Fachkollegen gehören, ist es noch schwieriger, die Patienten aufzuklären und vor diesem Unfug und sogar möglichem Schaden zu warnen.

3.2. **Hilfsmittel**

Neben der medikamentösen und nicht-medikamentösen Therapie sollten die Patienten auch über mögliche Hilfsmittel aufgeklärt werden. Diese können Hilfestellung beim Gehen, Essen, Ankleiden, Schreiben usw. betreffen. Es gibt beispielsweise Brotteller, bei denen das Brot festgehalten wird, Tassen, deren Griff ein sicheres Halten auch beim Tremor ermöglichen, und Telefone mit großen Tasten. Nur wenige männliche Patienten wissen beispielsweise, dass es Krawatten gibt, die man nicht binden muss (z.B. mit Reißverschluss). Bei Patienten mit einem Handtremor können "smarte" Hilfsmittel eingesetzt werden, z.B. "Bravo Twist", das ein besseres Essen ermöglicht.

Beim Freezing-Phänomen können Hilfsmittel, wie spezielle Antifreezingstöcke (manuell, mechanisch oder mit Laser), spezielle Laser-Schuhe [5], Taktgeber etc. eingesetzt werden [18, 66]. Sehr hilfreich ist beispielsweise die Befestigung eines Therabands am Rollator (☞ Abb. 3.1). Bedauerlicherweise gibt es bisher kein Verfahren, das eine Überlegenheit gezeigt hätte, sodass diese Verfahren erst noch erarbeitet werden müssen [20].

Die Möglichkeiten der Virtual Reality in der Therapie werden zurzeit ausgelotet.

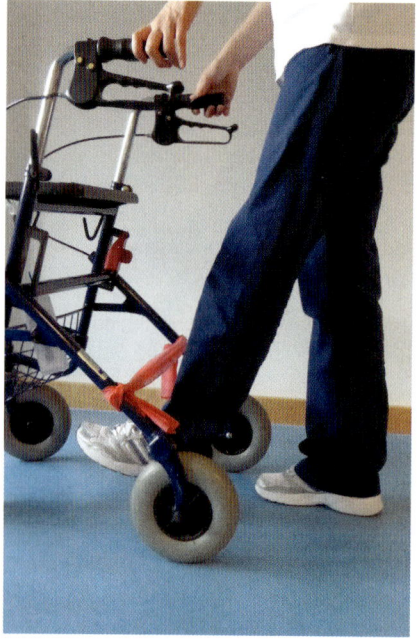

Abb. 3.1: Theraband am Rollator als sensorischer Trick.

Über die Parkinson-Selbsthilfegruppen können die Patienten umfangreiches Material erhalten. Auch die Industrie bietet viele hilfreiche Prospekte an, die in Zusammenarbeit mit Experten entstanden sind.

3.3. Ernährung

Der Einfluss der Ernährung ist insbesondere für die Resorption von L-Dopa wichtig. L-Dopa sollte nicht mit den Mahlzeiten und insbesondere nicht mit proteinreicher Kost eingenommen werden

(☞ Kap. 5.). Es ist jedoch nicht richtig, den Patienten generell eine proteinarme Kost zu empfehlen.

Es empfiehlt sich, L-Dopa mindestens 30 Minuten vor oder mindestens 90 Minuten nach dem Essen einzunehmen. Dies ist in den frühen Phasen der Erkrankung ausreichend, im Spätstadium der Erkrankung wird es extrem wichtig, ist dann jedoch nur noch bedingt erfolgreich, da die Magenentleerung erheblich verzögert ist. Deswegen ist in der Regel die Einnahme mindestens 30 Minuten vor der Mahlzeit zu empfehlen.

Daneben ist zu beachten, dass auch Parkinson-Patienten eine ausgewogene Kost erhalten sollten. Die vielerorts propagierten speziellen Diäten sind meist nicht durch Untersuchungen belegt [8]. Vitamine oder Ernährungszusätze verbessern die Motorik nicht [58], wobei natürlich Vitamin-Mangelzustände ausgeglichen werden sollen, häufig vor allem die Vitamine D und B_{12}. Der Wunsch einiger Patienten nach einer "natürlichen" Therapie, z.B. durch unkontrollierte Aufnahme der Samen der Juckbohne (Mucuna pruriens), sollte diskutiert und auf die Gefahren hingewiesen werden. Hier werden wesentlich höhere L-Dopa-Dosen unkontrolliert eingenommen, da die Einnahme ohne den Zusatz eines Decarboxylasehemmers erfolgt, ist der Effekt auch deutlich geringer. Uns Ärzten bleibt die schwere Aufgabe, über die Probleme dieser "natürlichen" Therapie hinzuweisen. In letzter Zeit wird auch viel über die Rolle des Mikrobioms bei der Parkinson-Krankheit diskutiert. Die aktuelle Datenlage erlaubt jedoch keine Rückschlüsse auf eine sinnvolle Ernährung und schon gar nicht auf eine medikamentöse Therapie.

Außerordentlich wichtig ist, dass die Patienten genügend Flüssigkeit aufnehmen. Durch die motorische Behinderung, den Tremor und die häufig vorhandenen Schluckstörungen trinken die Patienten meist sehr wenig. Viele Patienten vermeiden auch das Trinken wegen einer eventuell bestehenden Harninkontinenz. Die Patienten müssen zu regelmäßigem Trinken aufgefordert werden, gegebenenfalls sollte dies mit Trinkplänen kontrolliert werden. Eine Orientierungsgröße bei Patienten ohne limitierende internistische Erkrankungen (wie Herz- und Niereninsuffizienz) sind zwei Liter Flüssigkeit pro Tag.

3.4. Physiotherapie

Krankengymnastik, oder richtiger Physiotherapie, ist bei der Parkinson-Krankheit als unverzichtbar anzusehen und sollte begleitend zur medikamentösen Therapie durchgeführt werden. Der Patient bedarf einer Einweisung durch eine Fachkraft. Danach kann er alleine oder mit Unterstützung der Angehörigen die Therapie selbstständig durchführen [66], wobei gelegentlich fachliche Kontrollen erforderlich sind. Kann der Patient die Maßnahmen nicht selbstständig durchführen, sollte eine kompetente Unterstützung erfolgen. Inaktive Patienten sind gezielt zu motivieren. Neben den motorischen Symptomen verbessern sich auch die nicht-motorischen Symptome durch Physiotherapie [52]. Die Lebenserwartung und Prognose kann durch körperliche Aktivität ebenfalls verbessert werden [69].

Bedauerlicherweise werden in der Physiotherapie Modelle aus der Behandlung von Patienten mit Spastik oder Schlaganfall auf den Parkinson-Patienten übertragen (z.B. Bobath). Dies ist meist falsch und die Therapie entsprechend wenig hilfreich. Zu nennen sind hier auch die Vorstellung bzw. unglückliche Wortwahl des Wiedererlernens. Der Patient hat die Bewegung nicht vergessen, er kann diese bedingt durch die Erkrankung nicht ausführen. Leider liegen immer noch zu wenig wissenschaftliche Untersuchungen zur Physiotherapie vor, so dass die optimale Therapie häufig subjektiv ausgewählt wird. Projekte mit entsprechenden Fragestellungen werden kaum finanziell unterstützt, trotzdem sind in den letzten Jahren erstaunlich viele gute Projekte durchgeführt und publiziert worden [6, 7, 31, 65, 68]. Man darf aber aus dem positiven Nachweis einer Maßnahme nicht deren Überlegenheit ableiten. Wir dürfen jedoch annehmen, dass die Etablierung spezialisierter Physiotherapeuten anzustreben ist [70].

Die Parkinson-Krankheit zeichnet sich durch die Kernsymptome Bradykinese, Rigor und Tremor sowie zusätzlich autonome und neuropsychiatrische Symptome aus. Im Verlauf tritt auch eine Haltungsinstabilität auf. Folge von Brady-/Akinese und Rigor ist eine mangelnde und gestörte Bewegung generell sowie speziell eine Minderbewegung der Gelenke und ungleichmäßige Belastung des Bewegungsapparates. Durch einen mangelnden Antrieb sowie eine häufig festzustellende de-

pressive Grundstimmung wird dies noch verstärkt. Im Verlauf der Erkrankung gehen aufgrund mangelnder Übung sowie Vermeidung von Aktivitäten etliche normale Bewegungsmuster verloren, es entstehen Gelenkveränderungen und nicht beanspruchte Muskulatur atrophiert. Bei dauerhafter Fehlstellung kann es im Einzelfall sogar zu Kontrakturen kommen.

Durch die Haltungsinstabilität werden das Stehen und Gehen deutlich erschwert; eine orthostatische Hypotonie verstärkt diese Symptome noch zusätzlich. Beides kann im Krankheitsverlauf zu Stürzen führen. Dual Task ist zu vermeiden oder sollte gezielt trainiert werden [49].

Insgesamt ist eine mangelnde Bewegung für den ganzen Organismus nachteilig. Die Behauptung, dass regelmäßige körperliche Betätigung einer Parkinson-Krankheit vorbeuge [2], konnte in einer anderen Studie nicht bestätigt werden [38]. Zumindest werden aber mögliche überdauernde Effekte diskutiert. Eine sehr große Untersuchung von Chen et al. zeigte, dass Personen mit regelmäßiger körperlicher Aktivität in jungen Jahren seltener an einer Parkinson-Krankheit erkranken [9]. Daraus kann geschlossen werden, dass körperliche Aktivität der Erkrankung vorbeugt, oder dass die späteren Parkinson-Patienten körperliche Betätigung meiden [9]. Grundsätzlich gehen wir davon aus, dass Bewegung für den Krankheitsverlauf positiv ist [2, 45]. Eine Physiotherapie hat einen positiven Einfluss auf die motorischen Symptome [63]. Insbesondere inaktive Patienten sind zu motivieren [31].

Durch eine optimale medikamentöse Therapie ist es möglich, dass der Patient wieder eine gute Beweglichkeit erreicht. Die verbesserte Motorik liefert die Grundlage für eine erfolgreiche Physiotherapie, Ergotherapie und Logopädie.

Zielvorgaben jeder physiotherapeutischen Maßnahme sind das Vermeiden von Immobilisationsfolgen, die Reduktion der Tonusveränderungen und Verbesserung willkürmotorischer Leistungen. Hiermit kann fast immer auch eine Verbesserung der Lebensqualität erreicht werden. Auch das Erlernen neuer Bewegungsmuster muss unterstützt und gefördert werden [36]. Viele Übungen und Tricks dienen darüber hinaus zur Bewältigung der Alltagsaufgaben.

Eine wichtige Aufgabe der Physiotherapie ist die Vermittlung eines Eigenübungsprogramms.

Unspezifische Symptome im Frühstadium der Parkinson-Krankheit sind u.a. Gelenkbeschwerden und Rückenschmerzen. Im weiteren Verlauf weisen viele Patienten eine Versteifung der Gelenke, insbesondere der Wirbelsäule, der Schulter-Arm-Region und der Hüfte auf. Hier zeigt sich bereits einer der wesentlichen Ansätze krankengymnastischer Maßnahmen. Daneben kann die zumeist gestörte Haltung reguliert werden. Zur Überwindung des Freezing-Phänomens (☞ Kap. 14.) können optische, akustische sowie taktile Reize (Cues) helfen, die Bewegung zu initiieren [41, 43], weiterhin motorische Manöver sowie imaginäre Vorstellungen. Hier können auch einfache Regeln erlernt werden, z.B. Markierungen auf dem Boden, wie weit der Patient zum Sessel gehen muss, bevor er sich hinsetzt (meist wird zu früh gestoppt und der Patient kann sich nicht richtig hinsetzen) etc. [66]. Durch Trainieren von Ausfallschritten können bei der posturalen Instabilität im Einzelfall Verbesserungen erzielt werden [26].

Findet sich bei den Patienten eine orthostatische Hypotonie, kann dies durch gezieltes Kreislauftraining etwas gebessert werden. Die Atemleistung wird durch Atemübungen unterstützt und gebessert, im fortgeschrittenen Stadium wird Lungenerkrankungen vorgebeugt.

Als Nebeneffekt kann bei der Gruppengymnastik eine Verbesserung sozialer Interaktionen und eine Verhinderung der Isolation erreicht werden. Insgesamt hebt die körperliche Betätigung die Stimmung. Den Patienten wird die Möglichkeit geboten, selbstständig und nicht nur medikamentös etwas gegen die Erkrankung zu tun.

Bezüglich der krankengymnastischen Technik sollte einerseits das Krankheitsbild des Patienten und andererseits die fachliche Qualifikation der physiotherapeutischen Fachkraft berücksichtigt werden. Hierbei ist zu betonen, dass die Krankengymnastik nicht nach einem festen Schema ablaufen sollte, sondern dass die oben genannten Symptome und Therapieziele im Vordergrund stehen. Es müssen individuelle Programme erarbeitet und die oben genannten Ziele befolgt werden [66]. Das Abspulen bestimmter physiotherapeutischer Methoden ist wenig hilfreich. Wichtige Elemente sind

z.B. Beübung eines großschrittigen, aufrechten Gehens mit guter Mitbewegung beider Arme und schnellen Richtungsänderungen. Ballspiele und Bodenturnen nehmen eine wichtige Rolle ein. Diese Maßnahmen können z.B. durch ein Laufband [42] oder Kontrolle und Selbstkontrolle durch Videoaufnahmen unterstützt werden. Das Trainieren auf dem Laufband wird vielerorts als die überlegene Gangtherapie bei Parkinson-Patienten angesehen. In einer aktuellen Studie von Schenkman et al. [54] wurden 3 Gruppen mit unterschiedlicher Belastung auf dem Laufband gebildet (n=128, keine, mäßige und moderate Belastung). Die Gruppe mit der stärksten Belastung zeigte, im Gegensatz zu den beiden anderen Gruppen, keine Zunahme des UPDRS-Scores.

Bei allen Übungen ist auch die jeweilige Verfassung des Patienten zu berücksichtigen. Übungen in der Off-Phase (☞ Kap. 13.), nur weil der Patient zu dieser Zeit einen Termin hat, sind wenig hilfreich. Auch in der On-Phase sollte der Patient nicht überfordert werden, da er hierdurch u.a. auch eventuell schneller in die Off-Phase kommt. Eventuell muss sogar vor der Therapie zusätzlich L-Dopa gegeben werden. Viele Patienten werden in der On-Phase falsch eingeschätzt, da man zu diesem Zeitpunkt die Krankheitssymptome stellenweise kaum sieht.

Mit physiotherapeutischen Maßnahmen sollte sehr früh im Krankheitsverlauf begonnen werden, da zu diesem Zeitpunkt am ehesten ein prophylaktischer Effekt zu erwarten ist [30]. Der/die Physiotherapeut/in sollte den Patienten in die therapeutischen Möglichkeiten einweisen und im weiteren Verlauf in regelmäßigen Abständen kontrollieren. Kurzfristige Maßnahmen haben keinen Effekt [10, 12]. Nachdem der Patient die Technik erlernt hat, sollte er täglich alleine, oder besser mit Hilfe von Angehörigen, zu Hause üben. Je öfter, desto besser, damit er das kompensiert, was durch die Erkrankung an natürlicher Bewegung verloren gegangen ist. Physiotherapeutische Maßnahmen einmal wöchentlich, ohne Eigenengagement sind wenig Erfolg versprechend. Aufgrund des reduzierten Antriebs ist häufig die Motivation durch die Angehörigen erforderlich, damit der Patient auch zu Hause weiter übt.

Sinnvoll erscheint ein kontinuierliches häusliches Übungsprogramm, regelmäßige Krankengymnas-

tik in der Gruppe (z.B. Selbsthilfegruppe) und regelmäßige Kontrolle durch die Therapeuten [30].
Durch gezielte Programme können die individuellen Probleme, wie z.B. Stürze, gebessert werden
[3]. Ausdauertraining scheint sich positiv auszu-
wirken [31]. Bedauerlicherweise bekommen Patienten eher passager intensives Training als ein
kontinuierliches Programm, das aber unbedingt
anzustreben ist [33].

Seitens der Pharmaindustrie sowie der dPV (Deutsche Parkinson-Vereinigung) werden viele Hilfsmittel, Literatur etc. angeboten. Diese Materialien
sind stellenweise sehr gut. Der behandelnde Arzt
sollte sich jedoch diese Unterlagen vorher an-
schauen, bevor er sie verteilt. An dieser Stelle sind
auch die Computeranwendungen zu nennen, wie
die vielfältigen Apps (Applikation). Hier gibt es
große Qualitätsunterschiede und man kann gemeinsam mit der/dem Physiotherapeutin/en gegebenenfalls das richtige Instrument finden.

Bei Patienten im Frühstadium, die noch berufs-
tätig sind, muss berücksichtigt werden, dass die
Krankengymnastik auf die zeitlichen Möglichkeiten abgestimmt wird. Bei Patienten in fortgeschrittenem Stadium ist ein Eigenübungsprogramm
meist nicht mehr möglich, so dass eine regelmäßige Therapie durch eine Fachkraft notwendig ist.

Vor der Verordnung einer physiotherapeutischen
Maßnahme sollte sich der verordnende Arzt über
die Therapieziele klar sein. Außerdem sollte er
überprüfen, ob für die geplante Krankengymnastik eine ausreichende körperliche Belastbarkeit
vorliegt. In der Anfangsphase besteht immer die
Gefahr, dass der Patient überfordert wird. Die
Kreislaufsituation muss geklärt sein, ob beispielsweise ein schneller Lagewechsel möglich ist, ob der
klinische Zustand das geplante Vorgehen erlaubt
und ob der Patient dies überhaupt in der vorgese-
henen Form wünscht. Wenn Aktivitäten auf das
Interesse des Patienten abgestimmt sind, dürfte die
Mitarbeit größer sein. So können beispielsweise
persönliche Interessen und Hobbies wie Tanzen,
Schwimmen etc. in das Programm einfließen. Was
dem Patienten Spaß macht, wird er eher regelmäßig fortführen. Sinnvoll ist auch Nordic Walking
[16], was sich bei vielen Patienten auch großer Beliebtheit erfreut.

Ein reines Krafttraining ist kritisch zu sehen, auch
wenn Elemente daraus sehr sinnvoll und hilfreich

in das Übungsprogramm integriert werden können [11].

Eine sehr gute und sinnvolle Therapie dürfte das
sogenannte BIG-Programm sein, bei dem der Patient große Bewegungsamplituden trainiert [13].
Dieses Programm ist sehr zeitaufwändig und empfiehlt sich vor allem für Patienten im frühen und
mittleren Erkrankungsstadium mit erhaltener
Konzentrations- und Merkfähigkeit, ohne wesentliche Einschränkungen. Elemente des BIG-Pro-
gramms können auch in das allgemeine Übungsprogramm integriert werden. Ein gekürztes BIG-
Programm ist jedoch nicht zu empfehlen [14].

Neben der Krankengymnastik können zusätzlich
auch ergotherapeutische Maßnahmen zur Verbesserung feinmotorischer Störungen eingesetzt
werden (☞ unten). Vor allem unter stationären
Bedingungen können Hirnleistungen trainiert
sowie die Aktivitäten des täglichen Lebens (z.B.
Waschen, Anziehen, Essen) und psychosoziale
Einbußen verbessert werden.

Gegenüber den Kosten der Medikation und des
stationären Aufenthalts fallen bei den Patienten
die Kosten für die ambulante Krankengymnastik
deutlich zurück. Der finanzielle Aufwand ist sicher
gerechtfertigt und auch ökonomisch sinnvoll [1,
66]. Ein Beispiel der Kosteneinsparung durch gezielte Physiotherapie dürfte die Sturzprävention
sein [1]. Von den direkten Gesamtkosten der
Parkinson-Therapie entfallen weniger als 5 % auf
die ambulante Krankengymnastik (☞ Kap. 17.).
Nicht zu vergessen sind aber auch die indirekten
Kosten (Krankheitstage, reduzierte Arbeitsleis-
tung, Arbeitslosigkeit und frühere Berentung), die
durch eine Krankengymnastik eventuell gesenkt
werden.

Der wissenschaftliche Beweis der Wirksamkeit einer Krankengymnastik ist schwerer zu führen, als
dies bei Medikamenten der Fall ist [7]. Bisher liegen nur wenige Daten vor [29, 34, 46, 68]. In einer
Metaanalyse konnten die positiven Effekte eines
aeroben Trainings bestätigt werden [58]. Ausdauertraining auf dem Hometrainer hat sich als wirksam erwiesen [31]. In einer rezenten Untersuchung wurde gezeigt, dass Physio- und Ergotherapie in großen Abständen keinen positiven Effekt
hat [10], ebenso wenig wir kurze und seltene Therapien [10, 14]. In einer Studie von Oguh et al. [45]
zeigten Patienten mit über 150 Minuten Training

pro Woche eine höhere Lebensqualität, weniger Stürze, mehr Mobilität und sogar einen geringeren kognitiven Abbau.

Auch wenn die Datenlage noch begrenzt ist, genügen die empirischen Erfahrungen und die vorliegende Daten, um Physiotherapie zu befürworten. Man darf jedoch nicht den Fehler machen, einzelne Verfahren, wie z.B. Tai Chi oder Radfahren als besonders wirksam zu erachten, nur weil Daten dazu vorliegen und für andere Maßnahmen nicht [34, 59]. Weitere wissenschaftliche Untersuchungen sind erforderlich. Ziel muss eine gute Abstimmung zwischen Physiotherapeut und Patient (und evtl. Angehörigen) und Arzt sein. Die Krankengymnastik darf nicht als Beschäftigungsmaßnahme angesehen werden. Hilfreich kann es sein, gemeinsam Ziele (goals) zu definieren. Zu empfehlen ist eine auf die Parkinson-Krankheit spezialisierte Physiotherapie [70].

Zu warnen ist in diesem Zusammenhang auch vor "spezialisierten Physiotherapeuten", die selbst Bewegungsprogramme entwickelt haben und damit werben, diese Programme aber keiner Validierung unterziehen.

Weiterhin ist zu warnen vor übertriebener Aktivität: einerseits Patienten, die sich quälen in der Hoffnung, die Krankheit aufzuhalten, andererseits den Angeboten von "Studios" zum gezielten Muskelaufbau. Eine Gefahr besteht auch bei Impulskontrollstörungen bzw. der Zwangshandlung als Nebenwirkung der dopaminergen Therapie; hierbei kann ein pathologischer Bewegungsdrang auftreten.

3.5. Ergotherapie

Das Ziel der Ergotherapie ist es, durch Verbesserung, Wiederherstellung oder Kompensation der beeinträchtigten Fähigkeiten dem Patienten eine möglichst große Selbständigkeit und Handlungsfreiheit im Alltag zu ermöglichen. Hierbei werden individuelle auf den Patienten abgestimmte Therapieinhalte wie z.B. Anziehtraining, Hilfsmittelberatung und Hilfsmittelerprobung, Fein- und Grobmotoriktraining, Schreibtraining, Erarbeiten von unterstützenden Strategien beim Essen, Erarbeitung physiologischer Bewegungsabläufe, Erarbeiten von Kompensationsstrategien, Sensibilitäts- und Wahrnehmungstraining und Training kognitiver Fähigkeiten angewendet. Auch Übun-

gen in Anlehnung an das Übungsprogramm LSVT BIG kommen zum Einsatz. Eine Abstimmung zwischen Ergotherapeut und Physiotherapeut ist sinnvoll. Auch bei der Ergotherapie ist wichtig, dass die Maßnahmen auf die Parkinson-Patienten abgestimmt sind. Es ist nicht sinnvoll, Programme zu übertragen, die für Patienten mit anderen Erkrankungen entwickelt wurden. Auch in diesem Bereich werden mittlerweile gute Studien durchgeführt und publiziert [6, 62].

3.6. Logopädie

Die Hypophonie schränkt die sozialen Kontakte stellenweise erheblich ein. Die medikamentöse Therapie führt häufig zu einer Besserung, die jedoch im Krankheitsverlauf nachlässt. Durch logopädische Maßnahmen kann eine Besserung erzielt werden [6, 50, 51, 63]. Ziel muss es sein, den Patienten anzuleiten, im täglichen Leben ständig die Sprache zu beüben. Bedauerlicherweise wird die logopädische Therapie selten mit großem Erfolg belohnt. Welche Methode in der Sprachtherapie zu favorisieren ist, muss individuell entschieden werden [65], z.B. PLVT ("speak loud and slow") oder LSVT ("think loud, think shout") [39, 50, 51], eine Überlegenheit eines einzelnen Verfahrens ist durch Studien nicht belegt [25]. Die Effekte der Sprachtherapie gehen sicherlich weit über das bloße Üben hinaus [13, 37]. Aktuell wird vor allem das Lee Silverman Voice Treatment (LSVT) eingesetzt, insbesondere der differenzierte Einsatz [51]. Auch Singen kann hilfreich sein, alleine, in der Gruppe, aber auch mental als sensorischer Trick bei Freezing [4, 56, 60]. Ich empfehle den Patienten in Silben zu sprechen und bei jeder Silbe im Takt mit dem Finger auf einer Tastatur oder den Knöcheln zu klopfen, wodurch sich oft bereits bessere Artikulation und Lautstärke erzielen lassen.

Auch bei Schluckstörungen und zum Atemtraining sollten Logopäden therapeutisch hinzugezogen werden. Insbesondere die Dysphagie bedarf größerer Aufmerksamkeit. Die FEES (fiberendoskopische Schluckuntersuchung) ist eine wichtige Untersuchung bei Dysphagie und wird meist gemeinsam mit den Logopäden/innen durchgeführt [48, 64].

3.7. **Weitere nicht-medikamentöse Maßnahmen**

Nicht-medikamentöse Maßnahmen werden häufig eingesetzt und finden auch zunehmend Verbreitung [8, 35], werden jedoch durch die fehlende Erstattung durch die Kostenträger limitiert. Hierbei ist jedoch ganz klar zu betonen, dass das Fehlurteil, nicht-medikamentöse Maßnahmen seien generell gegenüber medikamentösen Maßnahmen zu bevorzugen, nicht von Ärzten unterstützt werden darf. Ärztlicherseits werden stellenweise sehr großzügig Bescheinigungen ausgestellt, die medizinisch-wissenschaftlich nicht zu rechtfertigen sind.

So sollten seitens der Ärzteschaft Verfahren wie Akupunktur [32], traditionelle chinesische Medizin, rhythmische Massagen, Heileurythmie, Reiki, Yoga und Chi gong nicht zusätzlich propagiert werden unter der Vorstellung, hiermit den Krankheitsverlauf zu verbessern. Auch für die Homöopathie gibt es keine (!) Untersuchungen, die eine Überlegenheit gegenüber Plazebo gezeigt hätten. Die Tatsache, dass die Patienten diese Verfahren als angenehm empfinden, sollte nicht überinterpretiert werden und berechtigt nicht zur Empfehlung oder gar Verordnung. Hier sollten wir in der Bewertung genauso kritisch sein wie bei anerkannten Verfahren. Leider nutzen einzelne Kollegen die Hoffnung der Patienten aus und verdienen mit fragwürdigen Angeboten viel Geld. Auch die kurzfristigen Verbesserungen durch Ganzkörpervibrationen sollten nicht fehl- und überinterpretiert werden [15, 67]. Außerdem ist beispielsweise der letztgenannte Ansatz nicht neu, sondern schon im vorletzten Jahrhundert von Charcot und Mitarbeitern in verschiedenen Formen beschrieben, z.B. als Vibrationsstuhl und Vibrationshelm [21].

Die Aufnahme eines Pulvers aus Bohnen (Mucuna pruriens, Juckbohne) darf nicht als nicht-medikamentöse Therapie angesehen werden, da es sich hierbei um L-Dopa handelt [28]. Aktuell wird dieses Pulver als natürliche Therapie beworben, was wir Ärzte unbedingt mit den Patienten kritisch besprechen müssen. Vitamin E darf zwar als potenziell neuroprotektiv angesehen werden [17], ein unkritischer und unkontrollierter Einsatz sollte jedoch vermieden werden.

Der Einsatz der transkraniellen Magnetstimulation kann zu einer mäßigen, passageren Verbesserung führen [19, 22, 57], ist aber als Therapieverfahren noch nicht zu empfehlen.

Bei kognitiven Störungen können durch gezielte psychologische Interventionen gute Erfolge erzielt werden [27, 47].

3.8. **Selbsthilfegruppen**

Selbsthilfegruppen werden von vielen Ärzten als notwendiges Übel angesehen. Meines Erachtens sind die Selbsthilfegruppen sinnvolle Einrichtungen, die dem Patienten, teilweise aber auch uns Ärzten helfen. Wegen einiger Auswüchse sollte nicht das System in Frage gestellt werden.

Wichtig ist zu vermeiden, dass in der Selbsthilfegruppe ärztliche Maßnahmen gesteuert werden oder diese Gruppen seitens der Industrie oder einzelner Verbände und Personen (auch Ärzten) zu steuern versucht werden. Eine Zusammenarbeit kann dies verhindern. Erfreulicherweise dürfen die dPV (Deutsche Parkinson Vereinigung, Neuss) und ihre Regionalgruppen als sehr seriös angesehen werden.

3.9. **Internet**

Das Angebot im Internet ist sehr breit. Der Bogen spannt sich von hervorragender Patienteninformation bis zu fragwürdiger Werbung. Eine generelle Empfehlung kann nicht ausgesprochen werden, da die Inhalte stellenweise häufig wechseln. Mittlerweile ist das Internet das wichtigste, aber auch problematischste Informationsmedium der Patienten. Leider gibt es dort keinen Filter und auch keine Möglichkeit Fehlinformationen zu vermeiden.

3.10. **Literatur**

1. Afentou N, Jarl J, Gerdtham UG, Saha S. Economic evaluation of interventions in Parkinson's disease: a systematic literature review. Mov Disord Clin Pract 2019; 6: 282-290

2. Ahlskog JE. Does vigorous exercise have a neuroprotective effect in Parkinson disease? Neurology 2011: 77: 288-294

3. Ashburn A, Fazakarley L, Ballinger C et al. A randomized controlled trial of a home based exercise programme to reduce the risk of falling among people with Parkinson's disease. J Neurolo Neurosurg Psychiatry 2007; 78: 678-684

4. Barnish J, Atkinson RA, Barran SM, Barnish MS. Potential benefit of singing for people with Parkinson's disease: A systematic review. J Parkinson's Dis 2016; 6: 473-484

5. Barthel C, Nonnekes J, van Helvert M, et al. The laser shoes: A new ambulatory device to alleviate freezing of gait in Parkinson disease. Neurology. 2018; 90: e164-e171

6. Bloem BR, de Vries NM, Ebersbach G. Nonpharmacological treatments for patients with Parkinson's disease. Mov Disord 2015; 30: 1504-1520

7. Bloem BR, Ypinga JHL, Willis A, et al. Using medical claims analyses to understand interventions for Parkinson patients. J Parkinsons Dis 2018; 8: 45-58

8. Brandabur MM. Complementary and alternative medicine and Parkinson Disease. Parkinson Report 2004 (Summer): 9-12

9. Chen H, Zhang SM, Schwarzschild MA, et al. Physical activity and the risk of Parkinson disease. Neurology 2005; 64: 664-669

10. Clarke CE, Patel S, Ives, N, et al. Physiotherapy and occupational therapy vs no therapy in mild to moderate Parkinson disease: A randomized clinical trial. JAMA Neurol 2016; 73: 291-299

11. Cruickshank TM, Reyes AR, Ziman MR. A systematic review and meta-analysis of strength training in individuals with multiple sclerosis or Parkinson disease. Medicine (Baltimore) 2015; 94: doi 10.1097/MD.0000000000000411

12. Demonceau M, Maquet D, Jidovtseff B, et al. Effects of 12 weeks of aerobic or strength training in addition to standard care in Parkinson's disease: a controlled study. Eur J Phys Rehabil Med 2017; 53: 184-200

13. Ebersbach G, Ebersbach A, Edler D, et al. Comparing exercise in Parkinson's disease-the Berlin LSVT®BIG study. Mov Disord 2010; 25: 1902-1908

14. Ebersbach G, Grust U, Ebersbach A, et al. Amplitude-oriented exercise in Parkinson's disease: a randomized study comparing LSVT-BIG and a short training protocol. J Neural Transm 2015; 122: 253-256

15. Edler D, Ebersbach G. Randomisierte, kontrollierte Studie zum Gleichgewichtstraining bei M. Parkinson. Akt Neurol 2006; 33: S57

16. van Eijkeren FJM, Reijmers RSJ, Kleinveld MJ, et al. Nordic walking improves mobility in Parkinson's disease. Mov Disord 2008; 23: 2239-2243

17. Fariss MW, Zhang JG. Vitamine E therapy in Parkinson's disease. Toxicology 2003; 189: 129-146

18. Freedl RL, Festa C, Sealy M, et al. The effects of pulsed auditory stimulation on various gait measurements in persons with Parkinson's disease. Neurorehabilitation 2002; 17: 81-87

19. Fregni F, Simon DK, Pascual-Leone A. Non-invasive brain stimulation for Parkinson's disease: a systemic review and meta-analysis of the literature. J Neurol Neurosurg Psychiatry 2005; 76: 1614-1623

20. Gilat M, Ginis P, Zoetewei D, et al. A systematic review on exercise and training-based interventions for freezing of gait in Parkinson's disease. Npj Parkinson's Dis 2021; 7: 81

21. Goetz CG. Jean-Marie Charcot and his vibratory chair for Parkinson disease. Neurology 2009; 73: 475-478

22. de Groot M, Hermann W, Steffen J et al. Kontralaterale und ipsilaterale repetitive transkranielle Magnetstimulation bei Parkinson-Patienten. Nervenarzt 2001; 72: 932-938

23. Grosset KA, Bone I, Reid JL, Grosset D. Measuring therapy adherence in Parkinson's disease: a comparison of methods. J Neurol Neurosurg Psychiatry 2006; 77: 249-251

24. Harrison EC, Horin AP, Earhart GM. Mental singing reduces gait variability more than music listening for healthy older adults and people with Parkinson disease. J Neurol Phys Ther 2019; 43: 204-211

25. Herd CP, Tomlinson CL, Deane KH, et al. Comparison of speech and language therapy techniques for speech problems in Parkinson's disease. Cochrane Database Syst Rev. 2012 Aug 15;8:CD002814.

26. Jöbges M, Heuschkel G, Pretzel C, et al. Repetitive training of compensatory steps: a therapeutic approach for postural instability in Parkinson's disease. J Neurol Neurosurg Psychiatry 2004; 75: 1682-1687

27. Kalbe E, Aarsland D, Folkerts AK. Cognitive interventions in Parkinson's disease: where we want to go within 20 years. J Parkinsons Dis 2018; 8(s1): S107-S113

28. Katzenschlager R, Evans A, Manson A, et al. Mucuna pruriens in Parkinson's disease: a double blind clinical and pharmacological study. J Neurol Neurosurg Psychiatry 2004; 75: 1672-1677

29. Keus SHJ, Bloem BR, Verbaan D, et al. Physiotherapy in Parkinson's disease: utilisation and patient satisfaction. J Neurol 2004; 251: 680-687

30. Kim Y, Lai B, Mehta T, et al. Exercise training guidelines for multiple sclerosis, Sstroke, and Parkinson disease: rapid review and synthesis. Am J Phys Med Rehabil 2019; 98: 613-621

31. van der Kolk NM, de Vries NM, Kessels RPC, et al. Effectiveness of home-based and remotely supervised aerobic exercise in Parkinson's disease: a double-blind, randomised controlled trial. Lancet Neurol 2019; 18: 998-1008

32. Lee MS, Shin BC, Kong JC et al. Effectiveness of acupuncture for Parkinson disease: a systemativ review. Mov Disord 2008; 23: 1505-1515

33. LeLaurin JH, Salloum RG, Okun MS. Current practices of burst vs. spaced physical therapy applied to Parkinson's disease. Parkinsonism Relat Disord 2024; 120: 106022

34. Li F, Harmer P, Fitzgerald K, et al. Tai chi and postural stability in patients with Parkinson's disease. N Engl J Med 2012; 366: 511-519

35. Li S, Dong J, Cheng C, Le W. Therapies for Parkinson's diseases: alternatives to current pharmacological interventions. J Neural Transm (Vienna) 2016; 123: 1279-1299

36. Liebenstund I, Fries W. Physiotherapie beim Parkinson-Syndrom. Pflaum-Verlag, München, 1998

37. Liotti M, Raig LO, Vogel D, et al. Hypophonia in Parkinson's disease. Neurology 2003; 60: 432-440

38. Logroscino G, Sesso HD, Pfaffenbarger RS, Lee IM. Physical activity and risk of Parkinson's disease: a prospective cohort study. J Neurol Neurosurg Psychiatry 2006; 77: 1318-1322

39. Mahler LA, Ramig LO, Fox C. Evidence-based treatment of voice and speech disorders in Parkinson disease. Curr Opin Otolaryngol Head Neck Surg 2015; 23: 209-215

40. Malek N, Grosset DG. Medication adherence in patients with Parkinson's disease. CNS Drugs 2015; 29: 47-53

41. Marchese R, Diverio M, Zucchi F et al. The role of sensory cues in the rehabilitation of Parkinsonian patients: a comparison of two physical therapy protocols. Mov Disord 2000; 15: 879-883

42. Mehrholz J, Kugler J, Storch A, et al. Treadmill training for patients with Parkinson's disease. Cochrane Database Syst Rev. 2015; 13: CD007830

43. Nieuwboer A, Kwakkel G, Rochester L et al. Cueing training in the home improves gait-related mobility in Parkinson's disease: the RESCUE trial. J Neurol Neurosurg Psychiatry 2007; 78: 134-140

44. van Nimwegen M, Speelman AD, Overeem S, et al. Promotion of physical activity and fitness in sedentary patients with Parkinson's disease: randomised controlled trial. BMJ 2013; 346: f576. doi 10.1136/bmj.f576.

45. Oguh O, Eisenstein A, Kwasny M, Simuni T. Back to the basics: Regular exercise matters in Parkinson's disease: Results from the National Parkinson Foundation QII Registry study. Parkinsonism Relat Disord. 2014; 20: 1221-1225

46. Pellecchia MT, Grasso A, Biancardi LG, et al. Physical therapy in Parkinson's disease: an open long-term rehabilitation trial. J Neurol 2004; 251: 595-598

47. Petrelli A, Kaesberg S, Barbe MT, et al. Effects of cognitive training in Parkinson's disease: a randomized controlled trial. Parkinsonism Relat Disord 2014; 20: 1196-1202

48. Pflug C, Bihler M, Emich K, et al. Critical dysphagia is common in Parkinson disease and occurs even in early stages: a prospective cohort study. Dysphagia 2018; 33: 41-50

49. Raffegeau TE, Krehbiel LM, Kang N, et al. A meta-analysis: Parkinson's disease and dual-task walking. Parkinsonism Relat Disord 2019; 62: 28-35

50. Ramig LO, Sapir S, Countryman S, et al. Intensive voice treatment (LSVT) for patients with Parkinson's disease: a 2 year follow up. J Neurol Neurosurg Psychiatry 2001; 71: 493-498

51. Ramig L, Halpern A, Spielman J, et al. Speech treatment in Parkinson's disease: Randomized controlled trial (RCT). Mov Disord 2018; 33: 1777-1791

52. Schaible F, Maier F, Buchwitz TM, et al. Effects of Lee Silverman Voice Treatment BIG and conventional physiotherapy on non-motor and motor symptoms in Parkinson's disease: a randomized controlled study comparing three exercise models. Ther Adv Neurol Disord 2021; 14: 1-18

53. Santangelo G, Garramone F, Baiano C, et al. Personality and Parkinson's disease: A meta-analysis. Parkinsonism Relat Disord 2018; 49: 67-74

54. Schenkman M, Moore CG, Kohrt WM, et al. Effect of high-intensity treadmill exercise on motor symptoms in patients with de novo Parkinson disease: A phase 2 randomized clinical trial. JAMA Neurol 2018; 75: 219-226

55. Sehm B, Taubert M, Conde V, et al. Structural brain plasticity in Parkinson's disease induced by balance training. Neurobiol Aging 2014; 35: 232-239

56. Shih LC, Piel J, Warren A, Kraics L, et al. Singing in groups for Parkinson's disease (SING-PD): a pilot study of group singing therapy for PD-related voice/speech disorders. Parkinsonism Relat Disord 2012; 18: 548-552

57. Shimamoto H, Takasaki K, Shigemori M, et al. Therapeutic effect and mechanism of repetitive transcranial magnetic stimulation in Parkinson's disease. J Neurol 2001; 248 (Suppl.3): III48-52

58. Shu HF, Yang T, Yu SX, et al. Aerobic exercise for Parkinson's disease: a systematic review and meta-analysis of randomized controlled trials. PLoS One 2014; 9: e100503

59. Snijders AH, Toni I, Ružička E, Bloem BR. Bicycling breaks the ice for freezers of gait. Mov Disord 2011; 15: 367-37

60. Stegemöller EL, Hurt TR, O'Connor MC, et al. Experiences of persons with Parkinson's disease engaged in group therapeutic singing. J Music Ther 2018; 54: 405-431

61. Straka I, Minár M, Ga ová A, et al. Clinical aspects of adherence to pharmacotherapy in Parkinson disease: A PRISMA-compliant systematic review. Medicine (Baltimore). 2018; 97(23): e10962. doi: 10.1097/MD.0000000000010962.

62. Sturkenboom IH, Graff MJ, Hendriks JC, et al. Efficacy of occupational therapy for patients with Parkinson's disease: a randomised controlled trial. Lancet Neurol 2014; 13: 557-566

63. Suchowersky O, Gronseth G, Perlmutter J, et al. Neuroprotective strategies and alternative therapies for Parkinson disease (an evidence-based review). Neurology 2006; 66: 976-982

64. Suttrup I, Warnecke T. Dysphagie im Verlauf der Parkinson-Krankheit: Pathophysiologie, Diagnostik und Therapie. Fortschr Neurol Psychiatr 2016; 84(S 01): S18-S23

65. de Swart BJM, Maassen BAM, Horstink MWIM. Improvement of voicing in patients with Parkinson's disease by speech therapy. Neurology 2003; 60: 498-500

66. Trutt E. Parkinson – Das Übungsbuch. TRIAS Verlag, Stuttgart, 2017

67. Turbanski S, Hass CT, Schmidtbleicher D. Effects of random whole-body vibrations on postural control in Parkinson's disease. Res Sports Med 2005; 13: 243-256

68. Uc EY, Doerschug KC, Magnotta V, et al. Phase I/II randomized trial of aerobic exercise in Parkinson disease. Neurology 2014; 83: 413-425

69. Yoon SY, Suh JH, Yang SN, Han K, Kim YW. Association of physical activity, including amount and maintenance, with all-cause mortality in Parkinson disease. JAMA Neurol 2021; 78(12): 1446-1453

70. Ypinga JHL, de Vries NM, Boonen LHHM, et al. Effectiveness and costs of specialised physiotherapy given via ParkinsonNet: a retrospective analysis of medical claims data. Lancet Neurol 2018; 17: 153-161

Ruiz PJG, Piudo RL, Castrillo JCM. On disease modifying and neuroprotective treatments for Parkinson's disease: Physical Exercise. Front Neurol 2022; 13: doi: 10.3389/fneur.2022.938686

Weitere Literaturhinweise

Chakraverty D, Roheger M, Dresen A, et al. "There is only one motive … fun." Perspectives of participants and providers of physical exercise for people with Parkinson's disease. Disabil Rehabil 2024: 1-10. doi: 10.1080/09638288.2024.2310754.

Ernst M, Folkerts AK, Gollan R, et al. Physical exercise for people with Parkinson's disease: a systematic review and network meta-analysis. Cochrane Database of Systematic Reviews 2023, Issue 1. Art. No.: CD013856. DOI: 10.1002/14651858.CD013856.pub2.

4. Anticholinergika

Die längste therapeutische Erfahrung existiert für die Anticholinergika. Bereits um 1880 setzte Charcot ein Belladonna-Alkaloid therapeutisch ein [9]. Die klinische Anwendung beim Morbus Parkinson folgerte aus der Beobachtung von Ordenstein 1867 [13], dass sich unter der Therapie der Hypersalivation mit Atropa belladonna bei Parkinson-Patienten auch der Tremor besserte. Das erste synthetische Anticholinergikum wurde 1946 eingesetzt [9]. Das auch heute noch häufig eingesetzte Medikament Artane® (Trihexyphenidyl) wurde 1950 in den Markt eingeführt [9, 21].

Mittlerweile wissen wir, dass die cholinerge Degeneration bei der Parkinson-Krankheit eine bedeutende Rolle spielt, beispielsweise bei der Kognition und bei Psychosen, was wir auch mit Rivastigmin therapeutisch nutzen [12]. Theoretisch könnten die Anticholinergika zukünftig wieder eine größere Rolle spielen, wenn wir deren Wirkung selektiver einsetzen könnten [12, 14, 16]. Dies gilt sowohl für motorische als auch nicht-motorische Symptome. In der Parkinson-Therapie werden Anticholinergika aktuell fast nicht mehr eingesetzt [22], höchstens zur Therapie urologischer Symptome und der Sialorrhoe.

4.1. Studienlage

Bedingt durch die lange bekannte Wirksamkeit [7, 9, 10], wurden nie gute kontrollierte Studien durchgeführt, so dass die Datenlage sehr begrenzt ist [6, 10, 21].

Dies gilt insbesondere bei der Frage, welches Anticholinergikum zu bevorzugen ist. Diese Frage kann nicht aufgrund von Vergleichsstudien beantwortet werden [10]. Unstrittig ist lediglich eine Überlegenheit synthetischer Anticholinergika. Durch die Vielzahl moderner und den Anticholinergika überlegener Parkinson-Medikamente, ist auch zukünftig nicht mit einer Verbesserung der Studienlage zu rechnen.

Gegenüber anderen Substanzgruppen, wird bei den Anticholinergika wenig auf die unterschiedlichen Rezeptorprofile geachtet, d.h. beispielsweise ob nikotinerg oder muskarinerg, oder welche muskarinergen Subtypen (M1-5). Dies dürfte sowohl bezüglich der Wirksamkeit, als auch der Nebenwirkungen bedeutsam sein [12]. So haben wir beispielsweise einen guten Effekt des Glycopyrrolat auf die Sialorrhoe [1]. Antimuskarinergika mit M3-Spezifität werden gezielt bei der Detrusorhyperaktivität (Harndranginkontinenz) eingesetzt [8, 12].

4.2. Wirkweise

Der ursprüngliche Ansatz der Anticholinergika war relativ einfach. Durch den verminderten inhibitorischen Effekt des Dopamins überwiegt die cholinerge Aktivität, welche durch die Gabe eines Anticholinergikums reduziert wird. Anschauliches, aber mittlerweile obsoletes Modell der Parkinson-Therapie, bei dem davon ausgegangen wurde, dass entweder die reduzierte Dopamin-Wirkung ausgeglichen oder das Überwiegen der cholinergen Wirkung reduziert werden muss.

Daneben gibt es mittlerweile etliche Hypothesen bezüglich einer differenzierteren Wirkweise.

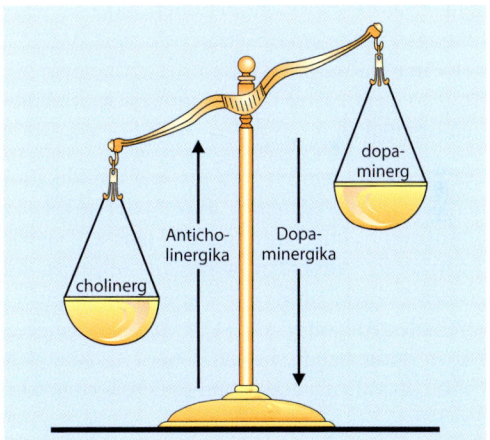

Abb. 4.1: Anschauliches, aber mittlerweile obsoletes Modell der Parkinson-Therapie, bei dem davon ausgegangen wurde, dass entweder die reduzierte Dopamin-Wirkung ausgeglichen oder das Überwiegen der cholinergen Wirkung reduziert werden muss.

Ein Effekt wird vorwiegend auf den Tremor erzielt. Der Rigor bessert sich nur leicht bis mäßig. Weitere Effekte resultieren durch die anticholinerge Wirkung, insbesondere die Reduktion des Schwitzens, der Detrusorhyperaktivität sowie der Speichelproduktion.

Weiterhin wird eine positive Wirkung auf die nächtliche Akinese und die morgendlichen Fußdystonien berichtet, was seit der Einführung der COMT-Hemmer, langwirksamer Dopaminagonisten und retardierter L-Dopa-Formulierungen jedoch in den Hintergrund getreten ist.

Die therapeutischen Optionen sind weder vollständig verstanden, noch werden sie ausgenutzt [14, 16].

4.3. Unerwünschte Wirkungen

Durch die anticholinerge, vorwiegend antimuskarinerge Wirkung erklären sich auch die unerwünschten Wirkungen. Es kommt zum Anstieg der Herzfrequenz, zu Bronchodilatation, reduzierter gastrointestinaler Motilität sowie Speichel- und Schweißbildung sowie zur Beeinflussung der Blasenfunktion [12]. Es kann zu einem Anstieg des Augeninnendrucks und zu Akkomodationsstörungen kommen. Weiterhin relevant sind psychotische Ereignisse und kognitive Einbußen [12]. Es ist aber noch nicht sicher geklärt, ob sich auch eine demenzielle Entwicklung resultiert, oder ob diese Einbußen nach dem Absetzen reversibel sind [12, 14]. Ein negativer Effekt der Langzeittherapie mit Anticholinergika auf L-Dopa induzierte Dyskinesien ist möglich.

Entsprechend ergeben sich die Kontraindikationen: Engwinkel-Glaukom, Prostata-Hyperplasie, Obstipation und intestinale Stenosen sowie Tachykardie. Außerdem sollte die Substanz mit großer Zurückhaltung bei Patienten mit einem zerebralen Abbauprozess [4], einer demenziellen Entwicklung, bereits aufgetretener exogener Psychose, Myasthenia gravis und Epilepsie eingesetzt werden.

Unter einer Therapie mit Anticholinergika sollten regelmäßige Kontrollen des Augeninnendrucks, der Blasenfunktion und des Elektrokardiogramms erfolgen.

Beim plötzlichen Absetzen der Substanz, beispielsweise wegen einer notwendigen Operation, kann es zur akinetischen Krise, psychotischen Symptomen, Tachykardie, einer orthostatischen Dysregulation etc. kommen [12].

Neben den unerwünschten Wirkungen dürfen auch die Arzneimittelinteraktionen der Anticholinergika nicht vergessen werden (☞ Kap. 17.). Daneben können Anticholinergika die Resorption von L-Dopa beeinträchtigen [3].

- Negativ psychotrope Effekte
- Mundtrockenheit
- Akkomodationsstörungen
- Tachykardie
- Blasenentleerungsstörungen
- Obstipation

Tab. 4.1: Häufigste unerwünschte Wirkungen der Anticholinergika.

4.4. Wann sind Anticholinergika indiziert?

Der Stellenwert hat in den letzten Jahrzehnten sukzessive abgenommen [17]. Aktuell spielen sie in der Behandlung der motorischen Parkinson-Symptome keine Rolle mehr [22]. Trotzdem werden die Anticholinergika nach wie vor noch häufig verordnet [6, 10, 11, 19]. So konnte eine Untersuchung aus den USA zeigen, dass bei Patienten unter 55 Jahren genauso häufig (22,7 %) mit Anticholinergika wie mit Dopaminagonisten begonnen wurde [19]. Außerdem wurden auch Patienten höheren Lebensalters mit Anticholinergika behandelt [12]. Auch in Deutschland wurden Anticholinergika noch häufig eingesetzt und waren mit 8,5 % unter allen verordneten Parkinson-Medikamenten auf Platz 3, noch vor Entacapon und weit vor Rasagilin[18]. Eine rezente Studie [5] zeigte jedoch, dass die Verordnungen in den letzten Jahren deutlich rückläufig waren (4,8 vs. 3,6 % von 2010 vs. 2017).

Zurzeit ergibt sich eine Indikation auf die motorischen Symptome nur noch in seltenen Fällen. Mit zunehmendem Alter nehmen auch die zu erwartenden unerwünschten Wirkungen zu. Insbesondere bei Patienten über dem 60. Lebensjahr sollte auf Anticholinergika verzichtet werden. Als mögliche Therapieform dürfen Anticholinergika bei jungen Patienten mit einer Tremordominanz angesehen werden, auch hier vor allem in der Kombinationstherapie. Bei anderen Patienten sollten Anticholinergika nur noch selten eingesetzt werden.

Bei fehlender Wirksamkeit dopaminerger Substanzen kann auch ein Therapieversuch mit Anticholinergika unternommen werden [20]. Auch in der Palliativmedizin wird bei Parkinson-Patienten der Einsatz von Anticholinergika diskutiert [15].

Daneben muss erwähnt werden, dass viele Parkinson-Patienten zur Therapie anderer Symptome Anticholinergika erhalten [12], z.B. wegen der Sialorrhoe [1], viel häufiger aber wegen der Detrusorhyperaktivität [8, 21]. Anticholinerge Wirkungen sind auch unter trizyklischen Antidepressiva, Neuroleptika, Antihistaminika, Loperamid, Säureblockern, Diuretika und etlichen Kardiologika (z.B. Diltiazem, Digoxin) zu erwarten [12].

> Je älter der Patient, desto eher sollte auf Anticholinergika verzichtet werden.

4.5. Wie sind Anticholinergika zu dosieren?

Generell gilt, dass Anticholinergika zur Therapie motorischer Symptome so niedrig wie möglich dosiert werden sollten. Der therapeutische Effekt korreliert nicht streng mit der Dosis. Die Medikation sollte wegen der Verträglichkeit einschleichend aufdosiert werden. Bei den handelsüblichen Medikamenten empfiehlt sich eine Steigerung alle 2-3 Tage um eine halbe Tablette, in Einzelfällen auch schneller oder langsamer. Die Substanzen werden in der Regel 2-3 × täglich gegeben. Das Absetzen sollte ebenfalls schrittweise und nicht abrupt erfolgen [12].

4.6. Welches Anticholinergikum ist zu bevorzugen?

Da die Datenlage unzureichend ist, lässt sich eine Überlegenheit einer bestimmten anticholinergen Substanz bezüglich Wirkungen oder unerwünschten Wirkungen nicht belegen [9, 10, 21]. Häufig muss durch Ausprobieren das optimale Medikament gefunden werden.

Biperiden ist derzeit vor allem noch als i.v.-Gabe bei Frühdyskinesien zu empfehlen. Bei Dystonien hat sich Trihexyphenidyl bewährt. Zur Therapie der Hyperhidrosis werden häufig Bornaprin und Methantheliniumbromid eingesetzt.

Bei der Parkinson-Krankheit sollten Anticholinergika sehr zurückhaltend Verwendung finden. Unter der Vielzahl der möglichen Substanzen (☞ Tab. 4.2) können Biperiden, Bornaprin und Trihexyphenidyl – je nach der zu behandelnden Symptomatik – hilfreich sein, wobei Biperiden und Trihexyphenidyl gegen Rigor und weniger gegen Akinese wirken (aber deutlich schwächer als dopaminerge Substanzen) und Bornaprin und geringer auch Metixen gegen Tremor, Hypersalivation und Hyperhidrosis. Gut verträglich und gleichzeitig gut wirksam bei der Sialorrhoe ist Glycopyrrolat [1]. Immer noch werden auch Scopolamin-Pflaster eingesetzt. Zur Therapie der Detrusorhyperaktivität empfehlen sich Trospiumchlorid, Darifenacin und Solifenacin [8].

Substanz	Mittlere Tagesdosis
Benzatropinmesilat	2-6 mg
Biperiden	6-8 mg
Bornaprin	8-12 mg
Metixen*	15-30 mg
Procyclidin	7,5-15 mg
Trihexyphenidyl	6-15 mg
Orphenadrin	75-150 mg

Tab. 4.2: Handelsübliche Anticholinergika.
* in Deutschland nicht mehr am Markt, aber in der Schweiz.

4.7. Literatur

1. Arbouw ME, Movig KL, Koopmann M, et al. Glycopyrrolate for sialorrhea in Parkinson disease: a randomized, double-blind, crossover trial. Neurology 2010; 74: 1203-1207

2. Barrett MJ, Sargent L, Nawaz H, et al. Antimuscarinic anticholinergic medications in Parkinson disease: to prescribe or deprescribe? Mov Disord Clin Pract 2021; 8: 1181-1188

3. Contin M, Riva R, Albani F, et al. Pharmacokinetic optimization in the treatment of Parkinson's disease. Clin Pharmacokinet 1996; 30: 463-481

4. De Smet Y, Ruberg M, Serdaru M, et al. Confusion, dementia and anticholinergics in Parkinson's disease. J Neurol Neurosurg Psychiatry 1982; 45: 1161-1164

5. Dubaz OM, Wu S, Cubillos F, et al. Changes in prescribing practices of dopaminergic medications in individuals with Parkinson's disease by expert care centers from 2010 to 2017: The Parkinson's Foundation Quality Improvement Initiative. Mov Disord Clin Pract 2019; 6: 687-692

6. Fox SH, Katzenschlager R, Lim S-Y, et al. International Parkinson and movement disorder society evidence-based medicine review: Update on treatments for the motor symptoms of Parkinson's disease. Mov Disord 2018; 33: 1248-1266

7. Gross H, Langener. The treatment of drug induced parkinsonism with procyclidine hydrochloride ("Kemadrin"). Wien Klin Wschr 1962; 74: 569-570

8. Jost WH. Urological problems in Parkinson's disease: Clinical aspects. J Neural Transm 2013; 120: 587-591

9. Kapp W. The history of drugs for the treatment of Parkinson's disease. J Neural Transm Suppl. 1992; 38: 1-6

10. Katzenschlager R, Sampaio C, Costa J, Lees A. Anticholinergics for symptomatic managament of Parkinson's disease. Cochrane Database Syst Rev 2003; (2): CD003735

11. Leoni O, Martignoni E, Cosentino M, et al. Drug prescribing patterns in Parkinson's disease: a pharmacoepidemiological survey in a cohort of ambulatory patients. Pharmacoepidemiol Drug Saf 2002; 11: 149-157

12. López-Álvarez J, Sevilla-Llewellyn-Jones, Agüera-Ortiz L. Anticholinergic drugs in geriatric psychopharmacology. Front Neurosci 2019; 13: 1309. doi: 10.3389/fnins.

13. Ordenstein L. Sur la paralysie agitante et la sclérose en plaque generalisée. Martinet, Paris 1867

14. Paz RM, Murer MG. Mechanisms of antiparkinsonian anticholinergic therapy revisited. Neuroscience 2021; 467: 201-217

15. Pérez LM, Farriols C, Puente V, et al. The use of subcutaneous scopolamine as a palliative treatment in Parkinson's disease. Palliat Med 2011; 25: 92-93

16. Perez-Lloret S, Peralta MC, Barrantes FJ. Pharmacotherapies for Parkinson's disease symptoms related to cholinergic degeneration. Expert Opin Pharmacother. 2016; 17: 2405-2415

17. Rosa MM, Ferreira JJ, Coelho M, et al. Prescribing patterns of antiparkinsonian agents in Europe. Mov Disord 2010; 25: 1053-1060

18. Schwabe U, Paffrath D, Ludwig WD, Klauber J (Hrg.). Arzneiverordnungs-Report 2019. Springer-Verlag, Berlin-Heidelberg, 2019: S. 915-925

19. Swarztrauber K, Koudelka C, Brodsky MA. Initial pharmacotherapy in a population of veterans with Parkinson disease Neurology 2006; 66: 1425-1426

20. Yamada H, Momose T, Okada M, Kuroiwa Y. Anticholinergic drugs: response of parkinsonism not responsive to levodopa. J Neurol Neurosurg Psychiatry 2002; 72: 111-113

21. [No authors listed]. Anticholinergic therapies in the treatment of Parkinson's disease. Mov Disord 2002; 17: S7-S12

22. Höglinger G, Trenkwalder C, et al., Parkinson-Krankheit, S2k-Leitlinie, 2023, in: Deutsche Gesellschaft für Neurologie (Hrsg.), Leitlinien für Diagnostik und Therapie in der Neurologie. Online: (abgerufen am 12.02.2024)

5. Levodopa

Levodopa is the best symptomatic therapy for PD: nothing more, nothing less [70].

Die Therapie mit Levodopa (L-Dopa) darf als der Durchbruch in der Parkinson-Therapie angesehen werden. Es ist zweifellos auch heute noch das wirksamste Medikament und gilt nach wie vor als Goldstandard [51]. Diese Bezeichnung ist jedoch etwas irreführend, da L-Dopa nicht in allen Belangen überlegen ist und nicht grundsätzlich von Anfang an gegeben werden sollte. Insbesondere kann bei jüngeren Patienten in frühen Stadien die Erkrankung mit anderen Medikamenten gut behandelt und L-Dopa erst später gegegeben werden. Im weiteren Verlauf ist L-Dopa aber unverzichtbar. Der neurodegenerative Prozess wird nach unserem heutigen Wissen durch L-Dopa weder aufgehalten, noch beschleunigt [90].

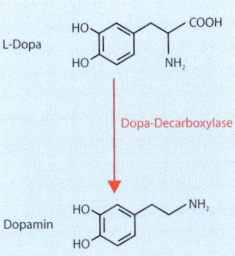

Abb. 5.1: Strukturformeln von L-Dopa und Dopamin.

5.1. Wirkweise des L-Dopa

Ziel der Therapie mit L-Dopa ist die Substitution des verminderten Dopamingehalts im Striatum. Da Dopamin nicht die Blut-Hirn-Schranke durchdringt, wird L-Dopa (L-3,4-Dihydroxyphenylalanin) gegeben. Bei den ersten Therapieversuchen Anfang der 1960er Jahre von Birkmayer [8, 9], Cotzias sowie Barbeau und Mitarbeitern [4], mussten mehrere Gramm eingesetzt werden, da peroral verabreichtes L-Dopa zu über 70 % peripher zu Dopamin decarboxyliert wird [60]. Dies führte zu erheblichen unerwünschten Wirkungen wie Übelkeit, Erbrechen und Kreislaufproblemen. Von jeder eingenommenen L-Dopa-Dosis war nur sehr wenig bioverfügbar, d.h. etwa 1 % [56]. Nach Einführung der Decarboxylasehemmer ließ sich die Bioverfügbarkeit um etwa das Zehnfache stei-

gern [56]. Die beiden derzeit auf dem Markt befindlichen Decarboxylasehemmer Benserazid und Carbidopa passieren bei therapeutischen Dosen nicht die Blut-Hirn-Schranke.

L-Dopa wird in der ayurvedischen Medizin seit Jahrhunderten eingesetzt [73]. Bei dem "natürlichen" L-Dopa (*Mucuna pruriens*) ist zu berücksichtigen, dass dieses keinen Decarboxylasehemmer hat und nicht nur L-Dopa beinhaltet [18]; darüber müssen die Patienten aufgeklärt werden.

Heute ist eine Therapie ohne die Decarboxylasehemmer nicht mehr vorstellbar. Pharmakologisch unterscheiden sich Carbidopa und Benserazid, dies bleibt jedoch in der klinischen Anwendung unbedeutend, wenn man von der wasserlöslichen Form mit schnellerer Bioverfügbarkeit absieht [66]. Es wird aber diskutiert, ob Benserazid evtl. vermehrt Diarrhoen auslösen kann, weshalb wir beim Auftreten von Diarrhoen, für die es sonst keinen Grund gibt, den Decarboxylasehemmer wechseln. Üblicherweise wird der Decarboxylasehemmer im Verhältnis 1:4 dazugegeben, d.h. 25 mg eines Decarboxylasehemmers auf 100 mg L-Dopa. Bei höheren Dosierungen bieten einige Hersteller auch andere Kombinationen an (wegen der Absättigung der Decarboxylase), wobei sich dies nicht durch eine bessere Wirksamkeit oder Verträglichkeit begründen lässt und auch für die üblichen Dosierungen nicht notwendig ist [12]. Bei sehr niedrigen L-Dopa-Dosen könnte die Decarboxylasehemmung bei diesem Verhältnis nicht ausreichen. Aktuell findet eine Studie mit fixer Dosis des Decarboxylasehemmers bei unterschiedlichen L-Dopa-Dosen statt (noch nicht publiziert).

Neben dem Abbau über die Decarboxylase ist der Abbau von L-Dopa über die Catechol-O-Methyltransferase zu 3-O-Methyldopa von Bedeutung, der etwa 10 % der peripheren Metabolisierung ausmacht (☞ Abb. 5.2). Es ist davon auszugehen, dass durch Anhäufung des 3-OMD die Aufnahme von L-Dopa ins Gehirn behindert wird, wobei diese Konzentrationen unter therapeutischen Bedingungen nicht erreicht werden [30, 62]. Es stehen auch sogenannte Triple-Tabletten zur Verfügung, die neben L-Dopa und dem Decarboxylasehemmer auch einen COMT-Hemmer enthalten (☞ Kap. 10.).

An einem etwas vereinfachten Modell dargestellt, wird L-Dopa von präsynaptischen dopaminergen Nervenendigungen aufgenommen und zu Dopamin decarboxyliert (☞ Abb. 5.3), solange genügend dopaminerge Neurone vorhanden sind. Es erfolgt eine Speicherung in Vesikeln und eine dem natürlichen Dopamin vergleichbare Ausschüttung in den synaptischen Spalt (tonisch und phasisch). Dort wird es an Dopamin-Rezeptoren wirksam. Die Speicherfähigkeit präsynaptischer nigrostrialer Neurone zu Beginn der Erkrankung ist erheblich. So kann nach Einnahme von L-Dopa ein bis zu Tagen anhaltender Effekt festgestellt werden, weshalb in den frühen Krankheitsphasen auch eine dreimalige Gabe am Tag genügt.

Die Wirkweise des L-Dopa haben wir noch nicht vollständig verstanden, weswegen wir die Möglichkeiten wahrscheinlich noch nicht optimal ausnutzen [94]. Hieran muss in naher Zukunft noch intensiv gearbeitet werden.

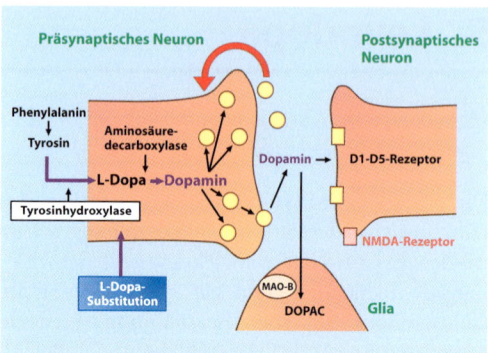

Abb. 5.3: Schematische Darstellung einer dopaminergen Nervenendigung.

Die Halbwertzeit des L-Dopa ist relativ kurz. Auch durch zusätzliche Gabe eines Decarboxylasehemmers liegt die Halbwertzeit von L-Dopa bei nur 1,5 bis 2 Stunden [36]. Die Wirkdauer darf mit etwa 2 bis 4 Stunden angenommen werden. Im Verlauf der Erkrankung gleichen sich Wirkdauer und Halbwertzeit zunehmend an, d.h. die Wirkdauer wird kürzer, da die Anzahl der dopaminergen Neurone und somit die Speicherfähigkeit abnimmt.

Neben der kurz- respektive mittelfristigen Wirkung durch Aufnahme und Ausschüttung der Substanz, die dem Zeitverlauf der Aufnahme entspricht, lässt sich insbesondere zu Beginn der Erkrankung auch ein Langzeiteffekt feststellen, so dass nach Absetzen des L-Dopa der Effekt erst nach Tagen komplett verschwunden ist.

Neben den dopaminergen Neuronen wird L-Dopa auch in der umgebenden Glia und nicht-dopaminergen Neuronen decarboxyliert. Dies erklärt, weshalb bei ausgeprägter Degeneration noch ein Effekt durch die Medikation erzielt werden kann. Die Gliazellen weisen jedoch keine relevante Speicherfähigkeit und somit Pufferkapazität auf, weshalb eine pulsatile Stimulation resultiert.

5.2. L-Dopa-Resorption

Nach der oralen Aufnahme wird L-Dopa vorwiegend im proximalen Dünndarm über ein ATP-abhängiges aktives Transportsystem resorbiert. Da Parkinson-Patienten eine verlängerte Magenentleerungszeit haben (im Krankheitsverlauf zunehmend), besteht die Gefahr, dass einerseits die Resorption verzögert, andererseits das L-Dopa bereits im Magen abgebaut wird (☞ unten). Dies

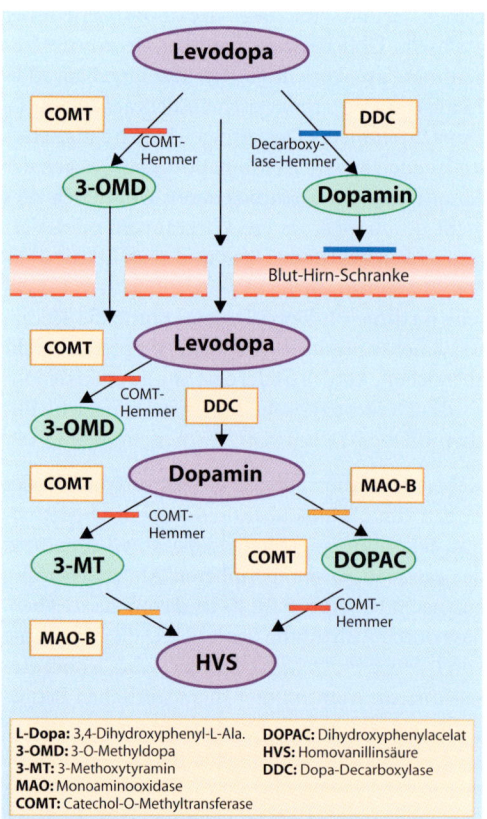

Abb. 5.2: Abbauweg von Levodopa.

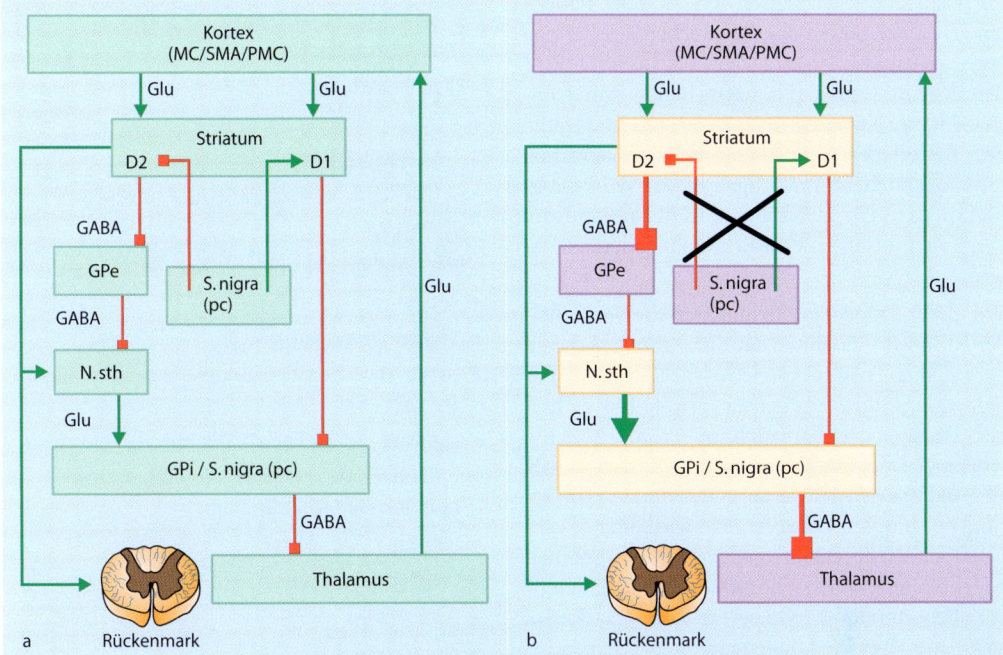

Abb. 5.4: Schematische Darstellung sogenannter kortiko-striato-thalamo-kortikaler Verbindungsbahnen (Motor-loops). **a**: Normalbefund. **b**: Parkinson-Krankheit. **MC**: Motorischer Kortex; **SMA**: Supplementär-motorisches Areal; **PMC**: Primär-motorischer Kortex; **D₁/D₂**: Dopaminrezeptoren; **Gpe**: Globus pallidus externus; **Gpi**: Globus pallidus internus; **N. sth**: Nucleus subthalamicus; **S. nigra (pc)** Substantia nigra pars compacta; **S. nigra (pr)**: Substantia nigra pars reticularis; **Glu**: Glutamat; **GABA**: γ-Aminobuttersäure.

führt zu einem verzögerten Wirkungseintritt und einer abgeschwächten Wirkung. Proteinreiche Mahlzeiten sowie neutrale Aminosäuren (Phenylalanin, Leucin und Isoleucin) behindern die Aufnahme zusätzlich, wobei es hier sehr große interindividuelle Unterschiede gibt [91]. Besonders Fisch- und Fleischmahlzeiten wirken sich negativ auf die L-Dopa-Resorption aus. Daraus folgt, dass L-Dopa wegen der gastrointestinalen Motilitätsstörungen und den möglichen Resorptionsstörungen durch die Nahrung stets mindestens ½ Stunde vor oder 1½ Stunden nach den Mahlzeiten eingenommen werden sollte (vor den Mahlzeiten ist grundsätzlich zu bevorzugen). Mit der Mahlzeit eingenommen, kann die Resorption dramatisch verzögert sein [5, 6]. Nach Einnahme des L-Dopa auf nüchternen Magen hingegen erfolgt eine schnelle Resorption mit Maximalkonzentrationen innerhalb von 20 bis 60 Minuten. Durch das Auflösen der L-Dopa-Tablette gelangt die Substanz schneller ins Jejunum, woraus ein schnellerer Wirkeintritt resultiert. In Einzelfällen kann sich durch eine proteinarme Ernährung eine bessere

Resorption erzielen lassen, was bei den Parkinson-Patienten jedoch problematisch ist (Gefahr der Mangelernährung).

Die Bioverfügbarkeit nach oraler Gabe ist nicht direkt proportional zur Dosis [36]. Mit steigender Dosierung nehmen die Konzentrationen überproportional zu. Eine Erklärung hierfür könnte eine Sättigung der metabolisierenden Enzyme, beispielsweise der Decarboxylase [60] sein, wobei sich hier infolge des Mikrobioms große intraindividuelle Unterschiede zeigen [42].

5.3. Klinische Effekte des L-Dopa

L-Dopa wirkt vorwiegend auf Akinese und Rigor, geringer auch auf den Tremor. Durch die L-Dopa-Gabe bessern sich aber auch fast alle anderen Symptome im Rahmen der Parkinson-Krankheit. Dazu gehören beispielsweise Aphonie, Hypomimie, Schluckstörungen, Schlaf, Stimmung, Schmerzen und kognitive Leistungen.

Ein positiver Effekt lässt sich bei (fast) allen Patienten erreichen. So gilt das Ansprechen auf L-Dopa auch als ein wichtiges Diagnosekriterium. Eine deutliche Besserung, d.h. weitgehende Symptomfreiheit, erreichen im Frühstadium über die Hälfte der Betroffenen. Ein mangelndes Ansprechen muss an andere Erkrankungen wie ein symptomatisches oder ein atypisches Parkinson-Syndrom sowie auch an eine andere Erkrankung denken lassen.

Vor der L-Dopa-Einführung war die Mortalität der Parkinson-Patienten deutlich erhöht [34]. Seit der L-Dopa-Therapie erreichen die Parkinson-Patienten eine höhere Lebenserwartung [76]. Unter der Therapie werden auch später die höheren Hoehn & Yahr-Stadien erreicht [68]. Davon darf aber nicht abgeleitet werden, dass diese Verbesserung nur durch L-Dopa erreicht wird oder dass L-Dopa gar den degenerativen Prozess verlangsamen oder aufhalten würde. Die reduzierte Mortalität ist vor allem durch die reduzierten Komplikationen, wie beispielsweise Lungenembolien, begründet. Die Lebenserwartung ist im Vergleich zum Normalkollektiv auch bei optimaler Therapie reduziert [19, 32]. Demgegenüber gibt es aber auch Studien, die eine normale Lebenserwartung belegen, z.B. DATATOP [74]. Eine großzügige Interpretation der ELLDOPA-Studie [26] lässt sogar vermuten, dass L-Dopa einen positiven Einfluss auf den Krankheitsverlauf hat (☞ Abb. 5.5).

Vereinfacht kann man natürlich postulieren, dass eine Substitution bei einem Mangel grundsätzlich vorteilhaft sein muss.

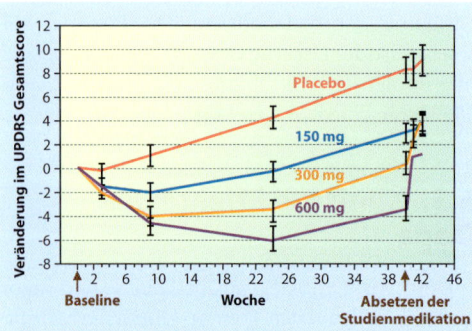

Abb. 5.5: Ergebnisse der ELLDOPA-Studie [26]. Nach Absetzen der Medikation ist der klinische Zustand in den L-Dopa-Gruppen besser als in der Plazebo-Gruppe.

Kontraindiziert
• Phäochromozytom
• Tachykardien
• Thyreotoxikose
• in der Stillzeit
• in der Schwangerschaft (nur L-Dopa mit Benserazid)

Anwendungsbeschränkung
• Melanom
• Herzrhythmusstörungen
• psychiatrische Erkrankungen (z.B. endogene Psychosen)
• schwere Herz-, Leber-, Nierenerkrankungen
• Störungen des endokrinologischen und hämatopoetischen Systems
• Magen-Darm-Ulzera

Wechselwirkungen
• Anästhetika
• Antihypertensiva
• Ca-Antagonisten (z.B. Flunarizin, Cinnarizin)
• Dopaminantagonisten (z.B. Antiemetika)
• Guanethidin
• Katecholamine
• MAO-Hemmer
• Neuroleptika
• Opioide
• Pyridoxin (Vitamin B$_6$)
• Reserpin
• einzelne Thymoleptika
• indirekt (Antazida, Anticholinergika etc.)

Tab. 5.1: Anwendungsbeschränkungen, Kontraindikationen und Wechselwirkungen von L-Dopa.

5.4. Nebenwirkungen des L-Dopa

L-Dopa zeichnet sich durch eine gute Verträglichkeit, wenig Kontraindikationen und Wechselwirkungen aus (☞ Tab. 5.1+5.2). Die wichtigsten Langzeitkomplikationen werden in den nachfolgenden Kapiteln dargestellt, v.a. Kap. 13. Die immer wieder postulierte Verstärkung der orthostatischen Hypotonie konnte in einer rezenten Untersuchung nicht betätigt werden [39].

Besonders hinzuweisen ist auf das vermutete erhöhte Melanomrisiko bei Patienten. Melanome treten bei Parkinson-Patienten häufiger auf als im Vergleichskollektiv [7, 53]. Darüber hinaus soll die L-Dopa-Gabe dieses Risiko weiter erhöhen. Diese Aussage steht zwar in jedem Beipackzettel, ist aber nicht ausreichend belegt [23, 89]. Trotzdem wird eine dermatologische Kontrolluntersuchung empfohlen [7, 23].

5.5. Wie aufdosieren?

L-Dopa sollte immer langsam aufdosiert werden. Die Geschwindigkeit hängt vom jeweiligen Patienten ab. Eine Steigerung um 50 mg pro Woche kann sinnvoll sein, wird von vielen Patienten jedoch als zu langsam empfunden. In vielen Fällen ist eine Steigerung alle 4 Tage um 50 mg resp. 3 × 25 mg zu empfehlen, so dass bereits nach etwa einer Woche eine Dosis von 3 × 50 mg erreicht wird. Ein Beginn mit 3 × 100 mg (ohne Aufdosierung), wie in Beipackzetteln empfohlen, kann zu erheblichen unerwünschten Wirkungen und entsprechend reduzierter Akzeptanz führen.

Am häufigsten werden unter der L-Dopa (plus Decarboxylasehemmer) Aufdosierung gastrointestinale und kardiovaskuläre Symptome geklagt. In der Regel bedarf es deswegen keiner zusätzlichen Therapie. Sind die Nebenwirkungen zu ausgeprägt, kann die Dosiserhöhung vorsichtiger vollzogen oder Domperidon hinzugegeben werden (Antagonist an peripheren Dopaminrezeptoren). Hierbei ist zu betonen, dass Domperidon (*Cave*: QTc-Zeit) die Übelkeit nicht durch die Motilitätssteigerung, sondern aufgrund der Wirkung im Bereich der Area postrema reduziert. An weiteren unerwünschten Wirkungen des L-Dopa sind vor allem psychiatrische Symptome wie die exogene Psychose zu nennen (☞ Kap. 14.).

In der Frühphase der Erkrankung findet sich kein direkter Zusammenhang zwischen der Einnahme des L-Dopa-Präparats bzw. der Plasmakonzentration und dem motorischen Benefit. Es kommt zu einer Verbesserung der Motorik über den ganzen Tag, obwohl die Substanz nur 3 × täglich eingenommen wird (☞ oben). Dies liegt darin begründet, dass die präsynaptischen nigrostriatalen Nervenendigungen eine erhebliche Speicherfähigkeit aufweisen [45]. Hierdurch ist die Pharmakotherapie sehr einfach durchführbar. Diese Phase erstreckt sich meist auf ein bis fünf Jahre.

Ein besonderes Phänomen zu Beginn der L-Dopa-Therapie ist die sogenannte Honeymoon-Phase. In dieser Phase sind die Symptome unter der L-Dopa-Dosis weitgehend verschwunden und der Patient bemerkt kein Nachlassen der L-Dopa-Wirkung (heutzutage eher selten, evtl. da wir früher mit der Therapie beginnen und auch niedriger dosieren). Neben der deutlichen motorischen Besserung kann im Anfangsstadium der Erkrankung auch eine leicht euphorische Stimmungslage auftreten, die sich nicht bei allen anderen dopaminergen Substanzen in dieser Ausprägung zeigt.

Viele Kollegen dosieren initial auf 3 × 50 mg L-Dopa auf. Die klinische Erfahrung zeigt – und dies wurde auch in der ELLDOPA-Studie [26] bestätigt – dass ein ausreichender therapeutischer Effekt mit dieser Dosis zeitlich limitiert ist und die meisten Parkinson-Patienten mit 3 × 50 mg bereits nach etwa einem halben Jahr wieder den Ausgangsbefund erreichen [26]. Eine sinnvolle Anfangsdosis ist deshalb in den meisten Fällen 3 × 100 mg/d (nach Aufdosierung, z.B. 3 × 25 mg, 3 × 50 mg, 3 × 75 mg).

Mittlerweile wird die Dosis häufig bei 400 mg/d nicht weiter erhöht. Dies ist wegen der Dyskinesierate auch theoretisch sinnvoll (☞ unten), kann aber im Einzelfall dazu führen, dass der Patient unzureichend behandelt ist. Einige Patienten benötigen eine deutlich höhere Dosis und sollten diese auch erhalten [13], wenn ansonsten kein ausreichender Therapieeffekt erzielt werden kann. Eine Abhängigkeit zum Körpergewicht und Geschlecht besteht [80]. Als Orientierung wählen wir die Dosis von 5 mg/kg Körpergewicht bei Frauen und 7 mg/kg Körpergewicht bei Männern (s.u.).

5.6. Wer sollte L-Dopa bekommen?

Die L-Dopa-Präparate gelten als die potentesten Medikamente zur Behandlung der motorischen Symptome [51]. Da sie jedoch stärker mit motorischen Spätkomplikationen belastet sind, sollten sie bei jüngeren Patienten erst dann eingesetzt werden, wenn ansonsten kein ausreichender Therapieerfolg zu erreichen ist. Diese Vorgehensweise ändert sich aktuell etwas, ist vom Ansatz her aber falsch. Man sollte nur nicht zu lange mit dem Einsatz warten.

Ein generelles Alter, ab dem man mit L-Dopa beginnen sollte, kann nicht genannt werden. Das biologische Alter muss berücksichtigt werden. Laut den bisherigen Leitlinien der DGN [25] wurde die Altersgrenze, ab der die Therapie mit L-Dopa begonnen wird, auf 70 Jahre gelegt (oder entsprechendem biologischen Alter), da bei diesen Patienten die Gefahr des Auftretens motorischer Komplikationen gering ist. Die aktuelle Leitlinie legt sich nicht mehr fest, da keine entsprechenden kontrollierten Studien durchgeführt wurden.

Bei jüngeren, ansonsten gesunden Patienten sollte man etwas zurückhaltender mit L-Dopa sein. Lediglich bei ausgeprägten klinischen Symptomen, bei denen mit den anderen Substanzen kein ausreichender Effekt erzielt wird, lässt sich die frühe L-Dopa-Aufdosierung rechtfertigen. Aufgrund der mittlerweile gestiegenen Lebenserwartung (bei gutem Gesundheitszustand) gibt es auch keinen Grund, bei einem 70-jährigen Patienten generell mit L-Dopa zu beginnen.

Es empfiehlt sich eine pragmatische Vorgehensweise, also L-Dopa dann einzusetzen, wenn man mit anderen Medikamenten keinen ausreichenden Effekt erzielt [28]. Die Kostenfrage sollte nicht im Vordergrund stehen. Man kann zwar durch eine frühzeitige L-Dopa-Therapie für wenige Jahre kostengünstig behandeln, treten jedoch motorische Spätkomplikationen auf, wird die nachfolgende, jahrelang dauernde Therapie teurer (☞ Kap. 17.).

Heutzutage ist es üblich, die Patienten intensiv über die motorischen Spätkomplikationen von L-Dopa aufzuklären. Hiervor ist zu warnen. Es kommt mittlerweile häufig vor, dass Patienten, die L-Dopa benötigen, die Substanz ablehnen, aus Angst, die Prognose zu verschlechtern. Die Entscheidung, wann und wieviel L-Dopa eingesetzt wird, hängt vom jeweiligen Patienten ab. Im Verlauf der Erkrankung wird jeder Patient L-Dopa erhalten. Länger als nötig zu warten, wird die Gefahr der Dyskinesien nicht reduzieren [17, 28, 52]. Die bisherige Altersorientierung mit 70 Jahren galt für den Therapiebeginn, nicht für den Beginn eines Einsatzes von L-Dopa. Wer mit 55 Jahren erkrankt, wird in den meisten Fällen spätestens mit 60 Jahren L-Dopa benötigen.

5.7. Depotformen

Die Halbwertzeit von L-Dopa ist mit 1,5-2 Stunden relativ kurz. Es war daher folgerichtig, ein L-Dopa-Präparat mit verzögerter Freisetzung zu entwickeln (Madopar depot®, Nacom retard®), wodurch gleichmäßigere Plasmakonzentrationen und Wirkungen erreicht werden [14]. Bewährt hat sich die verzögerte Freisetzung beispielsweise bei Patienten mit Fluktuationen und nächtlichen Akinesen [10, 11, 14, 46]. Die Wirkdauer verlängert sich auf etwa 6-8 Stunden. Somit kann beispielsweise der Schlaf bei Patienten mit nächtlichen Akinesen deutlich gebessert werden [48].

Nachteilig kann der verzögerte Wirkeintritt morgens sein. Die Wirksamkeit der retardierten Formen ist gegenüber den nicht-retardierten deutlich reduziert. Bei einer Umstellung muss die Dosis im Mittel um 30 bis 40 % (in Einzelfällen bis 50 %) erhöht werden [52]. Die Spitzenkonzentrationen bei einer Umstellung 1:1 sind dementsprechend niedriger, die Wirkdauer länger (☞ Abb. 5.6). Als alleinige L-Dopa-Medikation haben sich die retardierten Formen bisher nicht durchsetzen können. Die befürchtete Zunahme von biphasischen Dyskinesien, Halluzinationen und Schlafstörungen konnte in einer größeren Studie nicht bestätigt werden [52].

Die therapeutischen Möglichkeiten dieser Formulierungen sind begrenzt. Vor allem deshalb, weil die Plasmakonzentrationen im Tagesverlauf bei wiederholter Gabe sehr unterschiedlich sein können. Dies dürfte zu einem erheblichen Anteil auf die verzögerte Magenentleerung und gestörter Darmmotilität zurückzuführen sein. Aber auch durch die Nahrungsaufnahme. In der Nacht ist dieser Umstand deutlich geringer ausgeprägt, woraus sich der führende, bzw. alleinige Einsatz der Substanz zur Nacht ergibt.

Wegen der nicht zufriedenstellenden Effekte der vorhandenen Retard- bzw. Depotformulierungen erfolgten Weiterentwicklungen. Große Hoffnungen werden auf die neuste L-Dopa-Formulierung gesetzt, das IPX066 (L-Dopa plus Carbidopa) [31a, 31b, 71, 84]. So konnte in einer Studie sogar eine Überlegenheit von IPX066 gegenüber L-Dopa/ Carbidopa/Entacapon gezeigt werden [84]. IPX066 ist seit 2015 in den USA zugelassen als Rytary™ und in den Formulierungen 95 mg/ 23,75 mg, 145 mg/ 36,25 mg, 195 mg/48,75 mg und

245 mg/61,25 mg verfügbar (Preis ca. 500-1.000 US-Dollar/Monat). In Europa war es als Numient® zugelassen, die Zulassung wurde jedoch widerrufen. Bisher wird es deshalb hier nur sehr selten eingesetzt. Im März 2024 wurde IPX203 von Zambon für Europa einlizenziert, so dass es bald zur Verfügung stehen dürfte. Neben dem Einsatz wie die bisherigen retardierten Formulierungen, ist auch der Einsatz bei motorischen Fluktuationen erfolgsversprechend [31b].

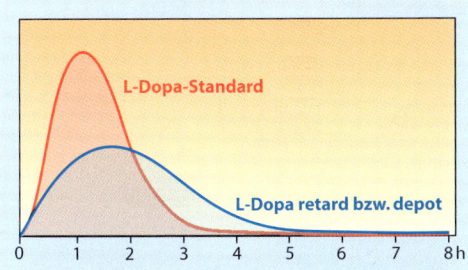

Abb. 5.6: Schematische Darstellung des Plasmaprofils von L-Dopa (Standard und Depot bzw. Retard).

Gastrointestinal
• Übelkeit
• Sodbrennen
• Inappetenz
• Diarrhoe (evtl. gehäuft bei Benserazid)
• Obstipation
• gastrointestinale Blutungen (sehr selten)
Kardiovaskulär
• Herzklopfen
• orthostatische Dysregulation (fraglich, bzw. gering)
• Arrhythmien, EKG-Veränderungen
Psychiatrisch (☞ Kap. 14.)
• Agitation
• Ängstlichkeit
• Schlafstörungen
• depressive Verstimmungen
• hypomanisches Verhalten
• Halluzinationen
Sonstiges
• Hypersexualität (selten)
• Impulskontrollstörungen
• Dopamindysregulationssyndrom
• Erhöhung der Leberwerte
• passagere Blutbildveränderungen
• passagere Erhöhung von Harnstoff und Harnsäure
Langzeitkomplikationen ☞ Kap. 5.8. und Kap. 13.

Tab. 5.2: Unerwünschte Wirkungen des L-Dopa.

5.8. Wasserlösliches L-Dopa

Die Resorption des L-Dopa erfolgt im Dünndarm. Durch Auflösen des Medikaments in Wasser gelangt die Substanz schneller dorthin (insbesondere bei gestörter Magenmotilität) und wird eventuell geringer metabolisiert [87]. Dies ist am elegantesten mit der LT-Form von Madopar®, andererseits aber auch mit vielen anderen wasserlöslichen Tabletten möglich. Die spezielle wasserlösliche Formulierung des L-Dopa/Benserazid flutet etwas schneller an und zeigt eine höhere Spitzenkonzentration [66]. Eine spezielle wasserlösliche Formulierung steht als Mikrotablette zur Verfügung (☞ Kap. 5.9.).

Durch schnelleren Wirkeintritt lässt sich vor allem morgens, aber auch nachts und während des gesamten Tages eine schnellere Beweglichkeit erreichen. Ein weiterer Vorteil ergibt sich bei Patienten mit Schluckstörungen. Außerdem als Bedarfsmedikation, z.B. nach größerer körperlicher Belastung, oder bei Aktivitäten unterwegs etc. Die Wirkdauer und Plasmaspitzenkonzentration verändern sich bei der gelösten Form nicht (*Cave*: Ein früherer Wirkeintritt kann im Einzelfall zu einem subjektiv früheren Nachlassen der Wirkung führen, da die Wirkdauer gleich bleibt).

5.9. L-Dopa-Mikrotabletten

Bei Patienten im fortgeschrittenen Stadium gelingt häufig die Feineinstellung mit L-Dopa nicht, da nur 25 mg-Schritte möglich sind [38]. Seit 2020 verfügbar sind L-Dopa-Mikrotabletten zur Herstellung einer Suspension unter dem Handelsnamen Suades®. Die Zulassung wurde für die Behandlung von erwachsenen Patienten mit idiopathischer Parkinson-Krankheit und somit ohne Beschränkung erteilt. In einer Kassette befinden sich 750 weiße, kugelförmige Tabletten à 5 mg / 1,25 mg L-Dopa / Carbidopa mit einem Durchmesser von ca. 3 mm. Es handelt sich hierbei um das übliche Verhältnis L-Dopa zu Decarboxylasehemmer von 4:1. Es kann nur in Kombination mit dem Therapiegerät MyFID® verwendet werden, dass die individualisierte Dosis auf der Basis einer Anzahl von Mikrotabletten feindosiert abgibt (☞ Abb. 5.7). Die Mikrotabletten sollten in einem halben Glas Wasser aufgelöst werden. Als grobe Maßregel gilt 100 ml Wasser pro 100 mg L-Levodopa/Carbidopa. In Wasser aufgelöst bildet sich innerhalb von 30 Sekunden eine weißliche Suspension. Die Einnahme sollte unmittelbar nach der Auflösung erfolgen. Das elektronische Therapiegerät verfügt über eine Erinnerungsfunktion zur Erleichterung der Dosier-Compliance. Das Therapiegerät ist außerdem mit einem System zur Aufzeichnung der Dosis und zur Symptombewertung ausgestattet, über das die Daten an den behandelnden Arzt übertragen werden können. Bei täglichen Gesamtdosen von 300-400 mg L-Dopa reicht eine Kassette rund eineinhalb Wochen. Wenn die Kassette leer ist, kann sie einfach vom Patienten ausgetauscht werden. Selbstverständlich können die lös-

lichen Mikrotabletten auch mit herkömmlichen Tabletten kombiniert werden [38].

Bedauerlicherweise wird dieses Medikament nicht mehr vertrieben und ist nur noch in Schweden erhältlich. Problem war die Kostenerstattung, da die Vergleichspreise der generischen 100 mg-Tablette genommen wurden, was natürlich für den Hersteller keinerlei Basis sein kann.

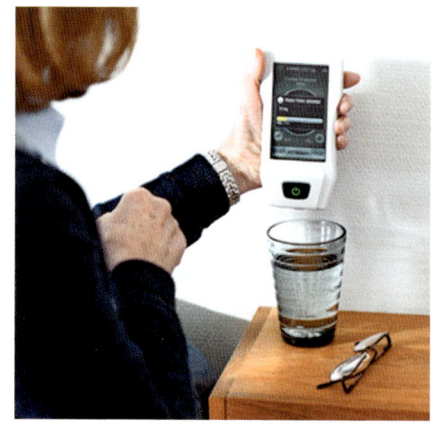

Abb. 5.7: Dispenser mit L-Dopa/Carbidopa-Microtabletten.

5.10. Inhalatives L-Dopa

Seit Juni 2022 ist CVT-301 (Inbrija®) erhältlich, eine trockene Mikropulverformulierung von L-Dopa in Kapseln (ohne Decarboxylasehemmer). Die Kapsel/n wird/werden in ein spezielles kapselbasiertes Gerät eingelegt, das das Pulver während der Inhalation freisetzt, wenn es in den Mund genommen wird. In dem Gerät wird die pulverhaltige Kapsel durchstochen, wodurch das Pulver zur Inhalation durch den Patienten freigesetzt werden kann. Durch das Lungenalveolarepithel in die Kapillarfelder absorbiert, umgeht inhaliertes L-Dopa die Notwendigkeit einer gastrointestinalen Absorption. Es vermeidet außerdem den First-pass-Metabolismus im Pfortaderkreislauf und die Exposition gegenüber einem Teil der abdominalen Decarboxylierungsaktivität. Die L-Dopa-Gabe ist hier also unabhängig von der Nahrungsaufnahme, da die Resorption pulmonal erfolgt. L-Dopa-Inhalationspulver besteht zu 90 % aus L-Dopa und einer Tensidkomponente (8 % Dipalmitoylphosphatidylcholin 8 %) und 2 % Natriumchlorid. Die geschätzte Menge an L-Dopa, die die Lunge erreicht, wird als Feinpartikeldosis bezeichnet.

Das klinische Entwicklungsprogramm für CVT-301 umfasste 11 klinische Studien, darunter sechs Phase-1-, zwei Phase-2- und drei Phase-3-Studien. Im Jahr 2019 erhielt Inbrija® die Zulassung für die intermittierende Behandlung von Off-Episoden bei erwachsenen Patienten mit behandelter Parkinson-Krankheit mit L-Dopa und einem Decarboxylsehemmer in der EU. Die empfohlene Dosis ist die Inhalation von 2 Kapseln (jeweils 42 mg enthaltend), d.h. für eine Gesamtdosis von 84 mg L-Dopa, entsprechend 50 mg Feinstaubdosis, je nach Bedarf, bis zu 5 × täglich. Die maximale Dosis pro Off-Periode beträgt 84 mg und die empfohlene maximale Tagesdosis beträgt 420 mg [40, 41].

Problem sind auch hier die Kosten. Natürlich kann solch ein Medikament nicht zu dem Preis einer Tablette mit entsprechender Dosis auf den Markt gebracht werden. Wahrscheinlich aus Angst vor einem Regress, wird die sinnvolle Option wenig in Anspruch genommen. Als schnell wirksame Bedarfsmedikation sollte es den Patienten bekannt sein, z.B. beim morgendlichen Off, oder bei aktiven Patienten, die unterwegs die Gefahr eines plötzlichen Offs haben und denen hiermit schnell geholfen werden kann [40, 41].

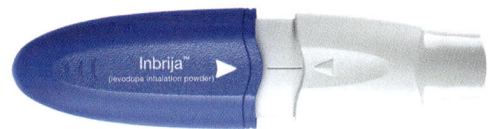

Abb. 5.8: Inbrija®-Inhaler.

5.11. Langzeittherapie

Die Progredienz der Erkrankung wird durch L-Dopa nicht aufgehalten. Die initial gute, lange Wirkdauer lässt bereits nach 3 bis 5 Jahren nach, da die Speicherfähigkeit abnimmt (die Wirkung nimmt natürlich nicht ab, wie oft fälschlicherweise behauptet wird). Dann wird meist der Behinderungsgrad vor der L-Dopa-Therapie wieder erreicht, der vor der L-Dopa-Therapie bestand [26, 51].

Dies führt zum Auftreten von Wirkungsschwankungen mit Phasen verminderter und vermehrter Beweglichkeit, Hyper- und Dyskinesien sowie Dystonien.

5.11.1. Fluktuationen

Im fortgeschrittenen Stadium der Parkinson-Erkrankung nimmt die endogene Dopaminsynthese bis gegen Null ab [43]. Daneben reduziert sich mit Voranschreiten der Degeneration die Fähigkeit des dopaminergen nigrostriatalen Systems, das zugeführte L-Dopa zu Dopamin umzuwandeln, zu speichern und tonisch freizusetzen [58]. Die Dauer des L-Dopa-Effekts nimmt entsprechend ab [20]. Die Effizienz der Medikation wird immer stärker vom Plasmaspiegel abhängig, weshalb eine Einnahme des L-Dopa in immer kürzer werdenden Abständen erforderlich ist [16].

Die Wirksamkeit des L-Dopa hängt selbstverständlich auch mit der verbliebenen endogenen Dopaminsynthese zusammen. Diese zeigt tageszeitliche Schwankungen und ist im früheren und mittleren Krankheitsstadium nachts geringer als am Tag.

Die L-Dopa-Wirkung ist morgens am besten und nimmt im Tagesverlauf ab. Vor allem bei geringer betroffenen Patienten zeigt sich auch morgens eine gute Motorik (sleep benefit), die im Mittel für eine Stunde anhält, da die Speicher sozusagen noch voll sind. Es gibt jedoch auch konträre Untersuchungen, die zeigten, dass insbesondere junge Patienten und Patienten mit einer längeren Erkrankungsdauer bevorzugt vom Schlaf profitieren und solche, die keine Beziehung zur Erkrankungsdauer fanden [6].

Therapieprobleme treten auf, wenn der Patient aus der stabilen in die fluktuierende Phase kommt (☞ Kap. 13.). Zu Beginn der Therapie genügt es, 3 bis 4 × täglich das L-Dopa-Präparat zu verabreichen, wodurch eine gleichmäßige Besserung der Motorik erreicht wird. Nach 3 bis 8 Jahren der L-Dopa-Therapie treten bei den meisten Patienten Fluktuationen der Beweglichkeit auf [67]. Anfänglich treten diese Fluktuationen in enger zeitlicher Beziehung zum Wirkungsabfall des L-Dopa auf (Wearing-off-Phänomen, End-of-dose-Akinese), was dem Verlauf des An- und Abflutens der Substanz entspricht (☞ Abb. 5.9). In dieser Phase kann durch häufigere Einnahmen des L-Dopa eine bedarfsgerechte Bereitstellung erzielt werden. Eine gleichmäßigere Gabe des L-Dopa, z.B. durch intravenöse und intraduodenale Verabreichung, bessert das Wearing-off-Phänomen deutlich, auch noch im Spätstadium der Erkrankung [15, 48].

> End-of-dose-Akinese: reduzierte Beweglichkeit infolge eines Nachlassens der L-Dopa-Wirkung, welche durch die erneute Einnahme des L-Dopa wieder verschwindet.

Im weiteren Verlauf stehen die Phasen in keinem zeitlichen Zusammenhang zur Einnahme der Medikamente (On-off-Phänomen), insbesondere da der gastrointestinale Transport gestört ist. In diesem Stadium der Erkrankung wird die Therapie sehr schwierig.

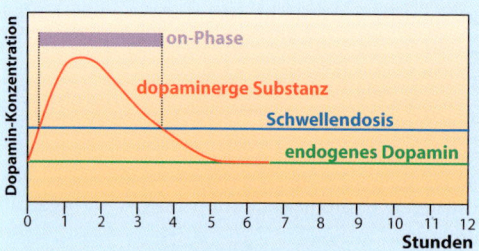

Abb. 5.9: Vereinfachtes Modell zur Erklärung der On-Zeit, nach einmaliger Gabe.

Ein Erklärungsmodell für die Probleme bei fluktuierenden Patienten ist, dass durch die fortgeschrittene Degeneration der Dopamin-Basislevel reduziert ist, d.h. es bedarf einer höheren Dosis, um den Plasmaspiegel zu erreichen, bei dem ein motorischer Effekt auftritt (kritische Schwellenkonzentration). Gegenüber dem Patienten im frühen Krankheitsstadium ist das Ausgangsniveau deutlich reduziert. Gelingt es in frühen Phasen bereits mit geringen Dosen einen ausreichenden Wirkspiegel zu erzielen, werden bei fortgeschrittenen Stadien meist höhere Einzeldosen erforderlich.

Ein weiteres Problem in der Behandlung stellen die sogenannten L-Dopa-Langzeitwirkungen dar. Etwa ein Drittel bis die Hälfte der L-Dopa-Wirkung verläuft nicht entsprechend der Halbwertzeit, sondern in Phasen von bis zu mehreren Tagen [63]. Dies erklärt auch, weshalb sich bei manchen Patienten Wirkungsveränderungen in Wellen von einigen Tagen zeigen, für die es ansonsten keine Erklärung gibt.

Durch den Verlust der Speicherfähigkeit des L-Dopa resp. des Dopamins kommt es zu einer unphysiologischen dopaminergen Stimulation in Abhängigkeit vom Angebot, unabhängig vom Bedarf.

> • Fluktuationen (motorisch und nicht-motorisch)
> • Dyskinesien und Dystonien
> • Nicht-motorische Symptome

Tab. 5.3: Langzeitkomplikationen unter einer L-Dopa-Therapie.

5.11.2. Dyskinesien

Ein weiteres, für den Patienten sehr belastendes Phänomen ist das Auftreten von Dyskinesien (Peak-dose- und biphasische Dyskinesien sowie Off-dose-Dystonien).

Nach dem derzeitigen Stand der Forschung darf davon ausgegangen werden, dass nicht die Gabe von L-Dopa ausschlaggebend zum Auftreten von Dyskinesien führt, sondern die voranschreitende Neurodegeneration [17]. Beim Gesunden sowie im Tierversuch treten unter physiologischen Bedingungen durch Gabe von L-Dopa keine Dyskinesien auf. Dies zeigt sich beispielsweise auch bei Patienten mit einem Restless-legs-Syndrom. Es wird jedoch allgemein anerkannt, dass höhere L-Dopa-Dosen im Verlauf Dyskinesien auslösen können [57, 75], weshalb L-Dopa so hoch wie nötig, aber gleichzeitig so niedrig wie möglich dosiert werden sollte. Bis 400 mg/d ist die Dyskinesierate gering, mit zunehmender Dosis kommt es zu einem deutlichen Anstieg [26, 83]. Diese 400 mg/d sind aber nur eine grobe Orientierung. Bei jüngeren Patienten treten Dyskinesien wesentlich früher auf und es besteht auch eine Abhängigkeit zum Gewicht und Geschlecht (☞ unten). Interessanterweise wurde auch beobachtet, dass Patienten mit einer Demenz, PDD und DLB, eine geringere Dyskinesierate haben [87]. Gleichzeitig weisen Patienten mit Dyskinesien auch höhere Raten an Impulskontrollstörungen auf [81].

Bisher ist nicht abschließend geklärt, ob und in welchem Ausmaß die pulsatile Gabe von L-Dopa (wesentlich) mitverantwortlich für die Entstehung der Dyskinesien ist. Sehr wahrscheinlich ist jedoch, dass das Verhältnis von D_1- zu D_2-Rezeptoren und deren Präsentation eine Rolle spielen. Klinisch relevant ist, dass durch Reduktion der L-Dopa-Dosis oder gleichmäßige Gabe (über Sonde) diese Dyskinesien reduziert werden können (☞ hierzu das Kap. 13. "Motorische Spätkomplikationen"). Eine Rolle dürfte heute auch das enger werdende therapeutische Fenster, d.h. die Speicherkapazität spielen (☞ Abb. 5.10a). Können die Neurone im frühen Stadium Dopamin noch speichern und gezielt tonisch und phasisch freisetzen, ist dies bei fehlenden dopaminergen Neuronen nicht mehr möglich. Diese Theorie ist jedoch nicht unumstritten [64], eventuell entsprechen das Ansprechen und das Hervorrufen der Dyskinesien dem gleichen Mechanismus (☞ Abb. 5.10b).

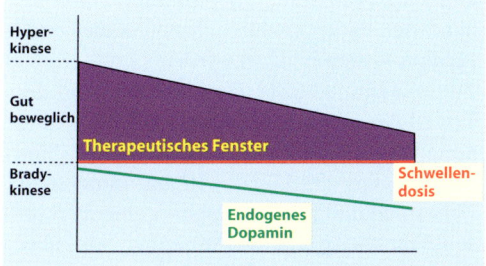

Abb. 5.10a: Vereinfachtes Schema zur Darstellung des enger werdenden therapeutischen Fensters (Bereich mit guter Beweglichkeit ohne Hyper- oder Dyskinesien).

Im Zusammenhang zur L-Dopa-Wirkung stehen vorwiegend die On-Dyskinesien, wobei sie jedoch nicht abhängig von den L-Dopa-Plasma- oder Liquorspiegeln sind.

Beim Auftreten der Dyskinesien besteht ein deutlicher Zusammenhang zum Erkrankungsalter. Parkinson-Patienten, die vor dem 40. Lebensjahr manifest erkranken, weisen nach 5 Jahren bereits in ca. 90 % Dyskinesien auf. Dyskinesien können bereits in den ersten Monaten der Therapie auftreten [75]. Im höheren Alter treten die motorischen Komplikationen zeitlich deutlich später und seltener auf, woraus auch die Altersgrenze von 70 Jahren abgeleitet wurde. Entscheidender als der Beginn der L-Dopa-Therapie sind die Krankheitsdauer und die Tagesdosis des L-Dopa [17]. Eventuell könnte sogar die Krankheitsdauer der wichtigste Parameter sein [17].

Neben dem Alter und der L-Dopa-Dosis (☞ Abb. 5.11) soll auch ein geringes Körpergewicht ein Risikofaktor für Dyskinesien sein [92]. Eventuell besteht sogar ein Dyskinesierisiko, das mit dem Körpergewicht korreliert [17, 80]; 4-5 mg/kg Kör-

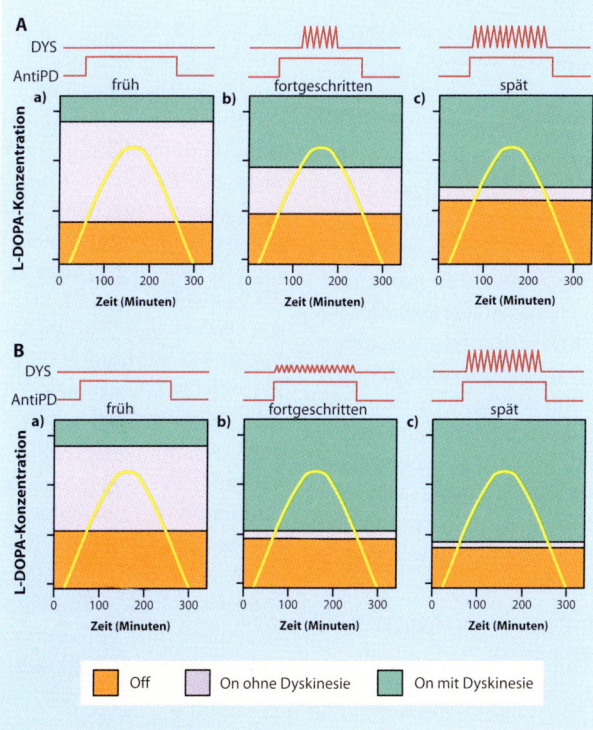

Abb. 5.10b: Ursprüngliches Modell des enger werdenden therapeutischen Fensters und alternativ des identischen Mechanismus der dopaminergen Response und des Auftretens der Dyskinesien [64].

pergewicht bei Frauen und 6-7 mg/kg Körpergewicht bei Männern gelten als risikoarm [80]. Der
Geschlechtsunterschied könnte darin begründet
sein, dass Frauen eine höhere Bioverfügbarkeit haben [47].

> Je jünger der Patient bei Therapiebeginn, desto
> früher treten Dyskinesien auf.

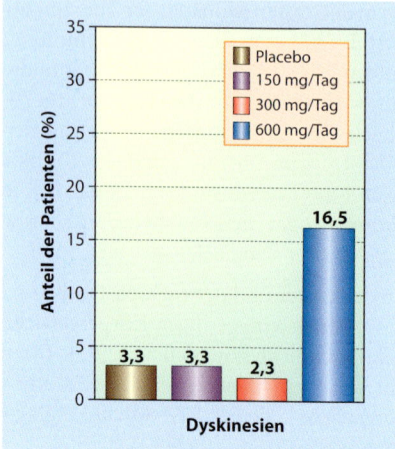

Abb. 5.11: Dyskinesieraten in der ELLDOPA-Studie
[26] in Abhängigkeit von der L-Dopa-Dosis.

5.12. Levodopa-Test

Alternativ zum Apomorphin-Test hat sich in der
Diagnostik der L-Dopa-Test etabliert. Da das Ansprechen der motorischen Symptome auf L-Dopa
ein diagnostisches Kriterium ist, ist es nur folgerichtig, den Patienten die Substanz zu geben und
die Wirkung zu untersuchen. Ein relevanter Effekt
ist natürlich nur dann zu erwarten, wenn auch eine
relevante motorische Symptomatik vorliegt, wobei
auch der Tremor meist nur mäßig auf L-Dopa anspricht. Nach dem jetzigen Wissensstand gehen
wir davon aus, dass der diagnostische L-Dopa-Test
kein "priming" für Dyskinesien auslöst; klinische
Hinweise gibt es bisher dafür nicht. In den meisten
Fällen genügt es ohnehin, den Therapieerfolg bei
der Aufdosierung abzuwarten.

Alternativ kann natürlich auch weiterhin der Apomorphin-Test eingesetzt werden.

> Beim Apomorphin-Test werden nach anti-
> emetischer Vorbehandlung mit Domperidon 4-
> 8 mg (*Cave*: QTc-Zeit) Apomorphin s.c. appli-
> ziert, um ein rasches Ansprechen der Kardinal-
> symptome Rigor, Tremor und Akinese zu über-
> prüfen.
> Beim L-Dopa-Test werden, ebenfalls nach Gabe
> von Domperidon, 100-300 mg L-Dopa (in
> Kombination mit einem Decarboxylase-Inhibi-
> tor) verabreicht (meist in Wasser aufgelöst).
> Führt man den Test bei bereits mit L-Dopa be-
> handelten Patienten durch, kann auf die Dom-
> peridon-Gabe verzichtet werden.
> Zur Bewertung beider Testverfahren kann der
> Teil III der Unified Parkinson's Disease Rating
> Scale (UPDRS) herangezogen werden. Eine
> Verbesserung des UPDRS III um mindestens
> 30 % stützt die klinische Diagnose einer Parkin-
> son-Krankheit, eine Verbesserung von über
> 50 % macht sie wahrscheinlich.

5.13. Ist L-Dopa neurotoxisch?

Als außerordentlich problematisch erweist sich,
dass wir kein Tiermodell haben, welches uns zu-
verlässige Untersuchungen zum Langzeiteffekt
verschiedener Parkinson-Medikamente ermöglicht. Die etablierten Tiermodelle entsprechen
nicht der Parkinson-Krankheit (PK), Analogien
sind dementsprechend kritisch zu sehen. Die
Fokussierung der Tiermodelle auf die Substantia
nigra/Basalganglien birgt zwei erhebliche methodische Fehler in sich. Erstens sind die Befunde eines symptomatischen Parkinson-Syndroms nicht
auf die PK übertragbar. Zweitens zeigt sich z.B. bei
den MPTP-Affen keine vergleichbare Progredienz
der Symptomatik. MPTP (1-Methyl-4-phenyl-
1,2,3, 6-tetrahydropyridin) führt zu einem weitgehend irreversiblen Neuronenverlust, der auf die
Substantia nigra beschränkt ist. Eine det PK vergleichbare Erkrankung gibt es im Tierreich nicht.
Auch alle anderen Modelle, v.a. medikamentös
induzierte Parkinson-Symptome (entweder das
cholinerge oder dopaminerge System betreffend)
weisen ähnliche methodische Mängel auf. Die
Tiermodelle haben sich daher vor allem zum
Nachweis einer symptomatischen Wirkung bewährt und müssen für richtungsweisende Therapieansätze geändert werden.

Unter experimentellen Bedingungen (Zellkultur) ist L-Dopa neurotoxisch [58], was jedoch nur sehr begrenzte Rückschlüsse erlaubt. Zum jetzigen Zeitpunkt darf unter klinischen Gesichtspunkten davon ausgegangen werden, dass sich eine eventuelle zelluläre Neurotoxizität des L-Dopa klinisch nicht widerspiegelt [79]. Klinische Hinweise konnten auch in der LEAP-Studie nicht gefunden werden [70, 90]. Die ELLDOPA-Studie [26] lässt vielmehr sogar eine positive krankheitsmodifizierende Wirkung vermuten.

Das Auftreten von Dyskinesien und Psychosen wird von einigen Autoren auch als pharmakologische Toxizität bezeichnet, was jedoch eine eher unglückliche Wortwahl ist.

> *Indeed, there is no evidence to indicate that levodopa is toxic to PD patients, and even some suggestion that it may be protective [79].*
> *These factors raise the possibility that levodopa may be toxic to dopamine neurons in PD [70].*

5.14. Levodopa und Ernährung

Die Ernährung und gastrointestinale Motilität haben einen wesentlichen Einfluss auf die L-Dopa-Resorption. L-Dopa wird nach Passage durch den Ösophagus und Magen im proximalen Dünndarm resorbiert. Bereits die verzögerte Magenentleerung (Gastroparese) kann zu einem verzögerten oder inadäquaten Wirkeintritt führen (☞ auch Kap. 13. und 14.). Im Dünndarm konkurrieren v.a. große, neutrale Aminosäuren mit L-Dopa um die Resorption. Auch an der Blut-Hirn-Schranke findet sich ein aktives Transportsystem, an dem L-Dopa mit neutralen Aminosäuren konkurriert.

Dementsprechend führt die zeitgleiche Nahrungsaufnahme mit der L-Dopa-Medikation zu reduzierten L-Dopa-Plasmaspiegeln [61]. Anticholinergika, in geringerem Maße auch Dopaminergika, reduzieren die gastrointestinale Motilität, wodurch sich eine verzögerte Magenentleerung und Beeinflussung der L-Dopa-Aufnahme ergibt.

Therapeutisch sollte zuallererst die L-Dopa-Einnahme zeitlich deutlich von der Nahrungsaufnahme abgegrenzt werden. In den meisten Fällen ist es ausreichend, L-Dopa 30 Minuten vor oder 90 Minuten nach der Nahrung einzunehmen (die 90 Minuten genügen im fortgeschrittenen Stadium häufig nicht mehr). Proteinreiche Mahlzeiten soll-

ten eher vermieden und die Proteinzufuhr eher verteilt werden. Fraglich kann durch die Gabe eines rein peripheren Dopaminantagonisten (Domperidon) die Magenentleerung etwas beschleunigt werden. Eine Antazida-Gabe kann die Magenentleerung beschleunigen und die L-Dopa-Resorption verbessern, aber auch verschlechtern. Auch das Auflösen der L-Dopa-Tablette ist gegebenenfalls sinnvoll, da Flüssigkeiten schneller den Magen passieren und L-Dopa somit eher ins Duodenum gelangt [35].

Generell ist zu sagen, dass die Beeinflussung der Resorption durch die gastrointestinale Motilitätsstörung häufig vernachlässigt wird. Unvorhersehbare On-off-Phänomene sind häufig Folge der gestörten Motilität. Langzeituntersuchungen haben gezeigt, dass eine intraduodenale und entsprechend kontinuierlichere Gabe von L-Dopa prognostisch günstiger ist [49, 59]. Dies wird auch therapeutisch ausgenutzt (Duodopa®).

5.15. Levodopa als Infusion (subkutan und jejunal)

Duodopa® ist ein Gel aus L-Dopa und Carbidopa (20 mg/5 mg/ml), das sich in einer Kassette (100 ml) befindet und mittels einer Pumpe (☞ Abb. 5.12) über ein Gastrostoma ins Jejunum eingebracht wird [1, 2, 59]. Diese Therapie hat sich bei Patienten im fortgeschrittenen Stadium mittlerweile etabliert [77] und ist bezüglich der Wirksamkeit vergleichbar mit der DBS [54]. Sie ist jedoch invasiv und teuer, wobei einschränkend gesagt werden muss, dass im Kostenvergleich diese Therapie im fortgeschrittenen Stadium der Erkrankung sogar günstiger abschnitt als die konventionelle Therapie [55], und zwar 36,024 £ versus 39,644 £ per QALY.

Die Datenlage der intrajejunalen L-Dopa-Gabe (LCIG) hat sich in den letzten Jahren deutlich verbessert, einerseits durch Langzeitergebnisse, andererseits durch eine kontrollierte Studie [27, 37, 69, 85, 93], und die Zulassung wurde in den USA im Januar 2015 erteilt. Durch die kontinuierliche Gabe von L-Dopa kann eine gleichmäßige Wirkung erzielt und die Fluktuationen deutlich verringert bis beseitigt werden. Auch für die Versorgung in der Nacht erweist sich dies als sehr vorteilhaft [21].

In der aktuellen Bewertung durch die MDS wird die LCIG zur Therapie motorischer Spätkomplikationen empfohlen [29]. Die Therapie ist belastet mit axonalen Neuropathien [78, 86], selten einem Guillain-Barré-like-Syndrom [68] und auch gastrointestinalen und weiteren Komplikationen [37, 44, 72] (☞ auch Kap. 13.).

Eine neuere Option ist die intrajejunale Gabe von LECIG (☞ Abb. 5.13), d.h. L-Dopa & Carbidopa & Entacapon, also zusätzlich dem COMT-Hemmer Entacapon, wodurch das Volumen deutlich reduziert werden kann und auch die Pumpe kleiner, leichter (230 vs. 500 g) und leiser ist [40].

Eine Patrone mit LECIG (Lecigon®) enthält 47 ml Gel, das wiederum 940 mg Levodopa, 235 mg Carbidopa-Monohydrat und 940 mg Entacapon enthält. Pro ml entspricht dies 20 mg Levodopa, 5 mg Carbidopa und 20 mg Entacapon. Die maximal empfohlene Tagesdosis beträgt 100 ml LECIG (entsprechend 2000 mg Levodopa, 500 mg Carbidopa-Monohydrat und 2000 mg Entacapon).

Seit diesem Jahr (2024) können wir auch Foslevodopa/Foscarbidopa (Produodopa®) subkutan infundieren (☞ Abb. 5.14). Durch Phosphorylierung des L-Dopas und des Decarboxylasehemmers erhöht sich die Löslichkeit um das 100-Fache gegenüber der intrajejunalen Formulierung. Die Daten aus den Zulassungsstudien waren sehr gut, mit relativ geringen unerwünschten Wirkungen [82]. Die Pumpe ist klein und leicht, die subkutane Gabe ist einfach durchführbar und mit wenig Komplikationen belastet (gelegentlich nichtinfektionöse Knötchenbildung). Die bisherigen Erfahrungen sind vielversprechend und lassen hoffen, dass wir die Patienten früher und leichter mit einer kontinuierlichen Gabe versorgen können.

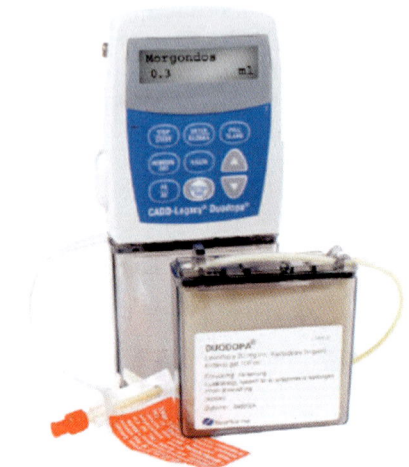

Abb. 5.12: Duodopa®-Pumpe mit Kassette.

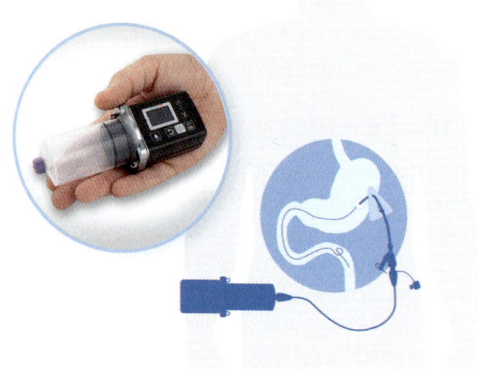

Abb. 5.13: Lecigon®-Pumpe mit Kassette, sowie Darstellung der Applikation.

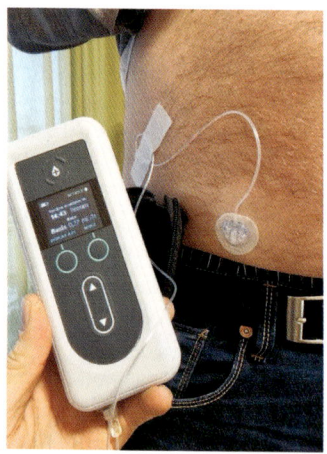

Abb. 5.14: Produodopa®-Pumpe.

5.16. "Additive" Medikamente zu L-Dopa

Sinkt die endogene Dopamin-Produktion ab, kann durch Steigerung der L-Dopa-Gabe wieder ein ausreichender Pegel erreicht werden. Da L-Dopa beziehungsweise Dopamin über die De-carboxylase, Monoaminooxidase und Catechol-O-Methyltransferase abgebaut wird (☞ Abb. 5.2), kann man einen gleichsinnigen Effekt auch über eine Hemmung der Abbauwege erzielen. De-carboxylasehemmer (Benserazid oder Carbidopa) werden L-Dopa generell zugegeben. Daneben kann durch den Einsatz von MAO-B-Hemmern (☞ Kap. 8.) oder COMT-Hemmern (☞ Kap. 10.) L-Dopa reduziert beziehungsweise eine Dosis-erhöhung des L-Dopa vermieden und die Spiegel geglättet werden (☞ Abb. 5.15).

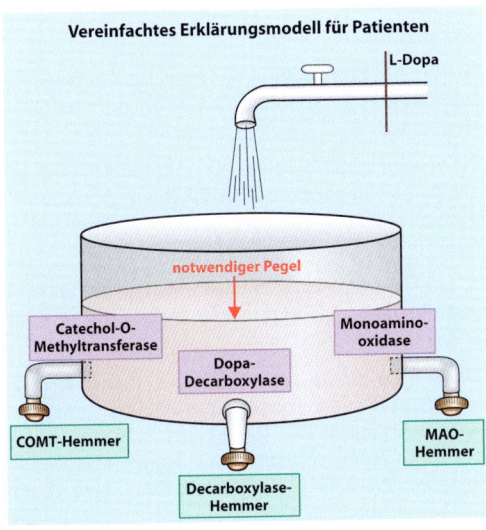

Abb. 5.15: Vereinfachtes Erklärungsmodell für Patienten, um zu verdeutlichen, dass die Hemmung des Abbauwegs von L-Dopa sinnvoller ist als eine L-Dopa-Erhöhung. L-Dopa läuft in eine Wanne mit drei Öffnungen. Der notwendige Pegel kann erreicht werden, indem der Zufluss gesteigert oder die Abflüsse verschlossen werden.

5.17. Zukunft

Auch mittelfristig wird L-Dopa eine sehr wichtige Säule der Parkinson-Therapie bleiben. So hat sich erstaunlicherweise der L-Dopa-Einsatz in den letzten Jahren trotz der Einführung von Dopaminago-nisten und COMT-Hemmern gesteigert [3]. Der mittlerweile etwas zurückhaltendere Einsatz von Dopaminagonisten dürfte diese Entwicklung weiter verstärken [33].

Die bisherigen Retard- bzw. Depotformulierungen hatten nicht die ursprünglichen Erwartungen erfüllt. Große Hoffnungen wurden auf die neuste L-Dopa-Formulierung gesetzt, das IPX066 (Nu-mient®) [30, 66, 78]. Es konnte gezeigt werden, dass die relevanten Plasmakonzentrationen (über 50 % der C_{max}) gleichmäßiger war, mit einer Dauer von 4 gegenüber 1,4 Stunden [31]. Dies bedeutete weniger L-Dopa-Gaben pro Tag (3,5 vs. 5,4) und eventuell weniger Dyskinesien [31, 71]. In Europa wurde die Zulassung wieder zurückgezogen. Nun wird mit einer Weiterentwicklung der bisherigen Substanz gerechnet. Eine interessante Neuentwicklung zur retardierten Freigabe könnte auch die Akkordeon-Pille (Accordion Pill™) sein. Neue Pumpentechniken sind ebenfalls in der Erprobung (z.B. NeuroDerm Ltd.).

Ob L-Dopa-Vorstufen (Äthylester) in naher Zukunft erfolgreich in der klinischen Praxis eingesetzt werden [24], ist eher fraglich. Eine kontinuierliche Gabe von L-Dopa wäre ideal und wünschenswert. Im Spätstadium kann es sinnvoll sein, L-Dopa parenteral zu verabreichen.

5.18. Literatur

1. Antonini A, Isaias IU, Canesi M, et al. Duodenal levo-dopa infusion for advanced Parkinson's disease: 12-month treatment outcome. Mov Disord 2007; 22: 1145-1149

2. Antonini A, Poewe W, Chaudhuri KR, et al. Levodopa-carbidopa intestinal gel in advanced Parkinson's: Final results of the GLORIA registry. Parkinsonism Relat Disord 2017; 45: 13-20

3. Askmark H, Antonov K, Aquilonius SM. The increased utilisation of dopamine agonists and the introduction of COMT inhibitors have not reduced levodopa consumption – a nation-wide perspective in Sweden. Parkinsonism Rel Disorders 2003; 9: 271-276

4. Barbeau A, Sourkes TL, Murphy GF. Les catecholamines dans la maladie de Parkinson. In: De Ajuriaguerra (Ed.) Monoamines et système nerveux central. Masson, Paris 1962, S. 247-262

5. Baruzzi A, Contin M, Riva R, et al. The influence of meal ingestion time on pharmacokinetics of orally administered levodopa in Parkinsonian patients. Clin Neuropharmacol 1987; 10: 527-537

6. Bateman DE, Levett K, Marsden CD. Sleep benefit in Parkinson's disease. J Neurol Neurosurg Psychiatry 1999; 67: 384-385

7. Bertoni JM, Arlette JP, Fernandez HH, et al. Increased melanoma risk in Parkinson Disease: a prospective clinicopathological study. Arch Neurol 2010; 67: 347-352

8. Birkmayer W, Hornykiewicz O. Der L-3,4-Dioxyphenylalanin (=DOPA)-Effekt bei der Parkinson-Akinesie. Wien Klin Wschr 1961; 73: 787-788

9. Birkmayer W, Mentasti M. Weitere experimentelle Untersuchungen über den Katecholaminstoffwechsel bei extrapyramidalen Erkrankungen (Parkinson- und Chorea-Syndrom). Arch Psych Ges Neurol 1967; 210: 29-35

10. Blindauer K. A randomized controlled trial of etilevodopa in patients with Parkinson disease who have motor fluctuations. Arch Neurol 2006; 63: 210-216

11. Block G, Liss C, Reiners S, et al. Comparison of immediate-release and controlled release carbidopa/levodopa in Parkinson's disease. A multicenter 5-year study. The CR first Study Group. Eur Neurol 1997; 37: 23-27

12. Brod LS, Aldred JL, Nutt JG. Are high doses of carbidopa a concern? A randomized, clinical trial in Parkinson's disease. Mov Disord 2012; 27: 750-753

13. Brodell DW, Stanford NT, Jacobson CE, et al. Carbidopa/levodopa dose elevation and safety concerns in Parkinson's patients: a cross-sectional and cohort design. BMJ Open 2012;2: e001971

14. Cedarbaum JM. The promise and limitations of controlled-release oral levodopa administration. Clin Neuropharmacol 1989; 12: 147-166

15. Chase TN, Baronti F, Fabbrini G, et al. Rationale for continuous dopaminomimetic therapy in Parkinson's disease. Neurology 1989; 39 (Suppl. 2): 7-11

16. Chase TN, Oh JD, Blanchet PJ. Neostriatal mechanisms in Parkinson's disease. Neurology 1998; 51 (Suppl. 2): S30-S35

17. Cilia R, Akpalu A, Sarfo FS, et al. The modern prelevodopa era of Parkinson's disease: insights into motor complications from sub-Saharan Africa. Brain 2014;137: 2731-2742

18. Cilia R, Laguna J, Cassani E, et al. Mucuna pruriens in Parkinson disease: a double-blind, randomized, controlled, crossover study. Neurology 2017; 89: 432-438

19. Clarke CE. Mortality from Parkinson's disease. J Neurol Neurosurg Psychiatry 2000; 68: 246-255

20. Contin M, Riva R, Martinelli P, et al. Longitudinal monitoring of the levodopa concentration-effect relationship in Parkinson's disease. Neurology 1994; 44: 1287-1292

21. Diaconu Ş, Irincu L, ȚințmD, Falup-Pecurariu C. Long-term effects of intrajejunal levodopa infusion on sleep in people with advanced Parkinson's disease. Front Neurol 2023; 14: 1105650.

22. Di Biase L, Pecoraro PM, Carbone SP, et al. Levodopa-induced dyskinesias in Parkinson's disease: An overview on pathophysiology, clinical manifestations, therapy management strategies and future directions. J Clin Med 2023; 12: 4427. doi: 10.3390/jcm12134427.

23. Disse M, Reich H, Lee PK, Schram SS. A review of the association between Parkinson disease and malignant melanoma. Dermatol Surg 2016; 42: 141-146

24. Djaldetti R, Inzelberg R, Giladi N, et al. Oral solution of levodopa ethylester for treatment of response fluctuations in patients with advanced Parkinson's disease. Mov Disord 2002; 17: 297-302

25. Eggert KM, Oertel WH, Reichmann H, et al. Parkinson-Syndrome: Diagnostik und Therapie. In: Diener HC, Weimar C, et al. Leitlinien für Diagnostik und Therapie in der Neurologie (5. Auflage). Thieme-Verlag, Stuttgart 2012, S. 124-162

26. Fahn S, Oakes D, Shoulson I, et al. Levodopa and the progression of Parkinson's disease. N Engl J Med 2004; 351: 2498-2508

27. Fernandez HH, Standaert DG, Hauser RA, et al. Levodopa-carbidopa intestinal gel in advanced Parkinson's disease: Final 12-month, open-label results. Mov Disord 2015; 30: 500-509

28. Fox SH, Lang AE. 'Don't delay, start today': delaying levodopa does not delay motor complications. Brain 2014; 137: 2628-2630

29. Fox SH, Katzenschlager R, Lim S-Y, et al. International Parkinson and movement disorder society evidence-based medicine review: Update on treatments for the motor symptoms of Parkinson's disease. Mov Disord 2018; 33: 1248-1266 28. Freitas ME, Ruiz-Lopez M, Fox SH. Novel levodopa formulations for Parkinson's disease. CNS Drugs 2016; 30: 1079-1095

30. Guttman M, Leger G, Cedarbaum J, et al. 3-O-Methyldopa administration does not alter fluorodopa transport into brain. Ann Neurol 1992; 31: 638-664

31a. Hauser RA, Ellenbogen AL, Verhagen Metman L, et al. Crossover comparison of IPX066 and a standard levodopa formulation in advanced Parkinson's disease. Mov Disord 2011; 26: 2246-2252

31b. Hauser RA, Espay AJ, Ellenbogen AL, et al. IPX203 vs immediate-release carbidopa-levodopa for the treatment of motor fluctuations in Parkinson disease: The RISE-PD randomized clinical trial. JAMA Neurol 2023; 80: 1062-1069

32. Hely MA, Morris JGL, Traficante R. The Sydney multicentre study of Parkinson's disease: progression and

mortality at 10 years. J Neurol Neurosurg Psychiatry 1999; 67: 300-307

33. Höglinger G, Trenkwalder C, et al., Parkinson-Krankheit, S2k-Leitlinie, 2023, in: Deutsche Gesellschaft für Neurologie (Hrsg.), Leitlinien für Diagnostik und Therapie in der Neurologie. Online: (abgerufen am 12.02.2024)

34. Hoehn MM, Yahr MD. Parkinsonism: onset, progression, and mortality. Neurology 1967; 17: 427-442

35. Jansson Y, Eriksson B, Johnels B. Dispersible levodopa has a fast and more reproducible onset of action than the conventional preparation in Parkinson's disease. A study with optoelectronic movement analysis. Parkinsonism Relat Disord 1998; 4: 201-206

36. Jorga K, Fotteler B, Schmitt M, et al. The effect of COMT inhibition by tolcapone on tolerability and pharmakokinetics of different levodopa/benserazide formulations Eur Neurol 1997; 38: 59-67

37. Jost WH. Unwanted effects and interaction of intrajejunal levodopa/carbidopa administration. Expert Opin Drug Saf 2014; 13: 447-458

38. Jost W. Neue Therapieoption mit Levodopa-Mikrotabletten. Psychopharmakotherapie 2020; 27: 53-56

39. Jost WH, Altmann C, Fiesel T, Becht B, Ringwald S, Hoppe T. Influence of levodopa on orthostatic hypotension in Parkinson's disease. Neurol Neurochir Pol 2020; 54: doi 10.5603./PJNNS

40. Jost WH. A novel treatment option for intrajejunal levodopa administration. Expert Rev Neurother 2023; 23: 9-13.

41. Jost WH, Kulisevsky J, LeWitt PA. Inhaled levodopa for threatening impending OFF episodes in managing Parkinson's disease. J Neural Transm 2023; 130: 821-82642. van Kessel SP, Frye AK, El-Gendy AO, et al. Gut bacterial tyrosine decarboxylases restrict levels of levodopa in the treatment of Parkinson's disease. Nat Commun 2019; 10: 310. doi: 10.1038/s41467-019-08294-y.

43. Kish SJ, Shannak K, Hornykiewicz O. Uneven pattern of dopamine loss in the striatum of patients with idiopathic Parkinson's disease. N Engl J Med 1988; 318: 876-880

44. Klostermann F, Jugel C, Bömelburg M, et al. Severe gastrointestinal complications in patients with levodopa/carbidopa intestinal gel infusion. Mov Disord 2012; 27: 1704-1705

45. Koller WC. Alternate-day levodopa therapy in parkinsonism. Neurology 1982; 32: 324-326

46. Koller WC, Hutton JT, Tolosa E, Capilldeo R. Immediate-release and controlled-release carbidopa/levodopa in PD: a 5 year randomized multicenter study. Carbidopa/Levodopa study group. Neurology 1999; 53: 1012-1019

47. Kumagai T, Nagayama H, Ota T, et al. Sex differences in the pharmacokinetics of levodopa in elderly patients with Parkinson disease. Clin Neuropharmacol 2014; 37: 173-176

48. Kurlan R, Rubin AJ, Miller C, et al. Continuous intraduodenal infusion of levodopa for resistant on-off fluctuations in parkinsonism. Ann Neurol 1985; 18: 139

49. Kurlan R, Nutt JG, Woodward WR, et al. Duodenal and gastric delivery of levodopa in Parkinsonism. Ann Neurol 1988; 23: 589-595

50. Leenders KL, Palmer AJ, Quinn NP, et al. Brain dopamine metabolism in patients with Parkinson's disease measured with positron emission tomography. J Neurol Neurosurg Psychiatry 1986; 49: 853-860

51. Lees AJ. Levodopa substitution: the gold standard. Clin Neuropharmacol 1994; 17: 1-6

52. Linazasoro G, Grandas F, Martinez Martin P, et al. Controlled release levodopa in Parkinson's disease: Influence of selection criteria and conversion recommendations in the clinical outcome of 450 patients. Clin Neuropharmacol 1999; 22: 74-79

53. Liu R, Gao X, Lu Y, Chen H. Meta-analysis of the relationship between Parkinson disease and melanoma. Neurology 2011; 76: 2002-2009

54. Liu XD, Bao Y, Liu GJ. Comparison between levodopa-carbidopa intestinal gel infusion and subthalamic nucleus deep-brain stimulation for advanced Parkinson's disease: a systematic review and meta-analysis. Front Neurol 2019; 10: 934. doi: 10.3389/fneur.2019. 00934

55. Lowin J, Bergman A, Chaudhuri KR, et al. A cost-effectiveness analysis of levodopa/carbidopa intestinal gel compared to standard care in late stage Parkinson's disease in the UK. J Med Econ 2011; 14: 584-593

56. Männistö PT, Kaakkola S. Rationale for selective COMT inhibitors as adjuncts in the drug treatment of Parkinson's disease. Pharmacol Toxicol 1990; 66: 317-323

57. Mouradian MM, Heuser IJE, Baronti F, et al. Modification of central dopaminergic mechanisms by continuous levodopa therapy for advanced Parkinson's disease. Ann Neurol 1990; 27: 18-23

58. Müller T, Hefter H, Hueber R, et al. Is levodopa toxic? J Neurol 2004; 251 (Suppl. 6): VI44-VI46

59. Nilsson D, Nyholm D, Aquilonius SM. Duodenal levodopa infusion in Parkinson's disease – long-term experience. Acta Neurol Scand 2001; 104: 343-348

60. Nutt JG, Fellmann JH. Pharmacokinetics of levodopa. Clin Neuropharmacol 1984; 7: 35-49

61. Nutt JG, Woodward WR, Hammerstad JP, et al. The "on-off" phenomenon in Parkinson's disease: Relation

to absorption and transport. N Engl J Med 1984; 310: 483-488

62. Nutt JG, Woodward WR, Gancher ST, et al. 3-O-Methyldopa and the response to levodopa in Parkinson's disease. Ann Neurol 1987; 21: 584-588

63. Nutt JG, Carter JC, Woodward WR. Effect of brief levodopa holidays on the short duration response of levodopa: evidence of tolerance to the antiparkinsonian effects. Neurology 1994; 44: 1617-1622

64. Nutt JG, Chung KA, Holford NH. Dyskinesia and the antiparkinsonian response always temporally coincide: a retrospective study. Neurology 2010; 74: 1191-1207

65. Nyholm D, Nilsson Remahl AI, Dizdar N, et al. Duodenal levodopa infusion monotherapy vs oral polypharmacy in advanced Parkinson disease. Neurology 2005; 64: 216-223

66. Nyholm D, Lewander T, Gomes-Trolin C, et al. Pharmacokinetics of levodopa/carbidopa microtablets versus levodopa/benserazide and levodopa/carbidopa in healthy volunteers. Clin Neuropharmacol 2012; 35: 111-117

67. Obeso JA, Grandas F, Vaamonde J, et al. Motor complications associated with chronic levodopa therapy in Parkinson's disease. Neurology 1989; 39 (Suppl. 2): 11-19

68. Olanow CW, Agid Y, Mizuno Y, et al. Levodopa in the treatment of Parkinson's disease: Current controversies. Mov Disord 2004; 19: 997-1005

69. Olanow CW, Kieburtz k, Odin P, et al. Continuous intrajejunal infusion of levodopa-carbidopa intestinal gel for patients with advanced Parkinson's disease: a randomized, controlled, double-blind, double-dummy study. Lancet Neurol 2014; 13: 141-149

70. Olanow CW. Levodopa is the best symptomatic therapy for PD: nothing more, nothing less. Mov Disord 2019; 34: 812-81571. Ondo W. IPX066, a mixed immediate/sustained-release levodopa preparation for Parkinson's disease. Expert Opin Pharmacother 2014; 15: 2081-2085

72. Onofrj M, Bonanni L, Cossu G, et al. Emergencies in parkinsonism: akinetic crisis, life-threatening dyskinesias, and polyneuropathy during L-Dopa gel treatment. Parkinsonism Relat Disord 2009; 15 Suppl 3: S233-S236

73. Ovallath S, Deepa P. The history of parkinsonism: descriptions in ancient Indian medical literature. Mov Disord 2013; 28: 566-568

74. The Parkinson's Study Group. Mortality in DATA-TOP: a multicenter trial in early Parkinson's disease. Ann Neurol 1998; 43: 318-325

75. Poewe WH, Wenning GK. The natural history of Parkinson's disease. Neurology 1996; 47 (suppl. 3): S146-152

76. Rajput AH. Levodopa prolongs life expectancy and is non-toxic to substantia nigra. Parkinsonism Relat Disord 2001; 8: 95-100

77. Reddy P, Martinez-Martin P, Rizos A, et al. Intrajejunal levodopa versus conventional therapy in Parkinson disease: motor and nonmotor effects. Clin Neuropharmacol 2012; 35: 205-207

78. Santos-García D, de la Fuente-Fernández R, Valldeoriola F, et al. Polyneuropathy while on duodenal levodopa infusion in Parkinson's disease patients: we must be alert. J Neurol 2012; 259: 1668-1672

79. Shapira AHV. The clinical relevance of levodopa toxicity in the treatment of Parkinson's disease. Mov Disord 2008; 23 (Suppl. 3): S515-S520

80. Sharma JC, Macnamara L, Hasoon M, et al. Cascade of levodopa dose and weight-related dyskinesia in Parkinson's disease (LD-WD-PD cascade). Parkinsonism Relat Disord 2006; 12: 499-505

81. Simoni S, Paoletti FP, Eusebi P, et al. Impulse control disorders and levodopa-induced dyskinesias in Parkinson's disease: Pulsatile versus continuous dopaminergic stimulation. J Parkinsons Dis 2020; doi: 10.3233/JPD-191833

82. Soileau MJ, Aldred J, Budur K, et al. Safety and efficacy of continuous subcutaneous foslevodopa-foscarbidopa in patients with advanced Parkinson's disease: a randomised, double-blind, active-controlled, phase 3 trial. Lancet Neurol 2022; 21: 1099-1109

83. Stocchi F, Rascol O, Kieburtz K, et al. Initiating levodopa/carbidopa therapy with and without entacapone in early Parkinson disease: the STRIDE-PD study. Ann Neurol 2010; 68: 18-27

84. Stocchi F, Hsu A, Khanna S, et al. Comparison of IPX066 with carbidopa-levodopa plus entacapone in advanced PD patients. Parkinsonism Rel Disord 2014; 20: 1335-1340

85. Südmeyer M, Ebersbach G, Holtmann M, et al. Praktische Anwendung der Levodopa-Pumpe. Fortschr Neurol Psychiatr 2016; 84: 404-410

86. Toth C, Brown MS, Furtado S, et al. Neuropathy as a potential complication of levodopa use in Parkinson's disease. Mov Disord 2008; 13: 1850-1859

87. Turcano P, Stang CD, Bower JH, et al. Levodopa-induced dyskinesia in dementia with Lewy bodies and Parkinson disease with dementia. Neurol Clin Pract 2020; 10: 156-161

88. Verhagen Metman L, Hoff J, Mouradian M, et al. Fluctuations in plasma levodopa and motor responses with liquid and tablet levodopa/carbidopa. Mov Disord 1994; 9: 463-465

89. Vermeij JD, Winogrodzka A, Trip J, Weber WE. Parkinson's disease, levodopa-use and the risk of melanoma. Parkinsonism Relat Disord 2009; 15: 551-553

90. Verschuur CVM, Suwijn SR, Boel JA, et al. Randomized delayed-start trial of levodopa in Parkinson's disease. N Engl J Med 2019; 380: 315-324

91. Virmani T, Tazan S, Mazzoni P, et al. Motor fluctuations due to interaction between dietary protein and levodopa in Parkinson's disease. J Clin Mov Disord 2016; 3: 8 doi: 10.1186/s40734-016-0036-9

92. Walker RW, Howells AR, Gray WK. The effect of levodopa dose and body weight on dyskinesia in a prevalent population of people with Parkinson's disease. Parkinsonism Relat Disord 2011; 17: 27-29

93. Zibetti M, Merola A, Artusi CA, et al. Levodopa/carbidopa intestinal gel infusion in advanced Parkinson's disease: a 7-year experience. Eur J Neurol 2014; 21: 312-318

94. Riederer P, Strobel S, Nagatsu T, et al. On the various modes of levodopa in the course of Parkinson's disease. J Neural Transm 2024; 131: in press

6. Dopaminagonisten

Unverändert ist die medikamentöse Therapie der Parkinson-Krankheit rein symptomatisch. Dabei darf L-Dopa als wichtigstes Medikament angesehen werden. Nach wie vor ist jedoch die direkte Stimulation postsynaptischer striataler Rezeptoren durch Dopaminagonisten eine sinnvolle Alternative. Sie finden Einsatz sowohl in der Initialtherapie, als auch im fortgeschrittenen Stadium. Eine "neuroprotektive" Eigenschaft wird schon lange diskutiert, der Nachweis wurde bisher aber noch nicht ausreichend erbracht [98, 146]. Der wichtigste Grund für den Einsatz sind die deutlich geringer auftretenden motorische Spätkomplikationen, im Vergleich zur oralen L-Dopa-Therapie, insbesondere bei jüngeren Patienten [111, 112].

6.1. Auswahl von Dopaminagonisten (DA)

Es kann unterschieden werden zwischen direkten und indirekten DA. In der Therapie der Parkinson-Krankheit spielen nur die direkten DA eine Rolle. Diese können in ergoline und nicht-ergoline Substanzen differenziert werden.

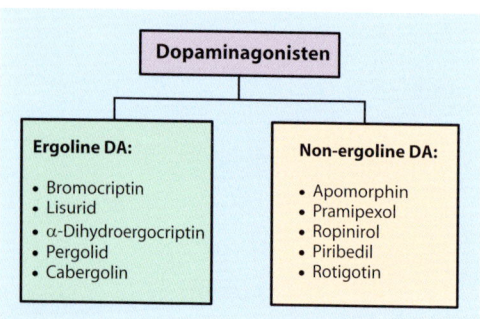

Abb. 6.1: Verschiedene Dopaminagonisten.

Derzeit sind in Deutschland für die symptomatische Therapie der Parkinson-Krankheit zugelassen:

▶ Apomorphin

▶ Bromocriptin

▶ Cabergolin

▶ α-Dihydroergocriptin

▶ Lisurid

▶ Pergolid

▶ Piribedil

▶ Pramipexol

▶ Ropinirol

▶ Rotigotin

Cabergolin, Pergolid und die anderen ergolinen DA sind nur noch Mittel der zweiten Wahl und spielen bei den Verordnungen fast keine Rolle mehr. Seitens der EMA sollten auch die anderen ergolinen DA nur noch eingesetzt werden, wenn nicht-ergoline DA unzureichend wirken sollten. Dies dürfte nur selten der Fall sein, da bisher keine Überlegenheit der ergolinen DA vermutet oder gar gezeigt wurde und auch keine entsprechenden Studien durchgeführt werden. Die Zulassung neuer DA wie z.B. Sumanirol ist wegen des AMNOG leider sehr unwahrscheinlich. Die letzte Zulassungsstudie eines hochselektiven D_1/D_5-Partialagonisten wurde wegen unzureichender Wirksamkeit abgebrochen.

Die wichtigste Kontraindikation bei DA ist die Unverträglichkeit gegen die Substanz, bei den ergolinen DA auch Überempfindlichkeit gegen Ergotalkaloide. Als relative Kontraindikationen gelten schwere kardiovaskuläre Probleme und Psychosen. Bei Vorschädigungen der Herzklappen sind ergoline DA kontraindiziert bzw. nur bedingt einsetzbar.

Die aktuellen Leitlinien der DGN schreiben, dass ergoline Dopaminagonisten (Bromocriptin, Cabergolin, Pergolid) nicht mehr zur Therapie der Parkinson-Krankheit eingesetzt werden sollen [53]. Der Vollständigkeit halber wurden diese DA jedoch trotzdem noch berücksichtigt, da sie noch eingesetzt werden.

	Bromo-criptin	Lisurid	Pergolid	α-DHEC	Caber-golin	Ropinirol	Prami-pexol	Piribedil
Markt-einführung	1979	1982	1993	1995	1997	1997	1998	2007 (D)
Bioverfügbar-keit %	ca. 3	10-20	<20	ca. 2,4	<20	46	>90	gering (ca. 1 %)
Metabolisie-rung	stark	vollständig	vollständig	vollständig	stark	gering	gering	extensiv
Elimination	Leber	Leber/Niere	Leber/Niere	Leber	Leber	Niere	Niere	Niere
t max h	1,4	0,5-1	1-2	1,6	0,5-4	1,5	1-3	3-6
Halbwertzeit h	38	2	7-16	10-16	65	3,4-10,2	8-12	12
D_1*	1.659	20	172		182	36.600	>50.000	>10.000
D_2*	12,2	0,73	0,51		2,1	4,37	2,15	125,89
Selektivität D_2 vs. D_1*	136	27	337		83	8375	25000	>79,40

Tab. 6.1: Wichtige Daten der verschiedenen Dopaminagonisten (nach H.M. Brecht [14]). * Ki-Werte in nM.

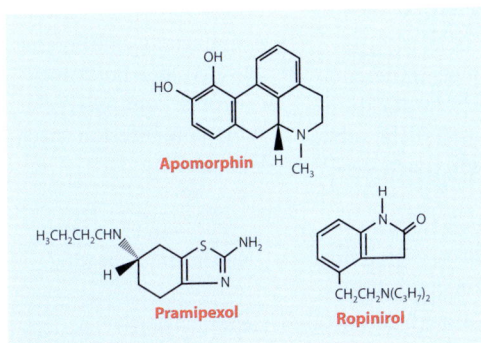

Abb. 6.2: Strukturformeln wichtiger Dopaminagonisten.

6.1.1. Apomorphin

Apomorphin ist der am längsten bekannte Dopaminagonist [128, 138]. Die erste Synthese gelang Matthiessen und Wright bereits 1869 [81]. Einen möglichen Einsatz der Substanz diskutierte Weil in seiner 1884 erschienenen Publikation [143]. Die therapeutische Anwendung durch eine subkutane Injektion erfolgte dann 1951 durch Schwab und Mitarbeiter [124]. 1967 gelang der Nachweis einer direkten dopaminagonistischen Wirkung des Apomorphins [3]. 1970 wurden subkutane Injektionen erneut vorgenommen [24], wegen der erheblichen Nebenwirkungen, v.a. Übelkeit mit Erbrechen und Kreislaufproblemen jedoch wieder verlassen. Erst durch die Beschreibung der peripheren Dopaminrezeptor-Blockade durch Domperidon 1979 konnte die Injektion von Apomorphin zu diagnostischen und therapeutischen

Zwecken durchgeführt werden [22]. Eine Dauer-therapie wurde von Stibe und Mitarbeitern 1988 vorgestellt [129]. Seit 2024 ist die sublinguale Applikation auf dem deutschen Markt (s.u.).

Apomorphin nimmt unter den DA eine Sonder-rolle ein. Es gehört den sogenannten Aporphinal-kaloiden an. Die Substanz ist nicht ergolin, stimuliert D_1- und D_2-Rezeptoren und stellt somit einen guten bis idealen Dopaminagonisten dar. Derzeit steht die Substanz als subkutane Injektionslösung und als sublinguale Darreichung zur Verfügung. Andere Formulierungen haben sich nicht bewährt oder sind in der klinischen Prüfung. Nach nasaler Applikation konnte eine Wirkung nach 11 Minuten festgestellt werden, die für 50 Minuten anhielt. Limitierend war eine Irritation der Schleimhäute [25]. Die zur Therapie einer erektilen Dysfunktion eingesetzten Medikamente sind für die Parkinson-Therapie unbrauchbar, da die Dosis und die Bioverfügbarkeit (<20 %) zu gering sind. Neuere galenische Zubereitungen scheinen dieses Problem teilweise gelöst zu haben [47, 93], weshalb die sublinguale Applikation zukünftig als Rescue-Medikation eine Rolle spielen könnte [93]. Sie ist auf dem deutschen Markt jedoch erst eingeführt, längere Erfahrungen liegen noch nicht vor [67]. Die intravenöse Gabe sollte wegen der Gefahr von Thrombenbildung (Kristall-Akkumulation) unterbleiben [80].

Aktuell findet die Substanz Anwendung beim Apomorphin-Test (zum Nachweis des Ansprechens auf Dopaminergika), als Applikation mittels

Firma	Licher	Stada/Britannia	Desitin/Kyowa
Name	Dacepton®	Apo-go®	Apomorphin Archimedes®
Wirkstoff	Apomorphin-HCl	Apomorphin-HCl	Apomorphin-HCl
Darreichung	• 10 mg/ml Pen • 5 mg/ml Durchstechfla-sche • D-mine® Pen (3 ml)	• 10 mg/ml Pen • 5 mg/ml Fertigspritze • 10 mg/ml Ampullen	• Gebrauchsfertige, patien-tenindividuelle Spritze • 5 mg/ml Ampullen
Menge	• 30 mg in 3 ml Pen • 100 mg in 20 ml Durch-stechflasche	• 30 mg in 3 ml Pen • 50 mg in 10 ml Fertigspritze • 50 mg in 5 ml Ampulle	• Individuell in 20/50 ml Spritze • 20/50 mg in 2/5 ml Am-pulle
pH-Wert	3,3-4,0	3-4	3-4
Anwendung	• Pen: intermittierende subkutane Bolusinjek-tion • Durchstechflasche: ge-brauchsfertige Infu-sionslösung zur konti-nuierlichen subkutanen Infusion	• Pen: intermittierende sub-kutane Bolusinjektion • Fertigspritze: vorverdünnte Infusionslösung zur konti-nuierlichen subkutanen In-fusion • Ampulle: intermittierende subkutane Bolusinjektion oder kontinuierliche subku-tane Infusion (nach Ver-dünnung)	• Gebrauchsfertige, patien-tenindividuelle Spritze: Infusionslösung zur kon-tinuierlichen subkutanen Infusion • Ampulle: intermittieren-de subkutane Bolusinjek-tion oder kontinuierliche subkutane Infusion (nach Verdünnung)
ATC-Code	N04B C07	N04B C07	N04B C07
Hilfsmittel	Natriummetabisulfit	Natriumhydrogensulfit oder Natriummetabisulfit	Natriummetabisulfit
Haltbarkeit	• Pen: ungeöffnet 2 Jahre, nach dem Öffnen 15 Tage (chemische und physikalische Stabilität, aus mikrobiologischer Sicht sofort zu verwen-den!) • Durchstechflasche: un-geöffnet 2,5 Jahre, nach dem Öffnen 7 Tage (chemische und physi-kalische Stabilität, aus mikrobiologischer Sicht sofort zu verwenden!)	• Pen: ungeöffnet 2 Jahre, nach dem Öffnen 48 Stun-den (ab Ende 2016 in-use-Stabilität von 7 Tagen) • Fertigspritze: ungeöffnet 3 Jahre, nach dem Öffnen so-fort zu verwenden • Ampulle: ungeöffnet 3 Jah-re, nach dem Öffnen sofort zu verwenden	• Gebrauchsfertige, patien-tenindividuelle Spritze: ungeöffnet, gekühlt 8 Wochen, ohne Kühlung 24 Stunden • Ampulle: ungeöffnet 2 Jahre, nach dem Öffnen sofort zu verwenden
Lagerung	• Pen: nicht über 25 °C, nicht im Kühlschrank lagern oder einfrieren • Durchstechflasche: nicht im Kühlschrank lagern oder einfrieren	• Pen: nicht über 25 °C • Fertigspritze: nicht über 25 °C • Ampulle: nicht über 25 °C	• Gebrauchsfertige, patien-tenindividuelle • Spritze: bei 2 – 8 °C im Kühlschrank • Ampulle: nicht über 25 °C

Tab. 6.2: Übersicht verfügbarer Apomorphin-Präparate (daneben gibt es weitere Anbieter der gleichen generi-schen Substanzen). Quellen: Fachinformationen Dacepton®, Apo-go®, Apomorphin Archimedes®

Pen (☞ Abb. 6.3+6.4) sowie als Apomorphin-Pumpe (>200 in D) bei Wirkungsfluktuationen und in prä-, peri- und postoperativen Phasen. Auf dem deutschen Markt bieten mehrere Hersteller Apomorphin für die Pen- oder Pumpenapplikation an (☞ Tab. 6.2), außerdem seit Anfang 2024 auch als sublinguale Applikation (Kynmobi®).

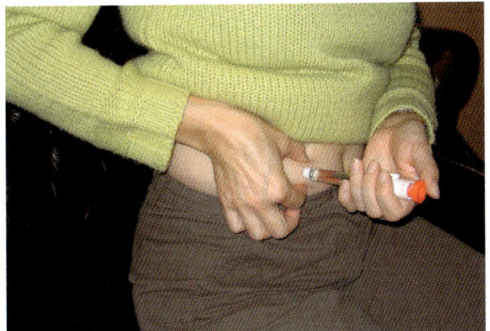

Abb. 6.3: Patientin mit Apo-Pen.

Es stehen auch verschiedene Pumpen zur Verfügung (☞ Abb. 6.5a-c).

Die maximalen Wirkstoffspiegel werden nach subkutaner Applikation in knapp 10 Minuten erreicht. Die Eliminationshalbwertzeit liegt bei etwa 35 Minuten, die Wirkdauer bei 1-2 Stunden [33].

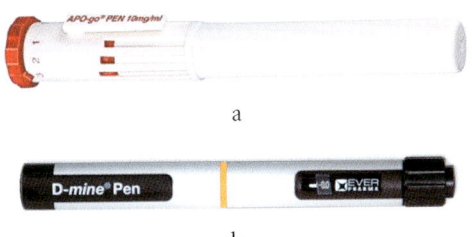

Abb. 6.4a+b: Am Markt befindliche Apomorphin-Pens.

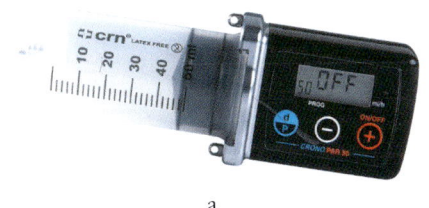

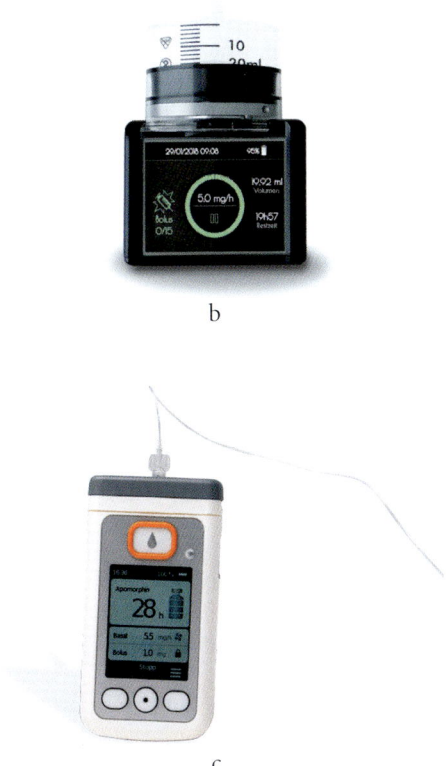

Abb. 6.5a-c: Am Markt befindliche Apomorphin-Pumpen.

■ Apomorphin bei Wirkungsfluktuationen

Komplexe Wirkungsfluktuationen sind häufig nicht durch die übliche orale Medikation zu beherrschen. Bei diesen Patienten wäre eine kontinuierliche Dopamin-Substitution sinnvoll. Alternativ kann das kurz wirksame Apomorphin subkutan injiziert werden. Bereits in der ersten Studie von Stibe und Mitarbeitern konnte die Off-Zeit um mehr als die Hälfte reduziert werden [129]. Spätere Studien zeigten sogar eine Reduktion der Off-Zeit bei Injektion mittels einer Pumpe um 71 bis 82 %, bei gleichzeitiger Reduktion des L-Dopa um 50 bis 60 % [107]. In der TOLEDO-Studie [51, 69], die über 12 Wochen doppelblind und für ein Jahr offen durchgeführt wurde, konnte die Off-Zeit um knapp 2,5 Stunden reduziert werden (Differenz zu Plazebo 1,89 Stunden).

Der Effekt auf nicht-motorische Störungen von Apomorphin soll besser sein als bei anderen Dopaminagonisten [78].

Erforderlich in den ersten Wochen der Therapie ist die zusätzliche Gabe eines peripheren Dopaminantagonisten (Domperidon, 3 × 10 mg). Als unerwünschte Wirkungen treten neben den kardiovaskulären und gastrointestinalen Symptomen Hautveränderungen mit juckenden Knötchen (stellenweise sogar Knoten mit Ulzerationen und Nekrosen) an der Einstichstelle auf (☞ Abb. 6.6) sowie selten exogene Psychosen. Durch adäquate Anwendung kann dies weitgehend vermieden werden [136].

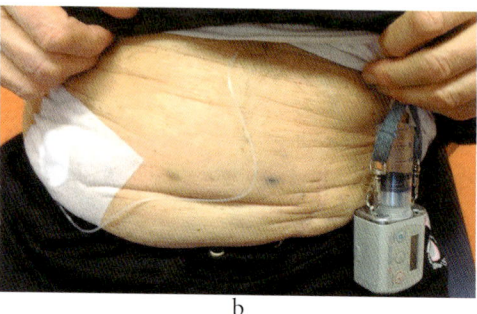

b

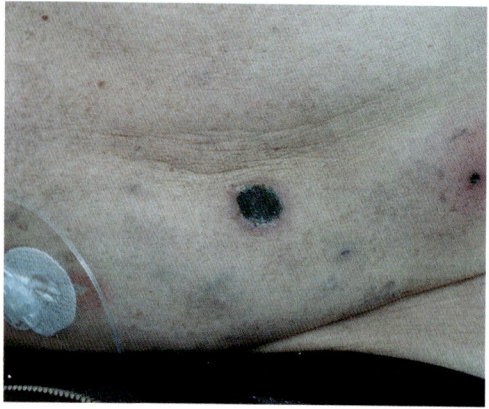

a

Abb. 6.6a+b: a: Schwere Hautveränderungen bei einem Patienten mit einer Apomorphin-Pumpe. **b:** Patient mit Apomorphin-Therapie seit 5 Jahren.

Die Apomorphin-Injektionen werden meist nur kurzfristig durchgeführt. Die Langzeitanwendung beschränkt sich auf eine begrenzte Anzahl von Patienten, ist aber möglich und Erfolg versprechend [138]. Die durchschnittlichen Tagesdosen liegen meist bei 3 bis 30 mg/d beim Pen und 50 bis 100 mg/d bei der Pumpe. Dabei ist eine Langzeitanwendung möglich, die veröffentlichten Daten sind hierbei sehr gut [57, 69]. Eine Toleranzentwicklung ist nicht beschrieben. Limitierend sind unter anderem die unerwünschten Hauterscheinungen (☞ Abb. 6.6a). Wegen der möglichen Entwicklung einer hämolytischen Anämie (ca. 3 %) empfehlen sich regelmäßige Blutbildkontrollen [57].

Auch bei nasaler und sublingualer Applikation ergeben sich Hautunverträglichkeiten.

In Einzelfällen kann es sinnvoll sein, den Patienten einen Apomorphin-Pen zur Verfügung zu stellen. Dies ermöglicht einen bedarfsgerechten Einsatz bei plötzlich auftretenden Off-Phasen [26]. Mittlerweile werden zwei verschiedene Pens angeboten (☞ Abb. 6.4a+b).

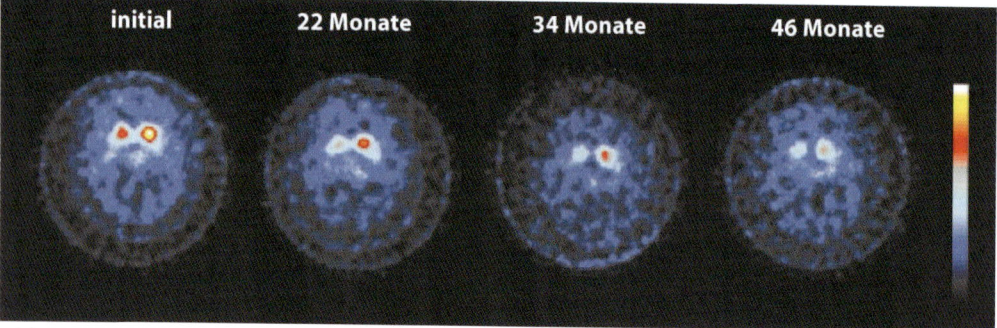

Abb. 6.7: Progredienter Aktivitätsverlust, v.a. im Bereich des Putamens im 46-monatigen Verlauf. Nachweis mittels [123J]β-CIT SPECT. Repräsentativer Patient (nach PSG [98]; Copyrighted (2003), American Medical Association).

Limitierend wirken sich der hohe zeitliche Aufwand bei der Einweisung des Patienten und die hohen Kosten aus. Diese können deutlich über 50 Euro pro Tag liegen. Eine Vergleichsstudie der Charité konnte zeigen, dass die Verordnung von Apomorphin teurer ist als eine Tiefe Hirnstimulation [84], in einer anderen Studie war es umgekehrt [140].

Die Apomorphin-Pumpe ist eine sinnvolle Therapieoption bei fortgeschrittener Parkinson-Krankheit und wird aktuell den Patienten eher zu selten angeboten [136].

Daher ist die sublinguale Applikation natürlich eine gute und sinnvolle Alternative, da der Patient diese schnell und unproblematisch einsetzen kann [67].

■ Apomorphin sublingual

Um die praktischen Einschränkungen von subkutanem Apomorphin zu umgehen und insbesondere die Notwendigkeit einer Injektion zu vermeiden, gab es mehrere Versuche, Apomorphin auf alternativen Wegen zu verabreichen. Sublinguale Apomorphinfilme bestehen aus einer löslichen Doppelschicht, die in einer Schicht Apomorphin und in der anderen Schicht einen pH-regulierenden Puffer enthält, der Haut- und Schleimhautreizungen minimieren soll [48, 67]. Sublinguales Apomorphin ist so konzipiert, dass Apomorphin systemisch über die Mundschleimhaut absorbiert wird und dabei den hohen First-Pass-Metabolismus umgeht, da die Bioverfügbarkeit von oral geschlucktem Apomorphin nur 1,7 % beträgt.

Die klinischen Studien zu sublingualem Apomorphin (SL-APO) umfassten sowohl RCT- als auch offene Studien [67]. Die große, randomisierte, placebokontrollierte, klinische Studie (RCT) mit der Kurzbezeichnung CTH-300 war eine doppelblinde, multizentrische Phase-3-Studie und wurde in den USA und Kanada durchgeführt [95]. Es wurden 109 Parkinson-Patienten eingeschlossen, die mindestens 2 Stunden Off-Zeit pro Tag hatten. Sie durchliefen eine offene Titrationsphase, in der steigende Dosen von SL-APO (10-35 mg) bis zu einem tolerierbaren Wert verabreicht wurden. Es wurde ein vollständiges Ansprechen erreicht und sie erhielten dann nach dem Zufallsprinzip entweder SL-APO (n=54) oder Placebo (n=55). Der primäre Endpunkt in der folgenden 12-wöchigen, doppelblinden Erhaltungsphase war die klinische Veränderung des MDS-UPDRS III-Scores (Motorik) in Woche 12, vor der Dosis und bis 30 Minuten nach der Dosis. Die mittlere (SE) Veränderung des motorischen MDS-UPDRS-Scores vor der Einnahme, bis 30 Minuten nach der Einnahme, betrug in Woche 12: −11,1 (SE 1,46) mit APL (34/54 Patienten schlossen die Studie ab) und −3,5 (1,29) mit Placebo (46/55 Absolventen), was einem Unterschied von −7,6, SE 1,96, 95 %-KI −11,5 bis −3,7 bei p=0·0002 entspricht. Die häufigsten spezifischen Nebenwirkungen waren leichte bis mittelschwere oropharyngeale Ereignisse (31 % der Patienten unter SL-APO und 7 % der Patienten unter Placebo), die der Hauptgrund dafür waren, dass fast ein Drittel der Patienten die Behandlung primär abbrachen. Im Hinblick auf die Wirksamkeit zeigte die RCT jedoch, dass die SL-APO-Behandlung bei den meisten PD-Patienten eine Off-Episode schnell in einen vollständigen On-Motorzustand umwandeln konnte, was dem signifikanten Vorteil von SL-APO gegenüber Placebo beim primären Endpunkt entspricht. Darüber hinaus wurde die Verbesserung der motorischen Leistung bereits 15 Minuten nach der Einnahme (erster gemessener Zeitpunkt) beobachtet und hielt nicht nur in Woche 12 bis zu 90 Minuten (letzter gemessener Zeitpunkt) an, sondern zeigte ein ähnliches Reaktionsmuster auf SL-APO versus Placebo bei jedem der Studienbesuche. Darüber hinaus blieb das Ausmaß der Unterschiede zwischen SL-APO- und Placebo-Behandlungsgruppen im Laufe der Zeit konstant.

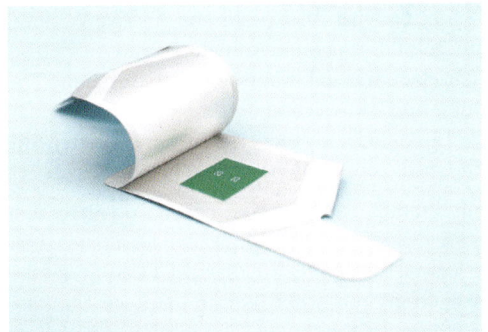

Abb. 6.8: Apomorphin-Sublingualfilm.

6.1.2. Pramipexol

Durch die Einführung non-ergoliner Dopaminagonisten wurde ein neues Kapitel der Parkinson-Therapie aufgeschlagen. Von der Wirksamkeit entsprechen sie etwa den ergolinen Substanzen, vom Spektrum möglicher unerwünschter Wirkungen wurden sie als günstiger angesehen [28]. Es liegen auch umfangreiche Langzeitdaten vor [88].

Pramipexol, ein Aminobenzthiazol, stimuliert D_2-Rezeptoren mit einer besonders hohen Affinität zu den D_3-Rezeptoren (Ki-Wert 0,5 nmol/l) bei geringem Einfluss auf adrenerge und serotonerge Rezeptoren. Die Halbwertzeit wird mit 8-12 Stunden [14] angegeben. Pramipexol weist die höchste Rezeptorselektivität D_2 zu D_1 (25.000) auf [73]. Die Affinität zu 5-HT-Rezeptoren ist mit einem Ki >10.000 nmol/l besonders gering [73].

Durch den Einsatz von Pramipexol können die Notwendigkeit für L-Dopa sowie das Auftreten motorischer Spätkomplikationen hinausgezögert werden [11, 88]. In der Kombinationstherapie kann die L-Dopa-Dosis reduziert werden [11]. So konnten Lieberman et al. [79] in ihrer Studie die L-Dopa-Dosis um 27 % reduzieren. In einer Studie von Pinter et al. [103] konnte die L-Dopa-Dosis sogar um über 40 % reduziert werden.

Pramipexol wirkt auf alle motorischen Symptome. Neben der Wirkung auf Akinese und Rigor bessert Pramipexol auch den Tremor [88, 106]. Studien konnten zeigen, dass Pramipexol bei gleicher Wirksamkeit deutlich geringere motorische Spätkomplikationen im Vergleich zu L-Dopa aufweist [11, 97]. So war in einer 4-Jahres-Studie das Auftreten um über 50 % geringer [99]. Auch das Wearing-off-Phänomen trat unter Pramipexol deutlich seltener auf als unter L-Dopa [98, 99].

Weiterhin wird eine spezifische positive Wirkung auf Angst, Depression, Anhedonie und Antrieb beschrieben, was sich wahrscheinlich durch die Bindung und Aktivierung der D_3-Rezeptoren erklärt [5, 79, 88, 115]. In einer großen kontrollierten Studie wurde eine antidepressive Wirkung belegt [7].

Für Pramipexol wird eine neuroprotektive Wirkung diskutiert und konnte im Tierversuch auch belegt werden [65]. In einer β-CIT-SPECT kontrollierten Studie [98] konnte nach 46 Monaten eine deutlich geringere Reduktion (16 versus 25,5 %) des Dopamintransporter-Signals bei den mit Pramipexol gegenüber den mit L-Dopa behandelten Patienten festgestellt werden. Gegenüber L-Dopa wurde unter Pramipexol eine um 40 % höhere Anreicherung von β-CIT im Striatum erreicht [98]. In dieser Studie konnte auch gezeigt

werden, dass die Rate motorischer Spätkomplikationen deutlich geringer war [87]. In der sogenannten PROUD-Studie [120] jedoch konnte weder klinisch noch mit bildgebenden Verfahren eine mögliche Neuroprotektion belegt werden (☞ Abb. 6.9).

Die häufigsten unerwünschten Wirkungen sind initial Übelkeit und Somnolenz und im Verlauf neuropsychiatrische Komplikationen. Die Patienten müssen, wie bei allen dopaminergen Substanzen, über mögliche plötzliche Schlafattacken aufgeklärt werden, wobei diese nicht signifikant höher sind als bei anderen Dopaminagonisten. Wichtiger ist es noch, über die Gefahr von Impulskontrollstörungen aufzuklären, die in Studien höher waren als bei Piribedil und Rotigotin [36, 117]. Die Gefahr von ICD nimmt im Krankheitsverlauf zu, was beachtet werden muss. Passager wurde ein gehäuftes Herzversagen unter Pramipexol vermutet, was sich jedoch nicht bestätigte [139]. Die klinische Beobachtung, dass unter Pramipexol häufiger eine Kamptokormie gesehen wird, wurde bisher nicht mit Daten belegt.

Bei der Aufdosierung ergeben sich manchmal Probleme mit den unüblichen Dosierungen, da in Deutschland die Base und nicht das Salz angegeben werden. Begonnen wird mit 3 mal 0,088 mg (oder alternativ eine halbe Tablette 0,18 mg), in der zweiten Woche wird auf 3 mal 0,18 mg erhöht und danach weiter aufdosiert auf 3 mal 0,35 mg (oder alternativ eine halbe Tablette 0,7 mg). Damit ist die mittlere Dosierung erreicht (1,5 mg Salz resp. 1,05 mg Base).

Patienten über 65 Jahre haben deutlich höhere Plasmaspiegel von Pramipexol als jüngere Patienten, weshalb die Dosis gegebenenfalls angepasst werden sollte [20].

Pramipexol ist auch in einer retardierten Formulierung erhältlich, die eine gleiche Wirkung bei gleichmäßigeren Wirkspiegeln aufweist [46, 105, 119]. Die Umstellung kann 1:1 über Nacht erfolgen [62]. In Einzelfällen ist eine Dosisanpassung (Erhöhung) erforderlich [58]. Die Aufdosierung kann schneller und unproblematischer erfolgen (0,26 mg retard → 0,52 mg → 1,05 mg usw.). Bereits in der 4. Woche erreicht man 2,1 mg. Es sind auch viele generische Retard-Präparate am Markt, für die nur sehr begrenzt Daten vorliegen. Im fortgeschrittenen Stadium und bei höherem Lebensalter sind hohe Dosierungen zu vermeiden.

> Zusammenfassend hat Pramipexol aufgrund guter Wirksamkeit, guter Verträglichkeit und guter Daten einen Spitzenplatz unter den Dopaminagonisten. In den meisten Fällen empfiehlt sich die Gabe eines retardierten Präparats.

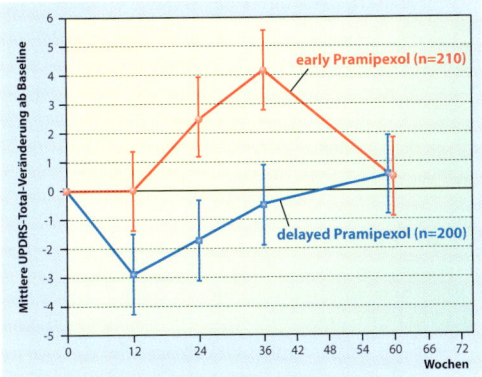

Abb. 6.9: Ergebnisse der PROUD-Studie. Gabe von Pramipexol mit delayed-start design [112].

6.1.3. Ropinirol

Ropinirol war der erste für die Monotherapie zugelassene orale, nicht-ergoline Dopaminagonist. Es handelt sich um ein Dihydro-Indol-Derivat, das hochselektiv an D_2-Rezeptoren bindet. Pharmakologisch und klinisch sind sich Ropinirol und Pramipexol unter den DA am ähnlichsten[150].

Die Halbwertzeit liegt bei 3-6 (bis 10) Stunden. Es sind auch retardierte Formulierungen zugelassen, die meist einmal täglich gegeben werden. Eine Umstellung auf retardierte Formulierungen kann über Nacht im Verhältnis 1:1 erfolgen [61, 132]. Die Patienten können schneller und höher aufdosiert werden, wodurch ein besserer symptomatischer Effekt erreicht wird [133]. Eine Beeinflussung durch die Nahrung besteht nicht [44]. Für die generischen Retard-Präparate liegen nur wenige Daten vor; aufgrund unterschiedlicher Galenik können sich Unterschiede der Wirkdauer und Spitzenkonzentrationen ergeben.

Neben der Wirkung auf Akinese und Rigor sind auch eine Wirkung auf den Tremor [122] und eine mögliche antidepressive und anxiolytische Wirkung beschrieben [59]. Eine Kontraindikation er-

gibt sich bei Niereninsuffizienz und Leberfunktionsstörungen. Die Aufdosierung erfolgt langsam, so dass in der fünften Woche eine Dosis von 9 mg (nicht retardiert) erreicht wird. Die retardierte Formulierung wird wochenweise in 2 mg-Schritten aufdosiert (es stehen vom Originalpräparat 2-, 4- und 8 mg-Tabletten zur Verfügung), so dass schneller eine ausreichende Dosis erzielt wird [52, 132, 133]. Dabei ermöglicht der breite Dosierungsbereich bis 24 mg/Tag eine individuelle Anpassung an die Symptome über einen langen Zeitraum. Die gleichmäßigere Pharmakokinetik bietet eine dopaminerge Therapie über 24 Stunden mit günstigen Effekten auf den Schlaf und die Lebensqualität [96].

Durch den Einsatz von Ropinirol kann die L-Dopa-Gabe um einige Jahre hinausgezögert werden. So konnten Sethi et al. [125] bei knapp der Hälfte ihrer 116 über ein Jahr behandelten Patienten eine Monotherapie mit ausreichendem Effekt durchführen. Die Verzögerung des L-Dopa-Einsatzes und Reduktion der L-Dopa-Dosis wirkt sich positiv auf die Entwicklung von möglichen motorischen Spätkomplikationen aus.

Darüber hinaus kann auch bei unzureichendem L-Dopa-Effekt im fortgeschrittenen Stadium der Erkrankung mit retardiertem Ropinirol noch eine deutliche zusätzliche motorische Wirkung und Reduktion von Off-Phasen erzielt werden [96, 154].

In einer anderen Studie traten unter L-Dopa innerhalb von 17 Monaten in 11,2 % Dyskinesien, gegenüber 1,2 % unter Ropinirol, auf [121]. Eine 5-Jahres-Studie von Rascol et al. [111] belegte die deutlich reduzierte Dyskinesierate. Gegenüber 45 % unter L-Dopa zeigten unter der Kombination von L-Dopa und Ropinirol nur 20 % der Patienten Dyskinesien. Bei einer Ropinirol-Monotherapie traten Dyskinesien sogar nur bei 5 % auf. Bemerkenswert war auch, dass die Dyskinesien unter Ropinirol wesentlich später auftraten. Der klinische Effekt und die Nebenwirkungen unter beiden Therapien waren vergleichbar. Immerhin 34 % der Patienten erhielten auch nach 5 Jahren noch eine Ropinirol-Monotherapie. Erstaunlich an dieser Studie war auch, dass die L-Dopa-Dosis in der Gruppe mit Ropinirol als add-on 427±221 mg gegenüber 753±398 mg bei L-Dopa-Monotherapie betrug. Das heißt, es wurden 326 mg bzw. 43 % weniger L-Dopa gegeben. Für diese Studie [45] liegen auch 10-Jahres-Daten vor (☞ Abb. 6.10).

Der dyskinesiepräventive Effekt wurde inzwischen auch für die retardierte Formulierung von Ropinirol (in früher Zusatztherapie zu L-Dopa) bei vergleichbarer motorischer Wirkung wie unter zusätzlichem L-Dopa nachgewiesen [142].

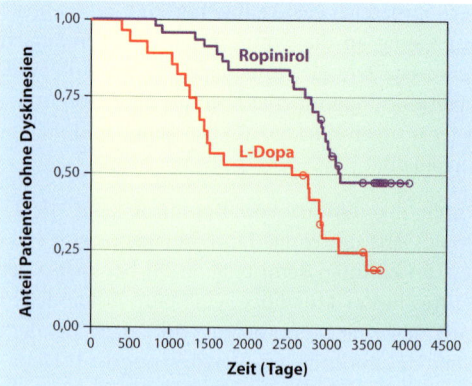

Abb. 6.10: Auftreten von Dyskinesien nach 10 Jahren Therapie mit L-Dopa bzw. Ropinirol [45, 59].

Neben der Verringerung von Spätkomplikationen (3 % versus 27 %) ergaben sich in der sogenannten REAL-PET-Studie [146] auch Hinweise auf eine langsamere Progression unter Ropinirol gegenüber L-Dopa. Die striatale ^{18}F-Dopa-Aktivität in der 3D-PET nahm in der Ropinirol-Gruppe um 13 %, in der L-Dopa-Gruppe um 20 % ab (p= 0,022), bei gleichzeitig signifikant niedrigerer Dyskinesierate [146].

Im direkten Vergleich mit Bromocriptin schnitt Ropinirol bezüglich der motorischen Symptome und der unerwünschten Wirkungen besser ab [70]. Im direkten Vergleich mit Rotigotin in der frühen Monotherapie zeigt nicht-retardiertes Ropinirol bezüglich der motorischen Symptome eine Überlegenheit [40]. In einer japanischen Studie waren die therapeutischen Effekte vergleichbar, wobei die Dosis für Ropinirol geringer war als für Rotigotin: 9,2 mg/d vs. 12,9 mg/d [87].

In einer direkten Vergleichsstudie gegen nicht retardiertes Ropinirol (PREPARED-Studie) konnte retardiertes Ropinirol bei ähnlicher Verträglichkeit höher dosiert werden; dies war mit signifikant besserer Wirksamkeit und einer höheren L-Dopa-Einsparung verbunden [133].

Über die Möglichkeit des Auftretens plötzlicher Schlafattacken ist aufzuklären, dies unterscheidet sich jedoch nicht signifikant gegenüber anderen DA (☞ auch Kap. 6.3.). Auch über die Gefahr von Impulskontrollstörungen muss informiert werden [36].

> Zusammenfassend liegen für Ropinirol sehr umfangreiche und gute Studienergebnisse vor, die Substanz verfügt über gute Wirksamkeit und eine geringe Dyskinesierate. In den meisten Fällen empfiehlt es sich, Ropinirol in der retardierten Formulierung zu geben, zumal es Hinweise auf eine klinische Überlegenheit gegenüber der nicht-retardierten Formulierung gibt [123].

6.1.4. Rotigotin

Rotigotin ist ein nicht-ergoliner, selektiver $D_3/D_2/D_1$-Dopaminrezeptoragonist, für den speziell eine Pflaster-Applikation entwickelt wurde, d.h. er ist hautgängig und hautverträglich. Die terminale Halbwertzeit des Rotigotins im Plasma beträgt 5-7 Stunden. Die Plasmaspiegel sind linear zur applizierten Dosis, d.h. zeigen ein dosisproportionales pharmakokinetisches Profil über einen Dosierungsbereich von 2 mg/24 h bis 8 mg/24 h. Die Bindung von Rotigotin an Plasmaproteine beträgt ca. 92 %. Die Elimination der Metaboliten erfolgt überwiegend renal [38].

Die Abgabe der Substanz ist gleichmäßig und über einen Tag stabil. Nach transdermaler Applikation wird ca. 45 % des Wirkstoffes im Pflaster innerhalb von 24 Stunden durch die Haut absorbiert, danach sind für einige Stunden weiterhin gleichmäßige Plasmaspiegel zu erwarten (deshalb kann bei Bedarf das Pflaster im Einzelfall auch wenige Stunden später gewechselt werden). Die Resorption ist bei Applikation an den vom Hersteller empfohlenen Körperstellen konstant [38].

Die Substanz ist zugelassen für die Monotherapie [43, 100, 141] sowie die Kombinationstherapie [76, 86] und zeigt eine gute Wirkung im Früh- und Spätstadium [77].

Passager musste das Pflaster gekühlt werden, da die Gefahr der Kristallbildung bestand (Polymorphismus), mittlerweile konnte das Problem gelöst werden. Das gleiche Präparat wird von zwei Anbietern mit verschiedenen Namen vertrieben (Leganto®,

Neupro®). Mittlerweile wurde auch ein neues Pflaster eingeführt, bei dem nur die Pflastereigenschaften unterschiedlich sind, die pharmakologischen Eigenschaften sind weitgehend identisch.

Das Präparat wird vor allem von Patienten bevorzugt, die kein Medikament schlucken wollen, so genügt es, z.B. bei der Ersteinstellung einmal täglich ein Pflaster aufzukleben. Die Pflasterapplikation erweist sich weiterhin bei Patienten mit Schluckstörungen, aber auch bei verzögerter Magenentleerung oder gastrointestinalen Erkrankungen sowie präoperativ [71] als vorteilhaft. Pharmakologisch relevant ist auch die kontinuierliche Abgabe der Substanz, wodurch gleichmäßige Plasmaspiegel erzielt werden. Die Plasmaspiegel sind auch über Nacht konstant, was sich in einem besseren Schlaf, einer besseren Beweglichkeit beim Aufwachen und weniger Schmerzen zeigt [35, 66, 137].

In Vergleichsstudien war Rotigotin bei einer Dosierung bis 8 mg Ropinirol bis 24 mg unterlegen [40], was nicht verwundert, da die grobe Umrechnung Ropinirol zu Rotigotin 1:1 ist. In einer anderen Studie waren die Substanzen gleich wirksam, bei etwas niedrigerer Dosis des Ropinirol [87]. Im Vergleich zu Pramipexol (CLEOPATRA-Studie) waren bei ausreichender Dosierung bis 16 mg keine signifikanten Unterschiede feststellbar [104], woraus geschlossen werden kann, dass in etlichen Fällen mehr als ein Pflaster à 8 mg verordnet werden muss.

Die angebotenen Rotigotin-Dosierungen sind in Tab. 6.3 aufgelistet.

Die Substanz ist für die Mono- und Kombinationstherapie bis 16 mg (z.B. zwei Pflaster à 8 mg) zugelassen.

Da das Pflaster ferromagnetische Anteile hat, sollte der Patient vor einer MRT und in der Sauna (oder sonstiger größerer Wärme) das Pflaster abnehmen (starke Erwärmung). An der Applikationsstelle können sich Hautreizungen bilden, die meist gering und reversibel sind. Nur selten zwingt dies zum Abbruch der Therapie.

Über die Möglichkeit des Auftretens plötzlicher Schlafattacken ist aufzuklären (☞ auch Kap. 6.3.), desweiteren auch über die Gefahr von Impulskontrollstörungen [36]. In einer größeren Vergleichsstudie zeigte Rotigotin die geringste Rate von Impulskontrollstörungen [117].

Ob zukünftig auch Depotspritzen oder andere Formulierungen von Rotigotin zur Verfügung stehen, wird sich in naher Zukunft zeigen [82, 94].

Aktuell gibt es einen zweiten Anbieter eines Rotigotin-Pflasters. Dieses Pflaster wurde ebenfalls speziell entwickelt, ist somit kein Me-too Präparat. Das Pflaster soll bessere Klebeeigenschaften haben und die Fläche, d.h. das Pflaster ist kleiner [64].

> Rotigotin war der erste DA, der als Pflasterapplikation zur Verfügung stand. Der Einsatz empfiehlt sich insbesondere in der Monotherapie, wenn Probleme beim Schlucken eines Medikaments auftreten und wenn eine kontinuierliche Abgabe gewünscht wird.

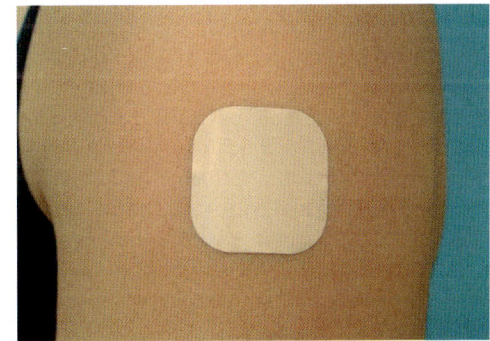

Abb. 6.11: Pflasterapplikation von Rotigotin.

	Neupro®		Rotigotin neuraxpharm®	
	Größe	Wirkstoffbeladung	Größe	Wirkstoffbeladung
1 mg/24 h	5 cm^2	2,25 mg	4,6 cm^2	1,84 mg
2 mg/24 h	10 cm^2	4,5 mg	9,2 cm^2	3,68 mg
3 mg/24 h	15 cm^2	6,75 mg	13,8 cm^2	5,52 mg
4 mg/24 h	20 cm^2	9 mg	18,4 cm^2	7,36 mg
6 mg/24 h	30 cm^2	13,5 mg	27,6 cm^2	11,04 mg
8 mg/24 h	40 cm^2	18 mg	36,8 cm^2	14,72 mg

Tab. 6.3: Angebotene Rotigotin-Dosierungen.

6.1.5. Piribedil

Piribedil wird seit knapp fünfzig Jahren therapeutisch eingesetzt und ist international fest etabliert. Es handelt sich um einen nicht-ergolinen D_2/D_3-Agonisten, der zusätzlich eine α2-antagonistische Wirkung hat [101]. Nach der bisherigen Studienlage zeichnet er sich durch eine gute Wirkung auf Akinese, Rigor und auch Tremor aus [16]. Weiterhin wurden trotz langjährigen therapeutischen Einsatzes der Substanz in Frankreich nur geringe Tagesmüdigkeit [74] und sehr wenige Schlafattacken beobachtet [42]. Eine Verbesserung der Kognition und Wachheit wird diskutiert [32, 60, 63], außerdem auch eine geringere Wahrscheinlichkeit von Ödemen abgeleitet (evtl. wegen der α2-Rezeptor antagonistischen Wirkung), was sich in einer offenen Studie auch bestätigt hat [63]. Rezente Studienergebnisse (PiViCog) lassen vermuten, dass sich Piribedil auch positiv auf die Kognition auswirkt und eine vorbestehende Tagesmüdigkeit reduziert [32].

Piribedil erfährt eine komplette gastrointestinale Absorption. Wegen der hohen hepatischen Metabolisierung liegt die Bioverfügbarkeit nur bei etwa 1 %. Die Metaboliten werden zu 75 % über die Niere ausgeschieden. Piribedil weist eine lange Halbwertzeit (ca. 12 Stunden) auf und wird üblicherweise 3 × täglich gegeben. Mittlerweile ist Piribedil sowohl in der Mono-, als auch in der Kombinationstherapie bis zu einer Dosis von 250 mg zugelassen [16, 31, 37]. Das Präparat ist in Deutschland nur in einer Dosisstärke verfügbar (in Frankreich auch Trivastal® 20 mg). Ob es zukünftig auch eine sublinguale Tablette geben wird, bleibt abzuwarten [17]. Auch eine Pflasterapplikation wurde getestet, aber nicht im Markt eingeführt [89].

In einer rezenten Metaanalyse der zugelassenen nicht-ergolinen Dopaminagonisten wurde Piribedil als besser wirksam, besonders in der Monotherapie, herausgestellt [18].

Obwohl sehr selten, ist über die Möglichkeit des Auftretens plötzlicher Schlafattacken aufzuklären (☞ auch Kap. 6.3.). Auch über die Gefahr von Impulskontrollstörungen muss informiert werden [36].

> Zusammenfassend ist Piribedil ein nicht-ergoliner Dopaminagonist, für den eine sehr lange klinische Erfahrung vorliegt. Für die Substanz wird eine geringere Rate von Schlafattacken und Tagesmüdigkeit sowie Ödemen postuliert.

6.1.6. Bromocriptin

Die längsten und umfangreichsten Erfahrungen liegen mit Bromocriptin vor. Der erste Wirkungsnachweis wurde 1973 beschrieben [21], der Effekt bei der Parkinson-Krankheit ein Jahr später [15]. Lange Zeit wurden alle neueren DA bezüglich ihrer Effektivität und therapeutischen Überlegenheit im Vergleich zu Bromocriptin untersucht. Es war daher auch sinnvoll, Äquivalenzdosen der verschiedenen DA zu Bromocriptin zu bestimmen. Die Äquivalenz von Bromocriptin zu L-Dopa liegt bei etwa 1 mg Bromocriptin zu 12,5 mg L-Dopa [110].

Die Datenlage zeigt erstaunlich differierende Ergebnisse. So wurden für die initiale Monotherapie bei 8 bis 30 % zufriedenstellende Ergebnisse beschrieben [49]. Da die Substanz bereits seit über 30 Jahren in der Monotherapie eingesetzt wird, liegen auch Daten zur Langzeittherapie vor. Hierbei zeigte sich, dass sich nach einem Jahr in 60 % gute Ergebnisse, nach 5 Jahren jedoch nur noch in 10 % ein ausreichender Effekt erzielen ließ [75], was sich durch das Voranschreiten der Erkrankung erklären ließe. Diese Tatsache relativiert auch die Aussagen von Katzenschlager et al., die im Vergleich mit L-Dopa keine Überlegenheit des Bromocriptin fanden [68].

Neben dem symptomatischen Effekt konnte durch die PRADO-Studie gezeigt werden, dass durch Zugabe von Bromocriptin L-Dopa eingespart und das Auftreten motorischer Nebenwirkungen reduziert werden kann [110]. Je höher der Bromocriptin-Anteil bei der Therapie war, desto weniger unerwünschte motorische Wirkungen traten auf. Dies konnte in späteren Untersuchungen wiederholt bestätigt werden. Unter L-Dopa wurde initial eine Reduktion der Mortalität beschrieben, die jedoch nie eindeutig bewiesen werden konnte. Auch für Bromocriptin gibt es hierzu Untersuchungen, wobei beispielsweise Hely et al. [49, 50] in der Gruppe mit Bromocriptin keine Reduktion der Mortalität nachweisen konnten.

Bromocriptin weist einen hohen First-pass-Effekt auf. Die maximale orale Verfügbarkeit liegt bei

6,4 % [123]. Die Halbwertzeit wird mit 3-6 Stunden angegeben [29]. Die Gabe 3-4 × täglich hat sich allgemein bewährt. Die Substanz wirkt stark D_2-agonistisch und schwach D_1-antagonistisch. Bei Bromocriptin wird diskutiert, ob es zur Entfaltung seiner postsynaptischen Wirksamkeit auf endogenes Dopamin angewiesen ist [58]. Wäre dies der Fall, wäre im fortgeschrittenen Stadium eine Umstellung von Bromocriptin auf einen anderen DA sinnvoll.

Eine absolute Gegenanzeige besteht neben der Überempfindlichkeit gegen Ergotalkaloide auch bei koronarer Herzerkrankung, Herzklappenschäden und arterieller Verschlusskrankheit. Als häufigste unerwünschte Wirkungen sind v.a. Nausea und Kreislaufprobleme zu nennen. Eher selten tritt eine Erythromelalgie auf. Relevante unerwünschte Wirkungen sind pulmonale, retroperitoneale sowie kardiale Fibrosen [127].

Unter einer Bromocriptin-Therapie sollten Blutbildkontrollen, regelmäßige gynäkologische Untersuchungen sowie Kontrollen der Leberwerte und harnpflichtigen Substanzen erfolgen. Eine Röntgen-Untersuchung des Thorax wird einmal jährlich angeraten. Bei längerer Anwendung empfiehlt sich auch eine jährliche Echokardiographie.

Zusammenfassend hat Bromocriptin mittlerweile in Deutschland keinen Stellenwert mehr in der Parkinson-Therapie. In anderen Ländern wird die Substanz immer noch eingesetzt (stellenweise sogar als einziger DA [92]). Neueinstellungen auf diese Substanz sind nicht zu empfehlen. Es ist der DA mit den meisten Nebenwirkungen und ist im fortgeschrittenen Stadium wahrscheinlich weniger wirksam als andere DA. Regelmäßige internistische Kontrolluntersuchungen sind ratsam.

6.1.7. Lisurid

Die Entwicklung und Einführung von Lisurid war ein wichtiger Schritt in der Parkinson-Therapie. Die Substanz gleicht zwar Bromocriptin, ist aber stärker direkt wirksam und unabhängig von endogenem Dopamin. Auch Lisurid wirkt vor allem D_2-agonistisch und zusätzlich gering D_1-agonistisch. Die Wirksamkeit wurde Mitte der 1980er Jahre in mehreren Studien belegt und eine gegenüber Bromocriptin stärkere Wirksamkeit nachgewiesen [55].

Auch für Lisurid wurde einerseits ein L-Dopa einsparender Effekt und andererseits ein deutlich vermindertes Auftreten von motorischen Spätkomplikationen gegenüber L-Dopa belegt [9, 116].

Lisurid wird nach oraler Aufnahme vollständig absorbiert. Die absolute orale Bioverfügbarkeit liegt bei 10-20 %. Maximale Wirkstoffspiegel werden nach 1 bis 1¼ Stunden erreicht, wobei sich hohe individuelle Streuungen zeigen. Die Halbwertzeit ist mit etwa 2 Stunden relativ kurz. Es handelt sich um die kürzeste Halbwertzeit aller DA, wobei seitens des Herstellers eine längere Wirkdauer angeführt wird (hohe Affinität an den D_2-Rezeptor). Die Äquivalenzdosis zu 100 mg L-Dopa liegt bei etwa 1 mg Lisurid.

Lisurid hat gegenüber anderen DA die geringste Rezeptorselektivität D_2 zu D_1, sowie die mit Bromocriptin geringste Spezifität (Bindungsaffinität auch zu nicht-dopaminergen Rezeptoren). In fortgeschrittenen Stadien treten unter Lisurid vermehrt Halluzinationen und Verwirrtheit auf. Dies ist wahrscheinlich durch die serotonerge Wirkung infolge der geringen Spezifität bedingt.

Für Lisurid sind auch subkutane Dauerinfusionen mittels Pumpe beschrieben [130]. Hierfür wurde eine Dosis von 0,5-4,5 mg/d eingesetzt. Es konnte eine deutliche Reduktion der Off-Zeit und der L-Dopa-Dosis erreicht werden [90]. Diesbezügliche Studien wurden durchgeführt, aber noch nicht vollständig publiziert. Es wird immer wieder über neue Studien diskutiert.

Nach dem jetzigen Wissen dürften kardiale Fibrosen seltener als unter anderen ergolinen DA sein, da Lisurid 5-HT_{2B}-antagonistisch wirkt [54]. Trotzdem hat die EMA Lisurid als ergolinen Dopaminagonisten eingestuft und mit den gleichen Auflagen belastet, obwohl die Behörde gleichzeitig bestätigte, dass unter Lisurid noch keine Fibrosen berichtet wurden.

Eine wasserlösliche Formulierung ist verfügbar, jedoch nicht im Handel, sondern nur im Notfall beim Hersteller erhältlich. Die Zulassung für ein Lisurid-Pflaster wurde beantragt, jedoch nicht in Anspruch genommen. Auch die intranasale Applikation ist möglich. Eine Renaissance der Substanz ist derzeit nicht zu erwarten, kann aber auch nicht ausgeschlossen werden.

Zusammenfassend wird Lisurid nicht mehr als Substanz der ersten Wahl bei Neueinstellungen angesehen und ist aktuell nicht im Handel erhältlich. Lisurid weist einen hohen First-pass-Metabolismus und eine geringe Spezifität auf. Der größte Nachteil der Substanz ist die kurze Halbwertzeit. Auch die Einführung von Lisurid als Pflaster oder Infusion ist unwahrscheinlich.

6.1.8. Pergolid

Der Nachweis einer dopaminagonistischen Wirkung des Pergolid gelang Ende der 1970er Jahre. Im Vergleich zu Bromocriptin zeigten sich eine therapeutische Überlegenheit, eine längere Halbwertzeit und weniger unerwünschte Wirkungen [12, 30]. In Studien lag die Einsparung von L-Dopa zwischen 20-30 % [12].

Auch für Pergolid gilt die Aussage, dass neben der Einsparung von L-Dopa auch motorische Spätkomplikationen vermieden werden [91]. Aufgrund PET-gestützter Untersuchungen (PELMO-PET) lässt sich ein neuroprotektiver Effekt vermuten [91]. Bedauerlicherweise (für Pergolid) zeigte diese Studie aber insgesamt eine Überlegenheit des L-Dopa.

Pergolid ist ein D_1- und D_2-Agonist (höhere Affinität zu den Subtypen D_2 und D_3) und in seiner pharmakologischen Wirkung dem Dopamin sehr ähnlich. Dies könnte dafür sprechen, dass Pergolid besonders zur Monotherapie geeignet ist. Weiterhin könnte die Wirksamkeit auf die beiden Rezeptortypen eine Überlegenheit gegenüber Bromocriptin erklären, welches vornehmlich an D_2-Rezeptoren angreift.

Die Substanz weist einen hohen First-pass-Effekt auf. Die Halbwertzeit wird zwischen 7 und 16 Stunden angegeben [14]. Eine Dosierung drei Mal täglich hat sich etabliert. Der Wirkeintritt wird nach 82 Minuten beschrieben, die Wirkdauer mit 5,5 Stunden angegeben.

Der Einsatz von Pergolid ist nur bei unzureichendem Effekt, Unverträglichkeit oder Kontraindikation non-ergoliner Dopaminagonisten zu erwägen. Die Äquivalenz liegt bei etwa 1 mg Pergolid zu 10-15 mg Bromocriptin. Die Äquivalenzdosis zu L-Dopa wird mit kleiner 1:100 angegeben (1 mg Pergolid entspricht etwa 100 mg L-Dopa). Der Hersteller gibt eine Obergrenze von 5 mg/d an, wegen kardialer Fibrosen wird eine Obergrenze von 3 mg empfohlen.

Die unerwünschten Wirkungen sind vergleichbar derer bei Bromocriptin und Lisurid, wobei gastrointestinale Beschwerden im Vordergrund stehen.

Hier empfiehlt sich bei der Aufdosierung gegebenenfalls der Einsatz von Domperidon. In Einzelfällen können Herzrhythmusstörungen und Hepatopathien auftreten. Bei gleichzeitiger Gabe von Medikamenten mit hoher Plasmaeiweißbindung (z.B. Antikoagulantien, Digitoxin) ist Vorsicht geboten (Pergolid wird zu 91 % an Plasmaproteine gebunden [118]). Das Auftreten von Fibrosierungen der Herzklappen wurde wiederholt beschrieben und führte zu einer Einschränkung der bisherigen Zulassung [1, 127].

Seitens der Hersteller werden Routineuntersuchung der Thoraxorgane, des Kreislaufs, Kontrolle von Blutbild sowie der Leber- und Nierenwerte und eine gynäkologische Untersuchung einmal jährlich empfohlen, wegen der Gefahr von Herzklappenfibrosen eine Echokardiographie, vor Therapiebeginn und im Verlauf.

Zusammenfassend ist Pergolid ein guter DA, der aber nur noch als Mittel der zweiten Wahl zugelassen ist. Regelmäßige internistische Untersuchungen wären notwendig. Mittlerweile ist Pergolid nicht mehr im Handel verfügbar.

6.1.9. α-DHEC

Keine relevante Rolle bei den Verordnungen spielte α-Dihydroergocriptin, obwohl die Wirksamkeit vergleichbar den anderen ergolinen DA ist. Das Produkt ist zugelassen und verfügbar. Die Datenlage ist begrenzt und beschränkt sich vornehmlich auf die Ergebnisse einzelner Arbeitsgruppen. Eine Überlegenheit gegen Lisurid konnte gezeigt werden [10]. Eine Überlegenheit zu den anderen Vergleichspräparaten kann nicht postuliert werden [8]. Da es sich um einen ergolinen Dopaminagonisten handelt, finden keine Neueinstellungen statt.

Die Wirkweise ist ähnlich der des Bromocriptin, wobei sich auch eine partiell D_1-agonistische Wirkung zeigt. Die Halbwertzeit liegt günstig bei 10 bis 16 Stunden [14], weswegen die Substanz 2-3 × täglich gegeben wird. Die üblichen Dosierungen liegen zwischen 60 und 120 mg. Auch bezüglich der unerwünschten Wirkungen zeigen sich keine relevanten Unterschiede zu den anderen DA. Die durch eine Anwendungsbeobachtung gewonnene Erkenntnis, dass α-DHEC weniger Nebenwirkungen, insbesondere kardiovaskuläre Nebenwirkungen hätte, wurde nie durch kontrollierte Studien belegt. Die Häufigkeit möglicher Fibrosen der

Herzklappen wurde bisher nicht untersucht und kann nicht beurteilt werden, seitens der EMA wurde die Substanz wie alle anderen ergolinen DA eingestuft. Auch für α-DHEC liegen Untersuchungen vor, die eine neuroprotektive Wirkung vermuten lassen [83].

Bei über 60 mg α-DHEC sollten regelmäßig Leberfunktionsuntersuchungen durchgeführt werden.

Zusammenfassend ist α-DHEC die am schwierigsten zu beurteilende Substanz, da die Datenlage begrenzt ist. Relevante wissenschaftliche Untersuchungen seit der Zulassung fehlen, international spielt die Substanz keine Rolle, in Deutschland erhielten nur wenige Patienten dieses Medikament. Aktuell ist die Substanz nicht verfügbar.

6.1.10. Cabergolin

Cabergolin erfreute sich bei Patienten und Ärzten aufgrund seiner langen Halbwertzeit von 65 Stunden einer sehr großen Beliebtheit. Selbst nach Rückstufung zum Dopaminagonisten zweiter Wahl hatte die Substanz noch einen relevanten Marktanteil, der jedoch mittlerweile aufgebraucht ist. Untersuchungen, die belegen, dass diese sehr lange HWZ einen positiveren symptomatischen oder prognostischen Effekt hat, stehen aus.

Die Substanz ist sehr einfach aufzudosieren (pro Woche um 1 mg/d steigern), so dass der Zeitaufwand der Einweisung gering ist. Die Einmalgabe erhöht die Akzeptanz (Vorstellung, wenig Medikamente zu nehmen) und Compliance bei den Patienten. Cabergolin ist ein selektiver D_2-Agonist, der sowohl in der Mono- als auch Kombinationstherapie sinnvoll ist. Verschiedene Untersuchungen haben gezeigt, dass durch den Einsatz von Cabergolin auch für längere Zeit ein guter klinischer Zustand erzielt werden kann [13]. Eine Kumulation tritt nicht auf. Die Substanz wird nach wie vor niedrigdosiert beim Prolaktinom eingesetzt (dort der am häufigsten eingesetzte DA).

Wie auch bei anderen DA kann durch Cabergolin die Notwendigkeit von L-Dopa hinausgeschoben, die L-Dopa-Dosis reduziert [13] und motorischen Spätkomplikationen vorgebeugt werden. In einer Cochrane-Analyse [19], die Cabergolin und Bromocriptin verglichen hat, zeigte sich keine Überlegenheit von Cabergolin.

Die unerwünschten Wirkungen entsprechen denen anderer ergoliner Substanzen. Bei Auftreten pulmonaler Beschwerden und unklarer BSG-Erhöhung sollte eine Röntgen-Untersuchung des Thorax durchgeführt werden. Selten kann auch eine Erythromelalgie (Schmerzen und Rötung der Haut) auftreten. Bezüglich kardialer Fibrosen liegen zwar widersprüchliche Daten vor, die Bewertung ist jedoch international einhellig, dass Cabergolin ein hohes Risiko kardialer Fibrosen aufweist [27, 127, 143]. Die Substanz sollte nach Möglichkeit nicht mehr über 3 mg dosiert werden, was für die symptomatische Therapie unzureichend ist. Es empfiehlt sich eine Echokardiographie initial und regelmäßig unter Therapie durchzuführen.

Zusammenfassend unterscheidet sich Cabergolin von anderen ergolinen DA vor allem durch die längste Halbwertzeit und sehr einfache Aufdosierung. Hierdurch ergibt sich einerseits die Möglichkeit, nur einmal täglich zu dosieren, andererseits eine gute Compliance und Akzeptanz bei der Aufdosierung. Die Substanz ist aber nur als Mittel zweiter Wahl zugelassen, so dass sich eine Neueinstellung verbietet.

6.2. Ergoline versus non-ergoline Agonisten

Alle ergolinen Dopaminagonisten unterliegen nach oraler Gabe einem ausgeprägten enterohepatischen Metabolismus. Die absolute orale Bioverfügbarkeit ist gering und starken individuellen Schwankungen unterworfen. Bei jedem Patienten muss eine individuelle Dosis ermittelt werden. Dies erschwert auch die Festlegung von Äquivalenzdosen (☞ Tab. 6.4).

Die nicht-ergolinen Agonisten Piribedil, Pramipexol, Ropinirol und Rotigotin haben etliche Vorteile. Sie weisen beispielsweise eine wesentlich höhere Spezifität, d.h. Wirksamkeit auf D_2-Rezeptoren versus Nicht-Dopamin-Rezeptoren, auf. Daraus kann man eine geringere Rate unerwünschter Wirkungen folgern. Weiterhin sind die nicht-ergolinen Substanzen auch nicht durch die Nebenwirkungen der Ergot-Präparate, insbesondere retroperitonealer und kardialer Fibrosen sowie Ergüssen (Pleura, Perikard, Peritoneum) belastet (☞ Abb. 6.12). Derzeit sprechen sich fast alle Autoren sowie die Leitlinien für den primären Einsatz nicht-ergoliner DA aus [1, 53, 56] und seitens der EMA wird sogar vom Einsatz ergoliner DA abgeraten.

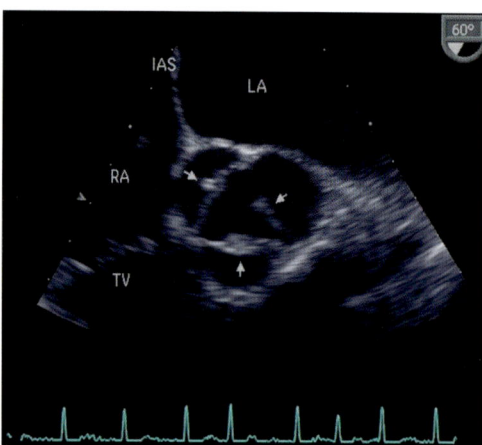

Abb. 6.12: Kardiale Fibrosen bei einem mit Pergolid behandelten Patienten.

	Äquivalenz	Mittlere Tages-dosen (mod. n. Brecht [14])
L-Dopa	300 mg	
α-DHEC	≈ 80 mg	60 mg
Apomorphin	25-30 mg	40-160 mg
Bromocriptin	≈ 30 mg	15 mg
Cabergolin	≈ 4,5 mg	3 mg
Lisurid	≈ 3-4,5 mg	1,25 mg
Pergolid	≈ 3 mg	2,5 mg
Piribedil	150-200 mg	150 mg
Pramipexol*	≈ 1,4-2,1 mg	1,05 mg
Ropinirol	≈ 12 mg	9 mg
Rotigotin	≈ 12 mg	6 mg

Tab. 6.4: Äquivalenzdosen verschiedener DA anhand klinischer Erfahrung, ausreichende wissenschaftliche Untersuchungen hierzu fehlen. * Angabe für Base; 1 mg Salz entspricht 0,7 mg Base.

Als positiv erweist sich auch die höhere Bioverfügbarkeit, die sich durch eine geringere enterohepatische Metabolisierung und geringere Plasma-Eiweißbindung erklärt (☞ oben). Die höchste Bioverfügbarkeit und Selektivität aller Agonisten weist Pramipexol auf (was unterschiedlich interpretiert wird). Passager waren die nicht-ergolinen Substanzen durch den Verweis auf das Auftreten möglicher plötzlicher Schlafattacken belastet [39]. Dies hat sich durch umfangreiche Untersuchungen relativieren lassen, so dass die Auflagen mittlerweile für alle DA identisch sind. Alle Patienten, die mit DA eingestellt werden, müssen über die eingeschränkte Fahrtauglichkeit aufgeklärt werden.

Für Pramipexol und Ropinirol wurden Daten von SPECT- [89] bzw. PET- [146] Untersuchungen zur Neuroprotektion vorgelegt. Beide Substanzen liegen mittlerweile auch als retardierte Formulierungen vor, was eine Einmalgabe pro Tag ermöglicht. Piribedil ist auch retardiert, wird aber mehrmals (2 bis 3x) täglich gegeben.

Die Ausscheidung der Abbauprodukte ist unterschiedlich. Die nicht-ergolinen DA werden vorwiegend über die Nieren ausgeschieden. Bei Lisurid und Pergolid erfolgt die Ausscheidung über Niere und Leber, bei α-DHEC und Bromocriptin vorwiegend über die Leber (☞ Tab. 6.4). Dopaminagonisten sind bei De-novo-Patienten häufig Therapie der Wahl. Aktuell werden für die Neueinstellung fast nur noch nicht-ergoline Substanzen eingesetzt. Wegen möglicher kardialer Fibrosen sind bei ergolinen DA jährliche Echokardiographien und Kontrolluntersuchungen zu empfehlen.

6.3. Unerwünschte Wirkungen der DA

Die häufigsten unerwünschten Nebenwirkungen sind Übelkeit und Erbrechen. Da diese Folge der dopaminergen Wirkung im Bereich der Area postrema sind, die außerhalb der Blut-Hirn-Schranke liegt, kann diesen Nebenwirkungen gut mit dem peripheren Dopaminantagonisten Domperidon vorgebeugt werden (*Cave*: kardiale Nebenwirkungen). Alle DA können Ödeme, insbesondere Beinödeme, verursachen.

Alle DA können zu Verwirrtheitszuständen, Verkennungen und Halluzinationen führen, insbesondere bei vorgeschädigtem Gehirn und höherem Lebensalter. Die Häufigkeit exogener Psychosen von DA liegt über der von L-Dopa. Deshalb wird beim Auftreten von Psychosen meist zuerst der DA, dann erst L-Dopa reduziert [4].

Bei Ergot-Präparaten können auftreten: Kopfschmerzen, eine pathologische Orthostase-Reaktion, Synkopen, pektanginöse Beschwerden, Vasospasmen, retroperitoneale Fibrosen, Pleuritis, Pleuraerguss, Pleurafibrose, allergische Reaktionen und Parästhesien. Vor einigen Jahren wurde über Fibrosen der Herzklappen berichtet [127]. Trotz nicht ganz eindeutiger Befunde wurde die Zulassung eingeschränkt. Seither spielen diese Substanzen keine Rolle mehr. Regelmäßige kardiologische und echokardiographische Kontrolluntersuchungen werden empfohlen.

Aber auch unter non-ergolinen DA können Übelkeit, Somnolenz, Dyskinesien, exogene Psychosen und negative Auswirkungen auf die Kreislaufregulation auftreten. Typische unerwünschte Wirkungen der Ergot-Präparate wie Vasospasmen, retroperitoneale Fibrosen oder Erythromelalgie treten jedoch nicht auf. Bezüglich kardialer Fibrosen dürfte die Affinität zu den 5-HT_{2B}-Rezeptoren entscheidend sein, so dass man nicht unbedingt von einem Klasseneffekt sprechen sollte. Die Affinitäten zu allen Rezeptoren sind different. So sind aber beispielsweise die Rezeptoraffinitäten (K_i in nmol/l) der ergolinen DA Cabergolin (1,2) und Pergolid (7,1) für den 5-HT_{2B}-Rezeptor deutlich höher als für die nicht-ergolinen DA Pramipexol (>10.000) und Ropinirol (3802) [73].

Bei allen Substanzen sind das mögliche Auftreten von Tagesmüdigkeit und Schlafattacken erwähnenswert, Piribedil scheint hier einen Vorteil zu haben. Bei allen DA ist daneben wegen des möglichen Auftretens von Müdigkeit, Schwindel, Blutdruckabfall und psychiatrischen Symptomen eine eingeschränkte Fahrtauglichkeit gegeben (☞ oben).

Große Beachtung haben in letzter Zeit Hypersexualität, Spiel- und Kaufsucht sowie weitere Störungen der Impulskontrollstörungen (ICD), Punding und Zwangshandlungen gefunden, die vermehrt unter einer Dopaminagonisten-Therapie auftraten [36, 109, 145]. Als Ursache wird eine Überstimulation mesokortikolimbischer Regelkreise gesehen. Da die D_2-Rezeptoren durch die lang wirksamen DA besetzt sind, kann das Belohnungssystem nicht mehr gestoppt werden. Die Symptome werden nicht nur durch DA ausgelöst [109]. Die Häufigkeit liegt bei 4-6 % für die einzel-

nen ICD [144] und nimmt im Verlauf bis über 30% der Patienten zu [23]. Die Häufigkeit unterscheidet sich, bei Rotigotin soll sie niedriger liegen [117].

Von großer Wichtigkeit sind weiterhin die Interaktionen mit dem Cytochrom-P450-System [2]. Bei den ergolinen DA spielt CYP3A4 eine Rolle, bei Ropinirol CYP1A2. Pramipexol weist keine Interaktionen mit den Isoenzymen CYP1A2, CYP2D6, CYP3A4 und/oder CYP2C 18/19 auf [73].

Es stellt sich die Frage, ob aufgrund des unterschiedlichen pharmakologischen Profils der DA eine Kombination zweier Präparate sinnvoll ist [131]. Dies hat sich in Einzelfällen bewährt (sowohl ergolin plus nicht-ergolin, als auch zwei Präparate aus der gleichen Gruppe), wegen der neuen Zulassungssituation wurde diese Option jedoch in letzter Zeit kaum gewählt. Ein Einsatz wäre insbesondere bei motorischen Fluktuationen zu erwägen [131]. Die Kombination könnte auch sinnvoll sein zwischen oralen DA und DA als Pflaster. Eine ausreichende wissenschaftlich begründete Rationale gibt es hierfür jedoch nicht. Wegen möglicher Interaktionen sollten weitere Untersuchungen hierzu abgewartet werden.

Ist die Umstellung von einem DA auf einen anderen notwendig, kann dies sowohl sofort (über Nacht) als auch überlappend (über Tage) erfolgen [41]. Welches Vorgehen besser ist, konnte bisher nicht geklärt werden, wir setzen stets überlappend um. Häufig wird wegen der Nebenwirkungen im Verlauf umgesetzt. Ist Pramipexol in der Frühphase beliebt, wird im Verlauf häufig auf Piribedil umgestellt.

Hier muss als weiteres sehr wichtiges Phänomen auch das DAWS (dopamine agonist withdrawal syndrome, Dopaminagonisten-Entzugssyndrom) erwähnt werden, das man bei jeder Umstellung berücksichtigen sollte und weswegen ein plötzliches Absetzen vermieden werden sollte [108, 143]. Grundsätzlich empfiehlt es sich, DA auszuschleichen.

6.4. Dopamin-Rezeptoren und Neuroprotektion

Beim Vergleich der Dopaminagonisten (DA) wird üblicherweise auf das Bindungsverhalten an die verschiedenen Subtypen der Dopaminrezeptoren verwiesen. Dies erscheint etwas verwirrend, da einerseits von Dopaminrezeptoren D_1 bis D_5, anderseits von Dopaminrezeptor-Familien gesprochen wird. Eine Klassifikation in D_1 und D_2 hat sich etabliert. Zur D_1-Familie gehören die Subtypen D_1 und D_5, zur D_2-Familie, die Subtypen D_2, D_3, D_4. Welche funktionelle Bedeutung die Dopaminrezeptor-Subtypen für die Pathophysiologie und Pharmakologie der Parkinson-Krankheit haben, ist nicht abschließend geklärt.

Ergot-Präparate haben eine erhöhte Präferenz zu den D_2-Subtypen, nicht-ergoline Substanzen zu D_3-Rezeptoren (K_i-Werte in nmol/l: Ropinirol 2,9 < Rotigotin* 0,71 < Pramipexol 0,5 [73, *persönl. Mitteilung]).

Die höchste Dichte der Dopaminrezeptoren findet sich in den Basalganglien, wobei das Verhältnis D_1 zu D_2 bei 1,6-3,5 zu 1 angegeben wird. Daneben kommen diese Rezeptoren jedoch auch in verschiedenen anderen Hirnstrukturen vor. Im nigrostriatalen System finden sie sich in unterschiedlicher Verteilung sowohl prä- als auch postsynaptisch. Daneben wirken die DA noch auf eine Vielzahl anderer Rezeptoren. Alle DA stimulieren postsynaptisch D_2-Rezeptoren, wobei die Selektivität sehr unterschiedlich ist.

Die höchste Spezifität, d.h. Wirksamkeit auf D_2-Rezeptoren versus nicht-dopaminerger Rezeptoren weisen die nicht-ergolinen Agonisten auf. Bromocriptin und Lisurid haben die geringste Spezifität. Weiterhin weisen die nicht-ergolinen Agonisten gegenüber den ergolinen Substanzen eine 100%ige intrinsische Aktivität auf.

Am präsynaptischen Neuron kommt es unter DA zu einer Reduktion der Dopaminfreisetzung und des Dopaminumsatzes, was sich durch die Verringerung des möglichen oxidativen Stresses eventuell neuroprotektiv auswirken könnte [85, 102]. Als weitere Theorien zur Neuroprotektion werden die antioxidativen Eigenschaften der DA angeführt. In einer Vielzahl verschiedener Tierversuche konnte die neuroprotektive Wirkung der DA belegt werden. Hierbei ist erwähnenswert, dass die verschiedenen DA unterschiedliche neuroprotektive Ansätze zeigen.

Die Aussagekraft der PET und SPECT zum Nachweis einer möglichen Neuroprotektion wird postuliert [98, 146], ist aber nicht unumstritten (☞ Abb. 6.13). Zum jetzigen Zeitpunkt wird vermutet, dass durch einen frühzeitigen Einsatz der DA eine

mögliche Neuroprotektion erzielt werden könnte. Erfolgt die Gabe der DA erst im fortgeschrittenen Stadium, dürfte die neuroprotektive Wirkung deutlich geringer sein.

Die beste Datenlage weisen Pramipexol und Ropinirol auf, weshalb die CINAPS-Auswertung [114] vor Jahren zu dem Ergebnis kam, dass unter den DA nur für Pramipexol und Ropinirol eine neuroprotektive Wirkung angenommen werden darf. Leider gibt es keine diesbezüglichen neueren Daten.

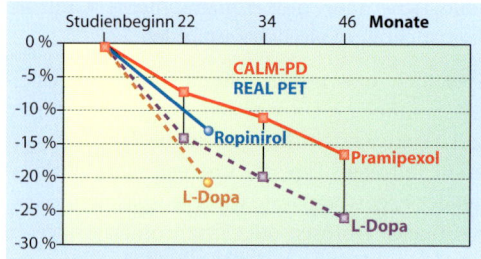

Abb. 6.13: Abnahme der striatalen β-CIT- [98] bzw. F-Dopa- [146] Anreicherung.

6.5. Gründe für einen Therapiebeginn mit DA

Unter einer L-Dopa-Therapie kommt es nach wenigen Jahren zu motorischen Spätkomplikationen [34]. Dies dürfte unter anderem Folge einer pulsatilen Stimulation sein. Patienten mit einem jungen Erkrankungsalter betrifft dies noch früher und ausgeprägter. Treten motorische Spätkomplikationen auf, leiden die Patienten stellenweise erheblich darunter und sind hierdurch wesentlich eingeschränkt. Weiterhin gestaltet sich dann die Therapie außerordentlich schwierig und wird auch wesentlich kostenintensiver.

Bei allen DA ist die Dyskinesierate deutlich niedriger als unter L-Dopa [134]. Exemplarisch hat die 5-Jahres-Studie mit Ropinirol gezeigt, dass die Dyskinesie-Rate unter L-Dopa 46 %, unter Ropinirol-Monotherapie hingegen nur 5 % betrug (☞ oben). Bemerkenswert war auch, dass die Dyskinesien unter Ropinirol wesentlich später auftraten [112]. Die Nebenwirkungen unter beiden Therapien waren vergleichbar. Ähnliche Ergebnisse zeigten sich auch bei Pramipexol [98, 99] und auch bei den ergolinen DA. Auch bei längeren Beobachtungszeiträumen (10 Jahre) zeigten sich deutliche

Unterschiede [45]. Hierdurch wird die Lebensqualität der Patienten erheblich gesteigert.

Neben der initialen Monotherapie mit DA, wodurch Spätkomplikationen eventuell um Jahre verzögert werden, können durch DA auch 20-30 % der späteren L-Dopa-Dosis eingespart werden. Studien, die eine Überlegenheit der DA in der Frühtherapie bestreiten [68], gehen häufig von einem historischen Ansatz aus, dass einerseits nur motorische Symptome zählen und andererseits alle Dopaminagonisten gleich seien.

DA wirken nicht neurotoxisch (es entstehen beispielsweise keine freien Radikale bei der Metabolisierung). Nach dem jetzigen Stand lässt sich ein neuroprotektiver Effekt vermuten (z.B. durch die Reduktion der endogenen Dopamin-Freisetzung).

6.6. Empfehlungen für die Therapie

Bei jungen Patienten und einer Erkrankung im frühen Stadium sollten die L-Dopa-Therapie hinausgezögert, gleichzeitig die Symptome aber ausreichend behandelt werden. Dies gelingt mit Dopaminagonisten (DA) mehrere Monate bis zu einigen Jahren. Kann trotz des Einsatzes von DA und eventuell weiterer Medikamenten wie MAO-B-Hemmern und NMDA-Antagonisten kein ausreichender Effekt erzielt werden, sollte die L-Dopa-Dosis so niedrig wie möglich, aber auch so hoch wie nötig sein. In diesen Fällen sollte durch den Einsatz von DA L-Dopa eingespart bzw. ersetzt werden. Bedauerlicherweise wurden zu Beginn der DA-Ära die meisten DA zu niedrig dosiert, und es wurde wegen eines vermeintlich unzureichenden Effekts der DA L-Dopa hinzugegeben. Bei ausreichender Dosis sind die DA in der Frühphase etwa so wirksam wie L-Dopa [91, 134]. Mittlerweile hat sich die emotionale Diskussion gelegt und die Gabe von L-Dopa mit DA hat sich etabliert. Trotzdem schlägt das Pendel aktuell wieder in Richtung L-Dopa. Wir sollten aber nicht den Fehler machen, ständig die Richtung extrem zu ändern, sondern rational entscheiden.

Die Verordnung einer ausreichenden DA-Dosis ist erforderlich. Es trifft nicht zu, dass eine begonnene L-Dopa-Therapie nicht wieder ausgeschlichen oder reduziert werden könnte. In Einzelfällen ist es auch bei jungen Patienten erforderlich, primär mit L-Dopa zu behandeln, da ein schneller Therapieeffekt erwünscht ist, z.B. aus beruflichen Gründen. Bei diesen Patienten kann nach Erreichen einer ausreichenden Wirkung L-Dopa gegen einen DA teilweise oder komplett ausgetauscht werden. Aktuell gehen wir davon aus, dass es hierdurch nicht zu einem Priming kommt (☞ Kap. 14.10.).

Auch die Frage, bis zu welchem Alter primär mit Dopaminagonisten begonnen werden sollte, muss differenzierter gesehen werden. Entscheidend sind das biologische Alter und der sonstige Gesundheitszustand. Bei 40-jährigen Patienten sollte auf jeden Fall versucht werden, mit einem DA zu beginnen. Aber auch ein gesunder 70-Jähriger mit einer mehrjährigen Lebenserwartung hat eventuell eine bessere Prognose, wenn nicht sofort L-Dopa eingesetzt wird [126]. Bei der heutigen Lebenserwartung sollte ein Alter von 70 Jahren nicht mehr als unbedingte Grenze angesehen werden. Die Aussage, dass bei älteren Patienten wegen möglicher unerwünschter Wirkungen mit L-Dopa statt mit DA therapiert werden sollte, trifft nur begrenzt zu. Hier muss der Patient individuell gesehen werden. Wenn ein 70-jähriger Patient den DA gut verträgt, gibt es keinen Grund ihn mit einer L-Dopa-Monotherapie zu behandeln.

Ein weiteres Argument für den Einsatz von Dopaminagonisten ist eine mögliche neuroprotektive Wirkung (☞ oben). Am präsynaptischen Neuron kommt es unter DA zu einer Reduktion der Dopaminfreisetzung und des Dopaminumsatzes ("turnover"), was sich durch die Verringerung des möglichen oxidativen Stresses neuroprotektiv auswirken könnte. Als weitere Theorien zur Neuroprotektion sind die antioxidativen Eigenschaften der DA zu nennen.

Der Einsatz langwirksamer DA oder der Applikation als Pflaster kann sich auch bei nächtlichen Akinesen bewähren, alternativ zu retardierten L-Dopa-Formulierungen.

Die derzeitige Datenlage präferiert den frühen Einsatz und die Dauertherapie mit DA in ausreichender Dosierung. Dies spiegelte sich auch in den letzten Leitlinien der DGN/AWMF [31, 53] wider (die aktuelle Leitlinie hat dies ähnlich, aber different dargestellt). Hierdurch kann das Auftreten von Dyskinesien erheblich verzögert werden. Aus Kostengründen auf DA zu verzichten, kann nach wenigen Jahren bereits zu wesentlich höheren Kosten durch die motorischen Spätkomplikationen führen (☞ Kap. 17.). Erforderlich wären zweifellos noch weitere Langzeitstudien, welche einerseits Klarheit über das Auftreten motorischer Spätkomplikationen geben und andererseits die Frage der Neuroprotektion von DA klären. Eine optimale Aufklärung des Patienten und eine kritische Diskussion mit dem Patienten und weiterbehandelnden Arzt erlaubt eher, dem Patienten die optimale Therapie zukommen zu lassen.

> Therefore, the guidelines for the treatment of Parkinson's disease do not consider the differential effect of the dopamine agonists.

6.7. Zusammenfassende Bewertung

Dopaminagonisten dürfen immer noch als die wirksamste Medikation neben L-Dopa angesehen werden. Ihr Einsatz ist in allen Stadien der Erkrankung empfehlenswert, d.h. Mono- und Kombinationstherapie. Nach den bisherigen Leitlinien der DGN waren nicht-ergoline DA Mittel der ersten Wahl bei Patienten unter 70 Jahren oder vergleichbarem biologischen Alter [31]. Die neuen Leitlinien legen sich nicht mehr auf eine Altersgrenze fest und sind etwas abweichend [53]. Generell sollte gelten, je jünger der Patient, desto später und niedriger dosiert L-Dopa und desto eher Dopaminagonisten, da Fluktuationen und andere Spätkomplikationen vermehrt und früher bei jungem Erkrankungsalter auftreten. In höherem Lebensalter muss individuell entschieden werden. Kann mit dem DA kein ausreichender Therapieerfolg erzielt werden, können die DA mit anderen Substanzen kombiniert werden. Bei ausgeprägter Symptomatik ist der zusätzliche Einsatz eines L-Dopa-Präparates meistens nicht zu umgehen.

Die jetzige Datenlage erlaubt nicht die Überlegenheit eines einzelnen DA herauszuarbeiten, wobei sich schon in einer Metaanalyse Vorteile zeigten [18]. Ergoline DA sind nach Empfehlungen der EMA und den Leitlinien der DGN nur noch im Einzelfall bzw. nicht mehr einzusetzen [1, 31, 53, 56, 148]. Laut aktueller Leitlinie kann eine Priorisierung der verschiedenen Dopaminagonisten untereinander hinsichtlich der Wirksamkeit nicht eindeutig aus der Literatur abgeleitet werden [53].

Primär sollte mit nicht-ergolinen DA behandelt werden. Auf Tagesmüdigkeit und Impulskontrollstörungen ist hinzuweisen.

6.8. Literatur

1. Agarwal P, Fahn S, Frucht SJ. Diagnosis and management of pergolide-induced fibrosis. Mov Disord 2004; 19: 699-704

2. Agúndez JA, García-Martín E, Alonso-Navarro H, Jiménez-Jiménez FJ. Anti-Parkinson's disease drugs and pharmacogenetic considerations.Expert Opin Drug Metab Toxicol 2013; 9: 859-874

3. Andén NE, Rubenson A, Fuxe K, et al. Evidence for dopamine receptor stimulation by apomorphine. J Pharm Pharmacol 1967; 19: 627-629

4. Antonini A, Tolosa E, Mizuno Y, et al. A reassessment of risks and benefits of dopamine agonists in Parkinson's disease. Lancet Neurol 2009; 8: 929-937

5. Barone P, Scarzella L, Marconi R, et al. Pramipexole versus sertraline in the treatment of depression in Parkinson's disease: a national multicenter parallel-group randomized study. J Neurol 2006; 253: 601-607

6. Barone P, Lamb J, Ellis A, Clarke Z. Sumanirole versus placebo or ropinirole for the adjunctive treatment of patients with advanced Parkinson's disease. Mov Disord 2007; 22: 483-489

7. Barone P, Poewe W, Albrecht S, et al. Pramipexole for the treatment of depressive symptoms in patients with Parkinson's disease: a randomized, double-blind, placebo-controlled trial. Lancet Neurol 2010; 9: 573-580

8. Battistin L, Bardin PG, Ferro-Milone F, et al. Alpha-dihydroergocryptine in Parkinson's disease: a multicentre randomized double blind parallel group study. Acta Neurol Scand 1999; 99: 36-42

9. Bayulkem K, Erisir K, Tuncel A, et al. A study on the effect and tolerance of lisuride on Parkinson's disease. Adv Neurol 1996; 69: 519-530

10. Bergamasco B, Frattola L, Muratoria A, et al. Alpha-dihydroergocryptine in the treatment of de novo parkinsonian patients; results of a multicenter, randomized, double-blind, placebo-controlled study. Acta Neurol Scand 2000; 101: 372-380

11. Biglan KM, Holloway RG. A review of pramipexole and its clinical utility in Parkinson's disease. Expert Opin Pharmacother 2002; 3: 197-210

12. Boas J, Worm-Petersen J, Dupont E, et al. The levodopa dose-sparing capacity of pergolide compared with that of bromocriptine in an open-label crossover study. Eur J Neurology 1996; 3: 44-49

13. Bracco F, Battaglia A, Chouza C, et al. The long-acting dopamine receptor agonist cabergoline in early Parkinson's disease. CNS Drugs 2004; 18: 733-746

14. Brecht HM. Dopaminagonisten im Vergleich. In: Riederer P, Laux G, Pöldinger W. Neuro-Psychopharmaka, Band 5, Springer Wien-New York, S. 226-240

15. Calne DB, Teychenne PF, Leigh PN, et al. Treatment of parkinsonism with bromocriptine. Lancet 1974; ii: 1355-1358

16. Castro-Caldas A, Delwaide P, Jost W, et al. The Parkinson-CONTROL study: A 1-year, randomized, double-blind trial comparing piribedil (150 mg/day) with bromocriptine (25 mg/day) in early combination with L-dopa in Parkinson's disease. Mov Disord 2006; 21: 500-509

17. Çelik B, Özdemir S, Barla Demirkoz A, Üner M. Optimization of piribedil mucoadhesive tablets for efficient therapy of Parkinson's disease: physical characterization and ex vivo drug permeation through buccal mucosa. Drug Dev Ind Pharm 2017; 43: 1836-1845

18. Chen XT, Zhang Q, Chen FF, et al. Comparative efficacy and safety of six non-ergot dopamine-receptor agonists in early Parkinson's disease: a systematic review and network meta-analysis. Front Neurol 2023; 14: 1183823

19. Clarke CE, Deane KD. Cabergoline versus bromocriptine for levodopa-induced complications in Parkinson's disease. Cochrane Database Syst Rev 2001; 1: CD001518

20. Contin M, Lopane G, Mohamed S, et al. Clinical pharmacokinetics of pramipexole, ropinirole and rotigotine in patients with Parkinson's disease. Parkinsonism Relat Disord. 2019; 61: 111-117

21. Corrodi H, Fuxe K, Hökfelt T, et al. Effect of ergot drugs on central catecholamine neurons: evidence for a stimulation of central dopamine neurons. J Pharm Pharmacol 1973; 25: 409-412

22. Corsini GU, Del Zompo M, Gessa GL, et al. Therapeutic efficacy of apomorphin combined with an extracerebral inhibitor of dopamine receptors in Parkinson's disease. Lancet 1979; i; 954-956

23. Corvol JC, Artaud F, Cormier-Dequaire F, et al. Longitudinal analysis of impulse control disorders in Parkinson disease. Neurology 2018; 91: e189-e201

24. Cotzias GC, Papavasiliou PS, Fehling C, et al. Similarities between neurological effects of L-Dopa and of apomorphine. N Engl J Med 1970; 282: 31-33

25. Dewey RB, Maraganore DM, Ahlskog JE, et al. A double-blind, placebo-controlled study of intranasal apomorphine spray as a rescue agent for off-states in Parkinson's disease. Mov Disord 1998; 13: 782-787

26. Dewey RB, Hutton JT, LeWitt PA, Factor SA. A randomized, double-blind, placebo-controlled trial of subcutaneously injected apomorphine for parkinsonian off-state events. Arch Neurol 2001; 58: 1385-1392

27. Dhawan V, Medcalf P, Stegie F, et al. Retrospective evaluation of cardio-pulmonary fibrotic side effects in symptomatic patients from a group of 234 Parkinson's disease patients treated with cabergoline. J Neural Transm 2005; 112: 661-668

28. Dooley M, Markham A. Pramipexole. Drugs & Aging 1998; 12: 495-514

29. Drewe J, Mazer N, Abisch E, et al. Differential effect of food on kinetics of bromocriptine in a modified release capsule and a conventional formulation. Eur J Clin Pharmacol 1988; 35: 535-541

30. Dupont E, Boas J, Mikkelsen B, et al. The levodopa dose-sparing capacity of pergolide compared with that of bromocriptine. Eur J Neurol 1996; 3 (suppl. 1): 9-12

31. Eggert KM, Oertel WH, Reichmann H, et al. Parkinson-Syndrome: Diagnostik und Therapie. In: Diener HC, Weimar C, et al. Leitlinien für Diagnostik und Therapie in der Neurologie (5. Auflage). Thieme-Verlag, Stuttgart 2012, S. 124-162

32. Eggert K, Öhlwein C, Kassubek J, et al. Influence of the non-ergot dopamine agonist piribedil on vigilance in patients with Parkinson disease and excessive daytime sleepiness (PiViCog-PD): An 11-week randomized comparison trial against pramipexole and ropinirole. Clin Neuropharmacol 2014; 37: 116-122

33. Factor SA. Intermittent subcutaneous apomorphine therapy in Parkinson's disease. Neurology 2004; 62 (Suppl. 4): S12-S17

34. Fahn S, Oakes D, Shoulson I, et al. Levodopa and the progression of Parkinson's disease. N Engl J Med 2004; 351: 2498-2508

35. Fei L, Zhou D, Ding ZT. The efficacy and safety of rotigotine transdermal patch for the treatment of sleep disorders in Parkinson's disease: a meta-analysis. Sleep Med 2019; 61: 19-25

36. Ferrara JM, Stacy M. Impulse-control disorders in Parkinson's disease. CNS Spectr 2008;13:690-698

37. Fox SH, Katzenschlager R, Lim S-Y, et al. International Parkinson and movement disorder society evidence-based medicine review: Update on treatments for the motor symptoms of Parkinson's disease. Mov Disord 2018; 33: 1248-1266

38. Frampton JE. Rotigotine transdermal patch: a review in Parkinson's disease. CNS Drugs 2019; 33: 707-718

39. Frucht S, Rogers JD, Greene P, et al. Falling asleep at the wheel: motor vehicle mishaps in persons taking pramipexole and ropinirole. Neurology 1999; 52: 1908-1910

40. Giladi N, Boroojerdi B, Korczyn AD, et al. Rotigotine transdermal patch in early Parkinson's disease: a ran-

domized, double-blind, controlled study versus placebo and ropinirole. Mov Disord 2007; 22: 2398-2404

41. Goetz CG, Blasucci L, Stebbins GT. Switching dopamine agonists in advanced Parkinson's disease. Neurology 1999; 52: 1227-1229

42. Gouraud A, Millaret A, Descotes J, et al. Piribedil-induced sleep attacks in patients without Parkinson disease: a case series. Clin Neuropharmacol 2011; 34: 104-107

43. Güldenpfennig WM, Poole KH, Sommerville KW. Safety, tolerability, and efficacy of continuous transdermal dopaminergic stimulation with rotigotine patch in early-stage idiopathic Parkinson disease. Clin Neuropharamcol 2005; 28: 106-110

44. Hattori N, Hasegawa K, Sakamoto T. Pharmacokinetics and effect of food after oral administration of prolonged-release tablets of ropinirole hydrochloride in Japanese patients with Parkinson's disease. J Clin Pharm Ther 2012; 37: 571-577

45. Hauser RA, Rascol O, Korczyn AD, et al. Ten-year follow-up of Parkinson's disease patients randomized to initial therapy with ropinirole or levodopa. Mov Disord 2007; 22: 2409-2417

46. Hauser RA, Schapira AHV, Rascol O, et al. Randomized, double-blind, multicenter evaluation of pramipexole extended release once daily in early Parkinson's disease. Mov Disord 2010; 25: 2542-2549

47. Hauser RA, Olanow CW, Dzyngel B, et al. Sublingual apomorphine (APL-130277) for the acute conversion of OFF to ON in Parkinson's disease. Mov Disord 2016; 31: 1366-1372

48. Hauser RA, Olanow CW, Dzyngel B, et al. Sublingual apomorphine (APL-130277) for the acute conversion of OFF to ON in Parkinson's disease. Mov Disord 2016, 31: 1366-1372

49. Hely MA, Morris JGL, Reid WGJ, et al. The Sydney multicentre study of Parkinson's disease: a randomized, prospective five year study comparing low dose bromocriptine with low dose levodopa-carbidopa. J Neurol Neurosurg Psychiatry 1994; 57: 903-910

50. Hely MA, Reid WGJ, Adena MA. The Sydney multicentre study of Parkinson's disease: The inevitability of dementia at 20 years. Mov Disord 2008; 23: 837-844

51. Henriksen T, Katzenschlager R, Bhidayasiri R, et al. Practical use of apomorphine infusion in Parkinson's disease: lessons from the TOLEDO study and clinical experience. J Neural Transm 2023; 130: 1475-1484

52. Hersh BP, Earl NL, Hauser RA, Stacy M. Early treatment benefits of ropinirole prolonged release in Parkinson's patients with motor fluctuations. Mov Disord 2010; 25: 927-931

53. Höglinger G, Trenkwalder C et al., Parkinson-Krankheit, S2k-Leitlinie, 2023, in: Deutsche Gesellschaft für Neurologie (Hrsg.), Leitlinien für Diagnostik und Therapie in der Neurologie. Online: (abgerufen am 12.02.2024)

54. Hofmann C, Penner U, Dorow R, et al. Lisuride, a dopamine receptor agonist with 5-HT2B receptor antagonist properties: absence of cardiac valvulopathy adverse drug reaction reports supports the concept of a crucial role for 5-HT2B receptor agonism in cardiac valvular fibrosis. Clin Neuropharmacol 2006; 29: 80-86

55. Horowski R, Wachtel H. Direct dopaminergic action of lisuride hydrogenmaleate, an ergot derivative, in mice. Eur J Pharmacol 1976; 36: 373-383

56. Horvath J, Fross RD, Kleiner-Fisman G, et al. Severe multivalvular heart disease: a new complication of the ergot derivate dopamine agonists. Mov Disord 2004; 19: 656-662

57. Hughes AJ, Bishop S, Kleedorfer B, et al. Subcutaneous apomorphine in Parkinson's disease: response to chronic administration for up to 5 years. Mov Disord 1993; 6: 165-170

58. Jackson DM, Jenkins OF, Ross SB. The motor effects of bromocriptin – a review. Psychopharmacology Berl 1988; 95: 433-446

59. Jost WH, Angersbach D, Rascol O. Clinical studies with ropinirole in Parkinson's disease and RLS. J Neurol 2006; 253 (Suppl. 4): IV/16-IV/21

60. Jost WH, Kuhn K, Wangemann M. Piribedil: ein neuer, bekannter Dopaminagonist. Psychopharmakotherapie 2008; 15: 102-109

61. Jost WH, Bergmann L. Klinische Daten zur retardierten Formulierung von Ropinirol. Fortschr Neurol Psych 2010, 78 (S1): 20-24

62. Jost W, Eisenreich W. Pramipexol Retard: Eine neue Therapieoption bei Morbus Parkinson. Nervenheilkunde 2010; 29: 675-681

63. Jost W, Retzow A, Kuhn K. Piribedil – ein non-ergot Dopaminagonist mit besonderem Rezeptorprofil. Ergebnisse von zwei Studien bei Patienten mit idiopathischem Parkinsonsyndrom im klinischen Alltag. Nervenheilkunde 2010; 29: 571-577

64. Jost WH, et al. Rotigotin-Pflaster. Fortschr Neurol Psych 2024

65. Joyce JN, Woolsey C, Ryoo H, et al. Low dose pramipexole is neuroprotective in the MPTP mouse model of Parkinson's disease, and downregulates the dopamine transporter via the D3 receptor. BMC Biol 2004; 2: 22

66. Kassubek J, Chaudhuri KR, Zesiewicz T, et al. Rotigotine transdermal system and evaluation of pain in patients with Parkinson's disease: a post hoc analysis of the

RECOVER study. BMC Neurol 2014; 14: doi: 10.1186/1471-2377-14-42

67. Kassubek J, Jost WH, Schwarz J. Sublingual apomorphine in the treatment of Parkinson's disease. J Neural Transm 2024; 131: in press

68. Katzenschlager R, Head J, Schrag A, et al. Fourteen-year final report of the randomized PDRG-UK trial comparing three initial treatments in PD. Neurology 2008; 71: 474-480

69. Katzenschlager R, Poewe W, Rascol O, et al. Apomorphine subcutaneous infusion in patients with Parkinson's disease with persistent motor fluctuations (TOLEDO): a multicentre, double-blind, randomised, placebo-controlled trial. Lancet Neurol 2018; 17: 749-759

70. Korczyn AD, Brooks D, Brunt ER, et al. Ropinirol versus bromocriptine in the treatment of early Parkinson's disease: a 6-month interim report of a 3-year study. Mov Disord 1998; 13: 46-51

71. Korczyn AD, Reichmann H, Boroojerdi B, Häck HJ. Rotigotine transdermal system for perioperative administration. J Neural Transm 2007; 114: 219-221

72. Kumar S, Gupta SK, Pahwa R. Designing lisuride intranasal nanocarrier system for reduction of oxidative damage with enhanced dopamine level in brain for Parkinsonism. J Psychiatr Res 2023; 165: 205-218

73. Kvernmo T, Härtter S, Bürger E. A review of the receptor-binding and pharmacokinetic properties of dopamine agonists. Clin Therapeut 2006; 28: 1065-1078

74. Lebrun-Frenay C, Borg M. Choosing the right dopamine agonist for patients with Parkinson's disease. Curr Med Res Opin 2002; 18: 209-214

75. Lees AJ, Stern GM. Sustained bromocriptin therapy in previously untreated patients with Parkinson's disease. J Neurol Neurosurg Psychiatry 1983; 44: 1020-1023

76. LeWitt PA, Lyons KE, Pahwa R. Advanced Parkinson disease treated with rotigotine transdermal system. PREFER study. Neurology 2007; 68: 1262-1267

77. Lewitt PA, Boroojerdi B, Surmann E, Poewe W. Rotigotine transdermal system for long-term treatment of patients with advanced Parkinson's disease: results of two open-label extension studies, CLEOPATRA-PD and PREFER. J Neural Transm 2013; 120: 1069-1081

78. Li BD, Cui JJ, Song J, et al. Comparison of the efficacy of different drugs on non-motor symptoms of Parkinson's disease: a network meta-analysis. Cell Physiol Biochem 2018; 45: 119-130

79. Lieberman A, Ranhosky A, Korts D. Clinical evaluation of pramipexole in advanced Parkinson's disease: results of a double-blind, placebo-controlled, parallel-group study. Neurology 1997; 49: 162-168

80. Manson AJ, Hanagasi H, Turner K, et al. Intravenous apomorphine therapy in Parkinson's disease. Brain 2001; 124: 331-340

81. Matthiesen A, Wright CRA. Researches into the chemical constitution of the opium bases, part 1. On the action of hydrochloric acid on morphia. Proc R Soc London 1869; 17: 455-460

82. Md S, Karim S, Aldawsari HM. Current status and challenges in rotigotine delivery. Curr Pharm Des 2020: 2020; 26: 2222-2232

83. Medico M, De Vito S, Tomasello C, et al. Behavioral and neurochemical effects of dopaminergic drugs in models of brain injury. Eur Neuropsychopharmacol 2002; 12: 187-194

84. Meissner W, Trottenberg T, Klaffke S, et al. Apomorphintherapie versus tiefe Hirnstimulation. Nervenarzt 2001; 72: 924-927

85. Melamed E. Does treatment with dopamine agonists affect utilization of exogenous levodopa in the parkinsonian striatum? J Neural Transm 1995; 45 (suppl.): 57-60

86. Metmann LV, Gillespie M, Farmer C, et al. Continuous transdermal dopaminergic stimulation in advanced Parkinson's disease. Clin Neuropharmacol 2001; 24: 163-169

87. Mizuno Y, Nomoto M, Haesgawa K, et al. Rotigotine vs ropinirole in advanced stage Parkinson's disease: a double-blind study. Parkinsonism Rel Disord 2014; 20: 1388-1393

88. Möller JC, Oertel WH, Köster J, et al. Long-term efficacy and safety of pramipexole in advanced Parkinson's disease: results from a European multicenter trial. Mov Disord 2005; 20: 602-610

89. Montastruc JL, Ziegler M, Rascol O, Malbezin M. A randomized, double-blind study of a skin patch of a dopaminergic agonist, piribedil, in Parkinson's disease. Mov Disord 1999; 14: 336-341

90. Obeso JA, Luquin MR, Maratinez-Lage JM. Lisuride infusion pump: a device for the treatment of fluctuations in Parkinson's disease. Lancet 1986; i: 467-470

91. Oertel WH, Wolters E, Sampaio C, et al. Pergolide versus levodopa monotherapy in early Parkinson's diseases patients: The PELMOPET study. Mov Disord 2006; 21: 343-353

92. Okubadejo NU, Ojo OO, Wahab KW, et al. A nationwide survey of Parkinson's disease medicines availability and affordability in Nigeria. Mov Disord Clin Pract 2018; 6: 27-33

93. Olanow CW, Factor SA, Espay AJ, et al. Apomorphine sublingual film for off episodes in Parkinson's disease: a randomised, double-blind, placebo-controlled phase 3 study. Lancet Neurol 2020; 19: 135-144

94. Olanow CW, Standaert DG, Kieburtz K, Viegas TX, Moreadith R. Once-weekly subcutaneous delivery of po-lymer-linked rotigotine (SER-214) provides continuous plasma levels in Parkinson's disease patients. Mov Disord 2020: 35: 1055-1061

95. Olanow CW, Factor SA, Espay AJ, et al. Apomorphi-ne sublingual film for off episodes in Parkinson's disease: a randomised, double-blind, placebo-controlled phase 3 study. Lancet Neurol 2020; 19: 135-144

96. Pahwa R, Stacy MA, Factor SA, et al. Ropinirole 24-hour prolonged release. Neurology 2007; 68: 1108-1115

97. Parkinson Study Group. Pramipexole vs levodopa as initial treatment for Parkinson disease. JAMA 2000; 284: 1931-1938

98. Parkinson Study Group. Dopamine transporter brain imaging to assess the effects of pramipexole vs levo-dopa on Parkinson disease progression. JAMA 2002; 287: 1653-1661

99. Parkinson Study Group, Holloway RG. Pramipexole versus levodopa as initial treatment for Parkinson dis-ease: A 4-year randomized controlled trial. Neurology 2002; 58 (Suppl 3): A81-A82

100. Parkinson Study Group. A controlled trial of rotigo-tine monotherapy in early Parkinson's disease. Arch Neurol 2003; 60: 1721-1728

101. Perez-Lloret S, Rascol O. Piribedil for the treatment of motor and non-motor symptoms of Parkinson disea-se. CNS Drugs 2016; 30: 703-717

102. Piercy MF, Hoffmann WE, Smith MW, et al. Inhibi-tion of dopamine neuron firing by pramipexole, a dopa-mine D3-preferring agonist: comparison to other dopa-mine receptor agonists. Eur J Pharmacol 1996; 312: 35-44

103. Pinter MM, Rutgers AW, Hebenstreit E. An open-label, multicentre clinical trial to determine the levodopa dose-sparing capacity of pramipexole in patients with idiopathic Parkinson's disease. J Neural Transm 2000; 107: 1307-1323

104. Poewe WH, Rascol O, Quinn N, et al. Efficacy of pramipexole and transdermal rotigotine in advanced Parkinson's disease: a double-blind, double-dummy, randomised controlled trial. Lancet Neurol 2007; 6: 513-520

105. Poewe W, Rascol O, Barone P, et al. Extended-release pramipexole in early Parkinson disease. Neurolo-gy 2011; 77: 759-766

106. Pogarell O, Gasser T, van Hilten JJ, et al. Pramipexo-le in patients with Parkinson's disease and marked drug resistant tremor: a randomised, double blind, placebo controlled multicentre study. J Neurol Neurosurg Psychiatry 2002; 72: 713-720

107. Pollak P, Champay AS, Hommel M, et al. Subcuta-neous apomorphine in Parkinson's disease. J Neurol Neurosurg Psychiatry 1989; 52: 544

108. Pondal M, Marras C, Miyasaki J. Clinical features of dopamine agonist withdrawal syndrome in a movement disorders clinic. J Neurol Neurosurg Psychiatry 2013; 84: 130-135

109. Pontone G, Williams JR, Spear Bassett S, Marsh L. Clinical features associated with impulse control disor-ders in Parkinson disease. Neurology 2006; 67: 1258-1261

110. Przuntek H, Welzel D, Gerlach M, et al. Early insti-tution of bromocriptine in Parkinson's disease inhibits the emergence of levodopa-associated motor side effects. Long-term results of the PRADO study. J Neural Transm 1996; 103: 699-715

111. Rascol O, Brooks DJ, Korczyn AD, et al. A five-year study of the incidence of dyskinesia in patients with early Parkinson's disease who were treated with ropinirole or levodopa. N Engl J Med 2000; 342: 1484-1491

112. Rascol O, Brooks DJ, Korczyn AD, et al. Develop-ment of dyskinesias in a 5-year trial of ropinirole and L-dopa. Mov Disord 2006; 21: 1844-1850

113. Rascol O, Dubois B, Castro-Caldas A, et al. Early monotherapy of Parkinson's disease: A planned seven-month report of the REGAIN study. Mov Disord 2006; 21: 2110-2115

114. Ravina BM, Fagan SC, Hart RG, et al. Neuroprotec-tive agents for clinical trials in Parkinson's disease. Neu-rology 2003; 60: 1234-1240

115. Rektorova I, Rektor I, Bares M, et al. Pramipexole and pergolide in the treatment of depression in Parkin-son's disease: a national multicentre prospective rando-mized study. Eur J Neurol 2003; 10: 399-406

116. Rinne UK. Combination therapy with lisuride and L-dopa in the early stages of Parkinson's disease decrea-ses and delays the development of motor fluctuations. Long-term study over 10 years in comparison with L-dopa monotherapy. Nervenarzt 1999; 70 (Suppl. 1): S19-S25

117. Rizos A, Sauerbier A, Antonini A, et al. A European multicentre survey of impulse control behaviours in Par-kinson's disease patients treated with short- and long-acting dopamine agonists. Eur J Neurol 2016; 23: 1255-1261

118. Rubin A, Lemberger L, Dhahir P. Physiologic dispo-sition of pergolide. Clin Pharmacol Ther 1981; 30: 258-265

119. Schapira AHV, Barone P, Hauser RA, et al. Exten-ded-release pramipexole in advanced Parkinson disease. Neurology 2011; 77: 767-774

120. Schapira AH, McDermott MP, Barone P, et al. Pramipexole in patients with early Parkinson's disease (PROUD): a randomised delayed-start trial. Lancet Neurol 2013; 12: 747-755

121. Schrag AE, Brooks DJ, Brunt Em et al. The safety of ropinirole. A selective nonergoline dopamine agonist, in patients with Parkinson's disease. Clin Neuropharmacol 1998; 21: 169-175

122. Schrag A, Keens J, Warner J. Ropinirole for the treatment of tremor in early Parkinson's disease. Eur J Neurol 2002; 9: 253-257

123. Schran HF, Bhuta SI, Schwarz HJ, et al. The pharmacokinetics of bromocriptin in man. Adv Biochem Psychopharmacol 1980; 23: 125-139

124. Schwab RS, Amador LV, Lettvin JY. Apomorphine in Parkinson's disease. Trans Am Neurol Assoc 1951; 76: 251-253

125. Sethi KD, O'Brien CF, Hammerstad JP, et al. Ropinirole for the treatment of early Parkinson's disease. Arch Neurol 1998; 55: 1211-1216

126. Silver D. Impact of functional age on the use of dopamine agonists in patients with Parkinson disease. Neurologist 2006; 12: 214-223

127. Steiger M, Jost W, Grandas F, van Camp G. Risk of valvular heart disease associated with the use of dopamine agonists in Parkinson's disease: a systemic review. J Neural Transm 2009; 116: 179-191

128. Stern G. Apolaustic apomorphine. Pract Neurol 2013; 13: 335-337

129. Stibe CMH, Lees AJ, Kempster PA, et al. Subcutaneous apomorphine in parkinsonian on-off oscillations. Lancet 1988; i: 403-406

130. Stocchi F, Ruggieri S, Vacca L, Olanow CW. Prospective randomized trial of lisuride infusion versus oral levodopa in patients with Parkinson's disease. Brain 2002; 125: 2058-2066

131. Stocchi F, Vacca L, Berardelli A, et al. Dual dopamine agonist treatment in Parkinon's disease. J Neurol 2003; 250: 822-826

132. Stocchi F, Hersh BP, Scott BL, et al. Ropinirole 24-hour prolonged release and ropinirole immediate release in early Parkinson's disease: a randomized, double-blind, non-inferiority crossover study. Curr Med Res Opin 2008; 24: 2883-2895

133. Stocchi F, Giorgi L, Hunter B, Schapira AH. PREPARED: Comparison of prolonged and immediate release ropinirole in advanced Parkinson's disease. Mov Disord 2011; 26: 1259-1265

134. Stocchi F, Torti M, Fossati C. Advances in dopamine receptor agonists for the treatment of Parkinson's disease. Expert Opin Pharmacother 2016; 17: 1889-1902

135. Thorlund K, Wu P, Druyts E, et al. Nonergot dopamine-receptor agonists for treating Parkinson's disease – a network meta-analysis. Neuropsych Dis Treatm 2014; 10: 767-776

136. Tönges L, Ceballos-Baumann A, Honig H, et al. Praktische Anwendung der kontinuierlichen Apomorphin-Pumpentherapie. Fortschr Neurol Psychiatr 2017; 85: 516-535

137. Trenkwalder C, Kies B, Rudzinska M, et al. Rotigotine effects on early morning motor function and sleep in Parkinson's disease: a double-blind, randomized, placebo-controlled study (RECOVER). Mov Disord 2011; 26: 90-99

138. Tyne HL, Parsons J, Sinnott A, et al. A 10 year retrospective audit of long-term apomorphine use in Parkinson's disease. J Neurol 2004; 251: 1370-1374

139. De Vecchis R, Cantatrione C, Mazzei D, et al. Nonergot dopamine agonists do not increase the risk of heart failure in Parkinson's disease patients: A meta-analysis of randomized controlled trials. J Clin Med Res 2016; 8: 449-460

140. Walter E, Odin P. Cost-effectiveness of continuous subcutaneous apomorphine in the treatment of Parkinson's disease in the UK and Germany. J Med Econ 2015; 18: 155-165

141. Watts RL, Jankovic J, Waters C, et al. Randomized, blind, controlled trial of transdermal rotigotine in early Parkinson disease. Neurology 2007; 68: 272-276

142. Watts R, Lyons KE, Pahwa R, et al. Onset of dyskinesia with adjunct ropinirole prolonged-release or additional levodopa in early Parkinson's disease. Mov Disord 2010; 25: 858-866

143. Weil E. De l'apomorphine dans certain troubles nerveaux. Lyon Med 1884; 48: 411-419

144. Weintraub D, Koester J, Potenza MN, et al. Impulse control disorders in Parkinson disease: a cross-sectional study of 3090 patients. Arch Neurol 2010; 67: 589-595

145. Weintraub D, Nirenberg MJ. Impulse control and related disorders in Parkinson's disease. Neurodegener Dis 2013; 11:63-71

146. Whone AL, Watts RL, Stoessel AJ, et al. Slower progression of Parkinson's disease with ropinirole versus levodopa: The REAL-PET study. Ann Neurology 2003; 54: 93-101

147. Woitalla D, Buhmann C, Hilker-Roggendorf R, et al. Role of dopamine agonists in Parkinson's disease therapy. Neural Transm 2023; 130: 863-873

148. Yamamoto M, Uesugi T, Nakayama T. Dopamine agonists and cardiac valvulopathy in Parkinson disease. Neurology 2006; 67: 1225-1229

149. Yu XX, Fernandez HH. Dopamine agonist withdrawal syndrome: A comprehensive review. J Neurol Sci 2017; 374: 53-55

150. Zhao H, Ning Y, Cooper J, et al. Indirect comparison of ropinirole and pramipexole as levodopa adjunctive therapy in advanced Parkinson's disease: A systematic review and network meta-analysis. Adv Ther 2019; 36: 1252-1265

7. Amantadinsalze

Amantadine kennen wir seit den 1960er Jahren. Die erste Synthese gelang Stetter 1960 [35]. Der Einsatz zur antiviralen Therapie erfolgte 1964 [5]. 1968 beobachtete Schwab bei einer Parkinson-Patientin, die zur Grippeprophylaxe Amantadin erhielt, dass sich auch die Parkinson-Symptomatik deutlich besserte. 1969 publizierte er die Therapie mit Amantadin bei 153 Patienten, bei denen er in zwei Drittel der Fälle eine Besserung feststellte [33]. Diese Beobachtung wurde im folgenden Jahr von anderen Autoren bestätigt.

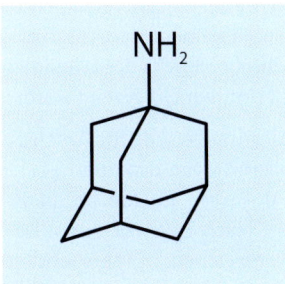

Abb. 7.1: Strukturformel von Amantadin.

7.1. Pharmakologie der Amantadine

Amantadin hat eine durchschnittliche HWZ von 15 Stunden (10 bis 30 Stunden) [1], wobei die zerebrale Eliminationshalbwertzeit deutlich länger ist [17]. Maximale Blutkonzentrationen werden bei oraler Gabe nach 1 bis 5 Stunden erreicht [1]. Die schnelle Resorption erfolgt fast vollständig. Die Plasmaproteinbindung liegt bei etwa 65 %. Die Ausscheidung erfolgt vorwiegend renal. Wegen der hohen Lipophilie passiert Amantadin gut die Blut-Hirn-Schranke.

Amantadinsulfat steht zur oralen und intravenösen Applikation zur Verfügung [43]. Passager wurde auch eine Brausetablette mit Amantadinsulfat (PK Merz®) angeboten. Die Gabe als Inhalation hat sich nicht durchsetzen können.

Es gibt auch eine retardierte Formulierung von Amantadin-HCl, in den USA zugelassen, aber aktuell auf dem deutschen Markt noch nicht erhältlich [10, 25, 27]. Vorteile wären hier u.a. die Einmalgabe und die Gabe zur Nacht.

7.2. Wirkweise der Amantadine

Amantadine sind nicht-kompetitive NMDA-Rezeptorantagonisten. Es zeigt sich eine sehr enge Verwandtschaft zu Memantin. Beim NMDA (N-Methyl-D-Aspartat)-Rezeptor handelt es sich um einen Subtyp des Glutamat-Rezeptors, weshalb Amantadin auch als Glutamatantagonist bezeichnet wird. Es wird davon ausgegangen, dass Amantadin auch die NMDA-induzierte Freisetzung von Acetylcholin hemmt [18]. Hieraus resultiert somit eine Hemmung der glutamatergen und cholinergen Überaktivität (☞ Abb. 7.2).

Die antiakinetische Wirkung erfolgt wahrscheinlich auch unabhängig vom dopaminergen System. Rigor und Tremor werden ebenfalls gebessert, wobei eine Antitremorwirkung immer wieder kontrovers diskutiert wurde.

Daneben wird für die Amantadine eine positive Wirkung auf Vigilanz, Stimmung und Kognition angenommen [24].

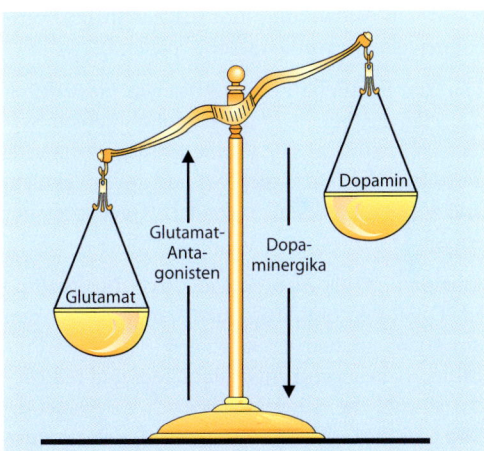

Abb. 7.2: Stark vereinfachtes Modell zur Darstellung, dass Glutamat und Dopamin Gegenspieler sind. Dementsprechend muss entweder die fehlende Dopamin-Wirkung ausgeglichen oder das Überwiegen der glutamatergen Wirkung reduziert werden.

7.3. **Amantadine bei Dyskinesien und Impulskontrollstörungen**

Nach längerer Therapie mit L-Dopa manifestieren sich Dyskinesien als häufigste unerwünschte Nebenwirkung. Die genauen Ursachen sind noch nicht völlig geklärt.

In-vivo-Untersuchungen weisen darauf hin, dass der Ausgangspunkt in der – bei therapeutischer Verabreichung von L-Dopa unvermeidlichen – pulsatilen dopaminergen Stimulation und deren Interaktion mit glutamatergen Mechanismen zu suchen ist. Der chronisch unphysiologische Reiz führt über eine Phosphorylierung zur Konfigurationsänderung der striatalen NMDA-Rezeptoren, woraus eine starke Glutamat-Überempfindlichkeit der Neuronen resultiert [20].

Diese gesteigerte glutamaterge Erregung führt aufgrund des erhöhten Kalzium-Einstroms zur verstärkten Aktivierung von neuronalen Second-Messenger-Systemen [16], verändert das intraneuronale Gleichgewicht und fördert die Freisetzung von Neuropeptiden, die vermutlich bei der abnormen Aktivierung motorischer Projektionsbahnen eine wesentliche Rolle spielen [24].

Tierexperimentelle Befunde belegen, dass durch die relative Überaktivität des glutamatergen Systems auf zellulärer Ebene eine Konformationsänderung des NMDA-Rezeptors und auf molekularbiologischer Ebene eine veränderte Genexpression erfolgt.

Amantadine, als nicht-kompetitive, niederaffine NMDA-Rezeptorantagonisten, verhindern den unphysiologischen neuronalen Kalzium-Einstrom, wirken somit antiglutamaterg und reduzieren sowohl die Schwere, als auch die Dauer L-Dopa-bedingter Dyskinesien [38, 39]. Eine Reduktion der Dyskinesien wurde bei 38 bis 73 % beobachtet [26, 31, 38]. Diese war einerseits akut feststellbar [6], hielt andererseits aber auch im Verlauf über ein Jahr an [31, 39]. In einer weiteren Studie konnte ein dyskinetischer Effekt bei 60-70 % festgestellt werden [30]. Auch nach Absetzen von Amantadin besteht dieser antidyskinetische Effekt fort [43]. Dementsprechend wird Amantadin auch in Leitlinien als wirksam zur Therapie von Peak-dose-Dyskinesien empfohlen [9, 12, 40]. Amantadine können mit Safinamid kombiniert werden

und es können damit evtl. zwei verschiedene antidyskinetische Effekte kombiniert werden, Hemmung der erhöhten Glutamatfreisetzung durch Safinamid [3] und antiglutamaterge Effekte durch den NMDA-Rezeptorantagonismus.

Auch die retardierte Formulierung konnte einen guten antidyskinetischen Effekt zeigen [10, 25, 27]. Nach Woche 12 lag die UDysRS um –20,7 versus –6,3 bei Plazebo unter dem Ausgangswert, bei gleichzeitiger Abnahme der Off-Zeit, –0,5 vs. +0,6 [25]. Eine Metaanalyse bestätigte die deutliche Reduktion der belastenden Dyskinesien (CI von 2,38 auf 2,63; p<0,00001)[28].

Der Ansatz des NMDA-Rezeptorantagonismus wird von mehreren Forschergruppen zur Entwicklung neuer medikamentöser Ansätze verfolgt. Ein antidyskinetischer Effekt des Glutamatantagonisten Riluzol konnte nicht gezeigt werden [2].

Ein Therapieansatz wurde für Amantadin bei Impulskontrollstörungen diskutiert [41]. Grundlage waren die positiven Effekte bei pathologischem Spielen [36]. Nach EBM-Kriterien ist die Datenlage nicht ausreichend [34]. Außerdem gibt es auch Hinweise für mögliche Impulskontrollstörungen unter Amantadin [42].

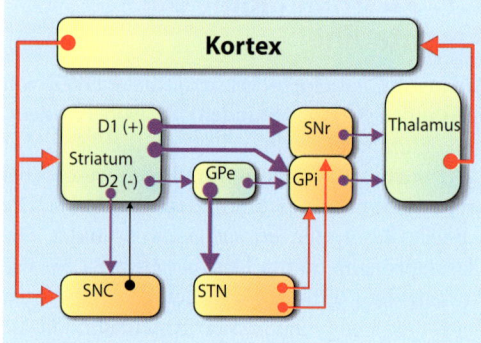

Abb. 7.3: Verhältnis der Neurotransmitter im Basalganglienbereich bei Dyskinesien. Vereinfachtes Schema. Rot: glutamaterg, lila: GABA-erg, schwarz: dopaminerg.

7.4. **Neuroprotektion (Krankheitsmodifikation)**

Auch für die Amantadine wird eine mögliche Neuroprotektion diskutiert [29]. Die Vermutung wurde durch eine Studie von Uitti [37] erhärtet, der bei mit Amantadin behandelten Patienten eine höhere

Lebenserwartung feststellte. Theoretische Grundlage hierfür ist, dass Amantadine das relative Übergewicht glutamaterger Projektionen nach dem Verlust der dopaminergen Kontrolle im Striatum abpuffern [15]. Ein weiteres Indiz für die potenzielle Neuroprotektion ergab sich im MPTP-Modell, in dem die Selegilin-Wirkung durch Amantadin potenziert wurde.

Ein weiterer Hinweis für die potenzielle Neuroprotektion kann aus einer Untersuchung von Patienten mit Schädel-Hirn-Traumata abgeleitet werden, bei welchen die Amantadintherapie zu einer höheren Überlebensrate sowie einer verbesserten Bewusstseinslage und Rehabilitationsfähigkeit führte [21]. Die Daten reichen nicht aus, um eine neuroprotektive Wirkung zu belegen [9].

Bisher wurde diskutiert, ob sich Amantadine positiv auf die Kognition auswirken. Eine Studie lässt sogar vermuten, dass Amantadin dem Entstehen einer Demenz vorbeugt und den Schweregrad reduziert [13].

7.5. Unerwünschte Wirkungen, Kontraindikationen

Insgesamt sind die Amantadine gut verträglich und mit wenig unerwünschten Wirkungen belastet. Unter einer hochdosierten intravenösen Gabe und vorwiegend in Kombination mit L-Dopa sowie bei älteren Patienten können Psychosen auftreten. In der Mono- und Frühtherapie treten diese jedoch fast nie auf. Da Amantadine zu Unruhe und Schlafstörung führen können, sollten sie nicht abends gegeben werden. Im Gegensatz dazu, wird das retardierte Amantadin-HCl sogar abends gegeben [10, 25, 27]. Wegen einer möglichen QT-Zeit-Verlängerung sollte vor Therapiebeginn und während der Aufdosierung die QT_C-Zeit bestimmt werden (<420 ms, QTc-Anstieg <60 ms), danach 1× jährlich.

Als weitere unerwünschte Wirkungen sind Ödeme und Livedo reticularis zu nennen. Die Nebenwirkungen gelten auch für die neue, retardierte Formulierung [30].

Kontraindikationen bestehen bei bekanntem, fortgeschrittenem zerebralem Abbau, Psychosen oder psychotischen Ereignissen in der Vorgeschichte, schweren Leber- und Nierenfunktionsstörungen sowie kardialen Erkrankungen, Prostatahypertrophie und einem Engwinkelglaukom.

Vorsicht ist geboten bei Patienten mit einer Hypertonie, einer Epilepsie, in der Schwangerschaft sowie beim Stillen.

Amantadine sollten nicht mit Sympathomimetika und Weckaminen oder Triamteren/Hydrochlorothiazid kombiniert werden. In der Kombination mit Anticholinergika kann deren anticholinerge Wirkung verstärkt und die Wahrscheinlichkeit von Psychosen erhöht werden. Natürlich besteht eine relative Kontraindikation bei allen Medikamenten, welche die QTc-Zeit verlängern, z.B. Domperidon [11]. Werden die Amantadine mit L-Dopa kombiniert, können die L-Dopa-Nebenwirkungen, v.a. exogene Psychosen, verstärkt werden. Auch die Alkoholwirkung wird durch Amantadin verstärkt.

7.6. Welche Dosierung?

Üblicherweise werden morgens und mittags jeweils 100 bis 150 mg Amantadin gegeben. Häufig genügt bereits diese Dosis. Amantadinhydrochlorid kann auf 300 mg, Amantadinsulfat auf bis zu 600 mg gesteigert werden. Das retardierte Amantadin wird in einer Dosierung von 274 mg gegeben. Generell werden nicht-retardierte Amantadine nicht abends gegeben, da sie zu Schlafstörungen führen können, retardierte hingegen gerade abends.

Um möglichen unerwünschten Wirkungen frühzeitig begegnen zu können, empfiehlt sich im ambulanten Bereich eine Aufdosierung um 100 mg pro Woche.

Amantadine sollten wegen möglicher "Entzugssymptome" nicht abrupt abgesetzt, sondern ausgeschlichen werden [19].

7.7. Wann sollen Amantadine eingesetzt werden?

Amantadine verbessern Akinese, Rigor und auch den Tremor. Daneben bessern sich Allgemeinbefinden, Stimmung, Antrieb und Bradyphrenie [4]. Hier zeigt sich auch die Nähe zu Memantin, das bei demenziellen Prozessen erfolgreich eingesetzt wird. In den vorletzten Leitlinien der DGN wurde Amantadin bei der Initialtherapie herabgestuft, wobei die Datenlage sich nicht verschlechtert hat [9]. Amantadin ist nach wie vor eine Option auch in der Frühphase der Erkrankung. Allgemein ist aber ein deutlicher Rückgang der Verordnungen in den letzten Jahren festzustellen [7].

Weiterhin kann Amantadin bei Dyskinesien [32, 43] und evtl. auch bei Impulskontrollstörungen [36, 42] eingesetzt werden. Vor allem bei Dyskinesien ist der Einsatz immer zu erwägen, es gibt keine Substanz mit besserer Evidenz [10, 25, 27, 40].

Amantadine wirken rasch, sind einfach zu dosieren und gut verträglich. Insgesamt weisen sie wenig unerwünschte Wirkungen auf.

Die Substanz empfiehlt sich somit für die Anfangsphase der Erkrankung, um L-Dopa "einzusparen" bzw. den Einsatz von L-Dopa zu verzögern und beim Auftreten von Dyskinesien. Da die Substanz keinen Wirkungsverlust zeigt und gut vertragen wird, kann sie somit im gesamten klinischen Verlauf eingesetzt werden.

Neuere Daten lassen vermuten, dass Amantadin bei Patienten mit DBS einen positiven Effekt auf Gang und Sprechen haben könnte [8].

Der Einsatz von Amantadinsulfat intravenös hat sich zur Akuttherapie bei akinetischen Krisen [14] sowie prä-, intra- und postoperativ bewährt (200 mg Amantadinsulfat auf 500 ml Lösung). Daneben sind die Amantadine aber auch eine sinnvolle Dauertherapie.

Die früher häufig publizierte Aussage, dass die Wirkung der Amantadine zeitlich limitiert sei, hat sich bisher nicht bestätigen lassen.

Die aktuellen Leitlinien empfehlen [12], Amantadin sollte zur Reduktion von Dyskinesien bei Parkinson-Patienten mit Levodopa-induzierten motorischen Komplikationen unter Berücksichtigung anticholinerger und halluzinogener Nebenwirkungen eingesetzt werden.

> Amantadinsulfat ist ein wirkungsvolles, kostengünstiges Medikament, das in allen Phasen der Erkrankung eingesetzt werden kann.

7.8. Amantadinsulfat versus Amantadinhydrochlorid

Es treten immer wieder Diskussionen auf, welche der beiden Substanzen zu bevorzugen ist. Bei intravenöser Verabreichung ist die Situation klar, da hierfür nur Amantadinsulfat verfügbar ist. In Deutschland stehen beide Substanzen, in den USA steht Amantadin-HCl zur Verfügung. Aktuell

wurden die Ergebnisse der Studien zu Amantadin-HCL in retardierter Formulierung publiziert [10, 25, 27]. Die Dyskinesien nahmen signifikant ab, Amantadin HCl-ER ist seit August 2017 in den USA zugelassen. Vergleichsstudien von Amantadinsulfat und der retardierten Formulierung wären wünschenswert.

Auch zur oralen Therapie sollte primär Amantadinsulfat eingesetzt werden. Die beiden Substanzen weisen unterschiedliche Verteilungskoeffizienten und unterschiedliche Löslichkeit auf. Amantadinsulfat wird langsamer resorbiert und abgebaut, bei Amantadin-HCl erfolgt die vollständige Resorption innerhalb weniger Minuten. Amantadinsulfat ist besser verträglich und kann höher dosiert werden [4]. Die vermehrten unerwünschten Wirkungen unter Amantadin-HCl werden auf die schnellere Resorption und höheren Plasmaspitzenkonzentrationen zurückgeführt.

Bei Amantadinsulfat kann theoretisch gleich mit einer Dosis von 200 bis 300 mg/d begonnen werden, wobei auch hier eine langsamere Aufdosierung sinnvoll erscheint (um beispielsweise mögliche unerwünschte Wirkungen zu erkennen). Amantadin-HCl sollte auf jeden Fall eingeschlichen werden.

Bei einer Umstellung muss die unterschiedliche Pharmakokinetik berücksichtigt werden. Nicht selten können bei der Umstellung von Amantadinsulfat auf -HCl starke unerwünschte Wirkungen wie beispielsweise Verwirrtheits- und Unruhezustände auftreten.

7.9. Literatur

1. Aoki FY, Sitar DS. Clinical pharmacokinetics of amantadine hydrochloride. Clin Pharmacokinet 1988; 14: 35-51

2. Bara-Jimenez W, Dimitrova TD, Sherzai A, et al. Glutamate release inhibition ineffective in levodopa-induced motor complications. Mov Disord 2006; 21: 1380-1383

3. Cattaneo C, Sardina M, Bonizzoni E. Safinamide as add-on therapy to levodopa in mid- to late-stage Parkinson's disease fluctuating patients: Post hoc analyses of studies 016 and SETTLE. J Parkinsons Dis 2016; 6: 165-173

4. Danielczyk W. Twenty-five years of amantadine therapy in Parkinson's therapy. Neural Transm 1995; 46 (Suppl.): 399-405

5. Davies WL, Grunert RR, Haff RF, et al. Antiviral activity of 1-adamantanamine (amantadine). Science 1964; 144: 862-863

6. Del Dotto P, Pavese N, Cambaccini G et al. Intravenous amantadine improves levodopa induced dyskinesias: an acute double-blind placebo controlled study. Mov Disord 2001; 16: 515-520

7. Dubaz OM, Wu S, Cubillos F, et al. Changes in prescribing practices of dopaminergic medications in individuals with Parkinson's disease by expert care centers from 2010 to 2017: The Parkinson's Foundation Quality Improvement Initiative. Mov Disord Clin Pract 2019; 6: 687-692

8. Fasano A, Appel-Cresswell S, Jog M. Medical management of Parkinson's disease after initiation of deep brain stimulation. Can J Neurol Sci 2016; 43: 626-634

9. Fox SH, Katzenschlager R, Lim S-Y, et al. International Parkinson and movement disorder society evidence-based medicine review: Update on treatments for the motor symptoms of Parkinson's disease. Mov Disord 2018; 33: 1248-1266

10. Hauser RA, Pahwa R, Tanner CM, et al. ADS-5102 (Amantadine) extended-release capsules for levodopa-induced dyskinesia in Parkinson's disease (EASE LID 2 Study): Interim results of an open-label safety study. J Parkinsons Dis 2017; 7: 511-522

11. Heranval A, Lefaucheur R, Fetter D, et al. Drugs with potential cardiac adverse effects: Retrospective study in a large cohort of parkinsonian patients. Rev Neurol (Paris) 2016; 172: 318-323

12. Höglinger G, Trenkwalder C, et al., Parkinson-Krankheit, S2k-Leitlinie, 2023, in: Deutsche Gesellschaft für Neurologie (Hrsg.), Leitlinien für Diagnostik und Therapie in der Neurologie. Online: (abgerufen am 12.02.2024)

13. Inzelberg R, Bonuccelli U, Schechtman E, et al. Association between amantadine and the onset of dementia in Parkinson's disease. Mov Disord 2006; 21: 1375-1379

14. Kestenbaum M, Abu Snineh M, Nussbaum T, et al. Repeated intravenous amantadine infusions in advanced Parkinsonism: Experience of a large movement disorder center. Isr Med Assoc J 2019; 12: 812-816

15. Klockgether T, Turski L. Excitatory amino acids and the basal ganglia: implications for the therapy of Parkinson's disease. Trends Neurosci 1989; 12: 285-286

16. Kornhuber J, Weller M. Neue therapeutische Möglichkeiten mit niederaffinen NMDA-Rezeptorantagonisten. Nervenarzt 1996; 67: 77-82

17. Kornhuber J, Riederer P, Bleich S, et al. Pharmacokinetic characterization of amantadine in human brain tissue. Ther Drug Monit 2006; 28: 693-695

18. Lupp A, Lücking CH, Koch R, et al. Inhibitory effects of the antiparkinsonian drugs memantine and amantadine on N-methyl-D-aspartate evoked acetylcholine release in the rabbit caudate nucleus in vitro. J Pharmacol Exp Ther 1992; 263: 717-724

19. Marxreiter F, Winkler J, Uhl M, Mad ar D. A case report of severe delirium after amantadine withdrawal. Case Rep Neurol 2017; 9: 44-48

20. Menegoz M, Lau LF, Hervé D, et al. Tyrosine phosphorylation of NMDA receptor in rat striatum: effects of 6-OH-dopamine lesions, Neuro Report 1995; 7: 125-128

21. Meythaler JM, Brunner RC, Johnson A, Novack TA. Amantadine to improve neurorecovery in traumatic brain injury associated diffuse axonal injury: a pilot double blind randomised trial. J Head Trauma Rehabil 2002; 17: 300-313

22. Müller T, Kuhn W. Effects of amantadine sulfate on motor impairment and execution of motor sequences in patients with Parkinson disease. Clin Neuropharmacol 2023; 46: 171-174

23. Oh JD, Russell D, Vaughan CL, Chase TN. Enhanced tyrosine phosphorylation of striatal NMDA receptor subunits: effect of dopaminergic denervation and L-DOPA administration. Brain Res 1998; 813:150-159

24. Ory-Magne F, Corvol JC, Azulay JP, et al. Withdrawing amantadine in dyskinetic patients with Parkinson disease. Neurology 2014; 82: 300-307

25. Oertel W, Eggert K, Pahwa R, et al. Randomized, placebo-controlled trial of ADS-5102 (amantadine) extended-release capsules for levodopa-induced dyskinesia in Parkinson's disease (EASE LID 3). Mov Disord 2017; 32: 1701-1709

26. Paci C, Thomas A, Onofrj M. Amantadine for dyskinesia in patients affected by severe Parkinson's disease. Neurol Sci 2001; 22: 75-76

27. Pahwa R, Tanner CM, Hauser RA, et al. ADS-5102 (Amantadine) extended-release capsules for levodopa-induced dyskinesia in Parkinson disease (EASE LID Study): a randomized clinical trial. JAMA Neurol 2017; 74: 941-949

28. Pajo AT, Espiritu AI, Jamora RDG. Efficacy and safety of extended-release amantadine in levodopa-induced dyskinesias: a meta-analysis. Neurodegener Dis Manag 2019; 9: 205-215

29. Palmer GC. Neuroprotection by NMDA receptor antagonists in a variety of neuropathologies. Curr Drug Targets 2001; 2: 241-271

30. Perez-Lloret S, Rascol O. Efficacy and safety of amantadine for the treatment of L-DOPA-induced dyskinesia. J Neural Transm 2018; 125: 1237-1250

31. Rajput A, Wallkait M, Rajput AH. 18 month prospective study of amantadine for DOPA induced dyskinesias

in idiopathic Parkinson's disease. Can Neurol 1997; 24: S23

32. Sawada H, Oeda T, Kuno S, et al. Amantadine for dyskinesias in Parkinson's disease: a randomized controlled trial. PLosOne 2010; 5: e15298

33. Schwab RS, England Jr AC, Poskaner DC. Amantadine in the treatment of Parkinson's disease. J Am Med Assoc 1969; 208: 1163-1170

34. Seppi K, Weintraub D, Coelho M, et al. The movement disorder society evidence-based medicine review update: Treatments for the non-motor symptoms of Parkinson's disease. Mov Disord 2011; 26 (S3): S42-80

35. Stetter H, Mayer J, Schwarz M, et al. Beiträge zur Chemie der Adamantanyl-(1)-Derivate. Chem Ber 1960; 93: 226-230

36. Thomas A, Bonanni L, Gambi F, Di Iorio A, Onofrj M. Pathological gambling in Parkinson's disease is reduced by amantadine. Ann Neurol 2010; 68: 400-404

37. Uitti RJ, Rajput, AH Ahlskog JE, et al. Amantadine treatment is an independent predictor of improved survival in Parkinson's disease. Neurology 1996; 46: 1551-1556

38. Verhagen Metman L, Del Dotto P, van den Munckhof P, et al. Amantadine as treatment for dyskinesias and motor fluctuations in Parkinson's disease. Neurology 1998; 50: 1323-1326

39. Verhagen Metmann L, Del Dotto P, LePoole K et al. Amantadine for levodopa-induced dyskinesias – a 1 year follow-up study. Arch Neurol 1999; 56: 1383-1386

40. Vijayakumar D, Jankovic J. Drug-induced dyskinesia, part 1: Treatment of levodopa-induced dyskinesia. Drugs 2016; 76: 759-777

41. Weintraub D, Sohr M, Potenza MN, et al. Amantadine use associated with impulse control disorders in Parkinson disease in cross-sectional study. Ann Neurol 2010; 68: 963-968

42. Weintraub D, Claassen DO. Impulse control and related disorders in Parkinson's disease. Int Rev Neurobiol 2017; 133: 679-717

43. Wolf E, Seppi K, Katzenschlager R, et al. Long-term antidyskinetic efficacy of amantadine in Parkinson's disease. Mov Disord 2010; 25: 1357-1363

8. MAO (Monoaminooxidase)-B-Hemmer

Therapeutisch werden zur antidepressiven Therapie MAO-A-Hemmer und zur Parkinson-Therapie MAO-B-Hemmer eingesetzt. Zur Therapie der Parkinson-Krankheit sind aktuell die MAO-B-Hemmer Selegilin, Rasagilin und Safinamid (☞ Kap. 9.) zugelassen.

Neben den Effekten der MAO-B-Hemmer ist auch für MAO-A-Hemmer ein positiver Effekt auf motorische Symptome (On-Zeit) beschrieben [79], umgekehrt für die MAO-B-Hemmer eine antidepressive Wirkung [81]. MAO-A-Hemmer spielen aber in der Parkinson-Therapie keine Rolle. Die Nebenwirkungs- und Interaktionsrate ist bei der Parkinson-Krankheit auch deutlich geringer unter den MAO-B- im Vergleich zu den MAO-A-Hemmern.

8.1. Rasagilin

Rasagilin (N-Propargyl-1-[R]-aminoindan) ist ein irreversibler, selektiver MAO-B-Hemmer [16]. Rasagilin hat eine 5- bis 10-fach stärkere MAO-B-Hemmung als Selegilin [16, 91]. Die Bioverfügbarkeit beträgt etwa 36 % und wird durch Mahlzeiten nicht beeinträchtigt. Die Metabolisierung erfolgt hauptsächlich in der Leber, der Metabolit ist Aminoindan und sind nicht Amphetamin-Derivate (☞ Abb. 8.1). Der genaue Stellenwert des Aminoindan ist immer noch ungeklärt [46].

Mittlerweile wurden etliche klinische Studien mit Rasagilin publiziert, die stellenweise über mehrere Jahre die Patienten untersucht haben [25, 28, 30, 36, 60-63, 65, 66, 78]. Zu nennen sind vor allem TEMPO, PRESTO, LARGO und ADAGIO. Hierzu gehören auch rezente Post-Marketing-Studien [23], welche die Daten der Zulassungsstudien belegten und keine neuen Nebenwirkungen oder Komplikationen zeigten. Eine Studie von Hauser et al. [24] zeigte auch eine gute Wirksamkeit in Kombination mit Dopaminagonisten zu Beginn der Erkrankung. Die Studiendaten belegen die Sinnhaftigkeit eines frühen Einsatzes von Rasagilin bei der Parkinson-Krankheit [74].

■ TEMPO-Studie

Die TEMPO-Studie [25, 60], bei der 404 Patienten eingeschlossen wurden, sollte die Wirkung und Sicherheit in der Monotherapie nachweisen. Es konnte sowohl für 1 mg als auch für 2 mg eine deutliche Besserung der motorischen Symptome gezeigt werden. Interessant war die Fortführung der Studie, bei der alle Patienten, auch die Plazebogruppe, Rasagilin erhielten [61]. Nach einem Jahr unterschieden sich beide Gruppen deutlich, zugunsten der von Beginn an mit Rasagilin behandelten Patienten (☞ Abb. 8.3). Im Verlauf waren knapp die Hälfte nach 2 Jahren, 23 % nach 4 und 13 % nach 6 Jahren auf eine Rasagilin-Monotherapie eingestellt [36].

■ LARGO- und PRESTO-Studie

LARGO [65] und PRESTO [62] sind Studien, bei denen sich zeigte, dass Rasagilin auch in der Kombinationstherapie eine gute Wirkung zeigt (Verlängerung der On-Zeit). In der LARGO-Studie konnte sogar gezeigt werden, dass die Effekte von Rasagilin und Entacapon vergleichbar waren [65]. Nach den Studien ist der Einspareffekt für L-Dopa bei Rasagilin höher als bei Selegilin.

■ ADAGIO-Studie

An der ADAGIO-Studie [25, 28, 50], einer prospektiven Studie mit Delayed-start-Design, nahmen 1.176 Patienten teil. Die Patienten waren durchschnittlich 4½ Monate (SD±4,6) erkrankt und wiesen einen UPDRS-Score von 20,4 (SD± 8,5) auf. Die Studie lief über 72 Wochen und konnte zeigen, dass unter 1 mg Rasagilin der klinische Verlauf signifikant besser blieb, auch nachdem die Plazebogruppe nach 36 Wochen Rasagilin erhielt (☞ Abb. 8.4a). Die 2 mg-Gruppe verfehlte das Studienziel (☞ Abb. 8.4b). Über die Gründe hierfür wurde viel spekuliert, wobei zuletzt der sogenannte Floor-Effekt favorisiert wurde, d.h. die mangelnde Sensitivität der UPDRS-Skala im unteren Skalenbereich.

Im weiteren Verlauf konnten 683 Patienten weiter beobachtet werden. Bedauerlicherweise zeigte sich am Ende kein Unterschied der beiden Gruppen [66].

Die klinische Erfahrung zeigt, dass ein erheblicher Anteil der Patienten auch bezüglich Vigilanz, Stimmung und Lebensqualität von der Verordnung von Rasagilin profitiert. Eine größere offene Studie hat diese Beobachtungen untermauert [31]. In den Studien wurden nicht nur Verbesserungen von Motorik und nicht-motorischen Störungen gezeigt, sondern auch von Kognition und anderen nicht-motorischen Störungen [22, 50]. Rasagilin wurde auch bei älteren Patienten mit gutem Erfolg eingesetzt [86]. In einer Studie mit Preladenant wurde Rasagilin als aktiver Vergleich gewählt. Interessanterweise konnte keine der Substanzen, also auch nicht Rasagilin, eine Überlegenheit gegenüber Plazebo zeigen [80].

Bei einigen Patienten kann der Wirkeintritt verzögert sein, weshalb bei der Therapie bis zu 4 Wochen bis zur endgültigen Beurteilung abgewartet werden sollte.

Die Verträglichkeit von Rasagilin ist gut [30], die unerwünschten Wirkungen entsprechen weitgehend denen von Selegilin (beide Substanzen sind irreversible MAO-B-Hemmer). Die Substanz wird auch von älteren Patienten gut vertragen [20]. Auf mögliche Interaktionen mit tyraminhaltigen Lebensmitteln wird zwar hingewiesen, dies scheint jedoch nur eine sehr theoretische Gefahr zu sein [13, 37]. Auch bei Rasagilin ist ein Serotonineffekt möglich, aber sicherlich sehr unwahrscheinlich [44, 55]; zumindest die STACCATO-Studie zeigte keine entsprechenden Symptome bei 471 Patienten [55]. In der ADAGIO-Studie profitierten die Patienten sogar von der Kombination eines SSRI mit Rasagilin [77]. Trotzdem ist bei der Kombination mit SSRI eine gewisse Vorsicht geboten.

Unter gesundheitsökonomischen Aspekten wird Rasagilin als günstig eingestuft [15, 27, 41].

> Rasagilin wirkt symptomatisch in der Frühphase und beim fortgeschrittenen Stadium [41].

8.2. Selegilin

Die erste Beschreibung einer L-Dopa potenzierenden resp. einsparenden Wirkung geht auf die 1970er Jahre zurück, also dem Jahrzehnt, in dem die erste Zulassung für L-Dopa-Präparate in Kombination mit einem Decarboxylasehemmer erfolgte [4, 82]. Selegilin, aus der Anfangszeit auch noch als L-Deprenyl bekannt, wurde für die Mono- und Kombinationstherapie zugelassen.

Selegilin ist ein relativ selektiver, irreversibler Hemmstoff der zentralen MAO-B. Die Halbwertzeit der Substanz liegt bei etwa 40 Stunden. Abzugrenzen davon ist die extrem lange Halbwertzeit von 40 Tagen für die zerebrale MAO-B, die aus ei-

ner Neusynthese des Enzyms resultiert, da es sich bei Selegilin um einen sogenannten "Suizid"-Inhibitor handelt [18].

Selegilin wird schnell resorbiert und weist eine hohe Plasmaprotein-Bindung auf. Aufgrund der hohen Lipophilie kann die Blut-Hirn-Schranke schnell überwunden werden. Studien haben gezeigt, dass nach intravenöser Gabe bereits nach 5 Minuten maximale Konzentrationen im Striatum gemessen werden können [17]. Maximale Plasmaspiegel werden nach 30 bis 120 Minuten erreicht. Die Substanz weist einen hohen First-pass-Effekt auf und wird vorwiegend in der Leber metabolisiert (wahrscheinlich Cytochrom-P450-System) und renal eliminiert.

Die Metabolisierung erfolgt über Methamphetamin zu Amphetamin, wobei unter therapeutischen Dosierungen kein relevanter Amphetamin-Effekt zu erwarten ist (☞ Abb. 8.1).

Als weiteres Präparat war auch eine Schmelztablette erhältlich (Xilopar®). Dieses Präparat wurde niedriger dosiert, eine Umstellung vom herkömmlichen Selegilin war problemlos [52]. Eine Schmelztablette (Lyophilisat) enthält 1,25 mg Selegilin-HCl und entspricht etwa 10 mg in herkömmlichen Selegilin-Tabletten (vergleichbare Plasmakonzentrationen) [10, 69]. Der Vorteil bei der sublingualen Applikation liegt in der Umgehung des First-pass-Metabolismus und damit der Vermeidung von Amphetaminderivaten. Aktuell ist das Präparat nicht mehr erhältlich.

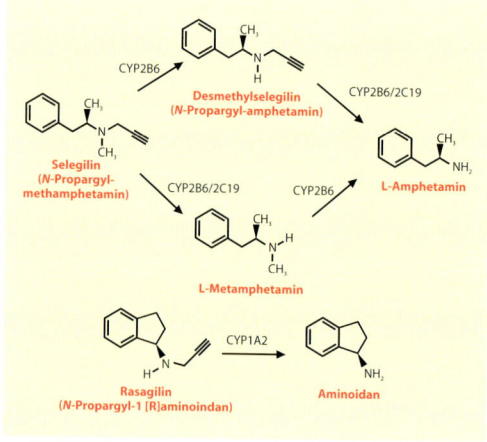

Abb. 8.1: Metabolismus von Selegilin und Rasagilin (nach [9]).

8.2.1. **Wirkweise des Selegilins**

Der erste Schritt zur Erhöhung der L-Dopa-Kon-zentrationen war die Hemmung der Decarboxyla-se. Folgerichtig wurde versucht, im zweiten Schritt die zerebrale Metabolisierung des L-Dopa durch extra- und intraneuronale MAO zu hemmen. Dies gelang durch Selegilin (Deprenyl). Durch den Einsatz dieses selektiven MAO-B-Hemmers wird die Dopamin-Konzentration im synaptischen Spalt erhöht. Daneben kommt es zur schwachen Hemmung der Dopamin-Aufnahme.

Um einen pharmakodynamischen Effekt zu errei-chen, muss die MAO-B zu mindestens 80 % ge-hemmt werden [21]. In therapeutischer Dosierung (10 mg) wird die MAO-B in Thrombozyten sogar vollständig gehemmt. Daraus leiten sich auch die üblichen Dosierungen ab. Die Empfehlung von 1 mg Selegilin pro 10 kg Körpergewicht ist relativ willkürlich und wurde bisher wissenschaftlich nicht erhärtet. Grundsätzlich ist die Entscheidung für 5 oder 10 mg nicht durch wissenschaftliche Daten belegt [37].

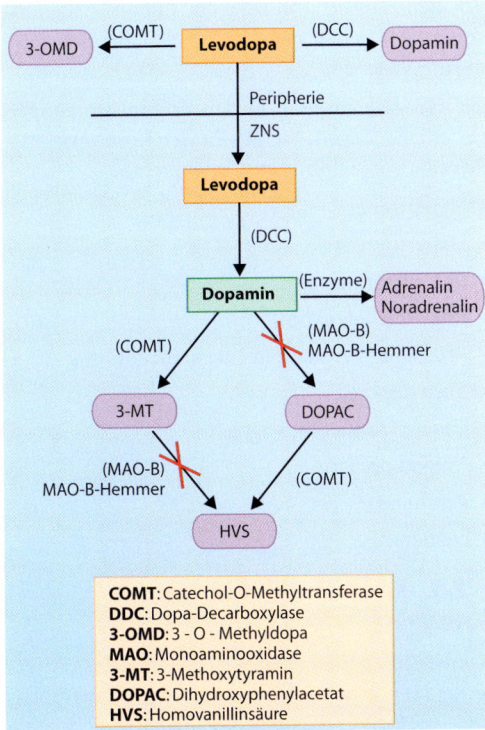

Abb. 8.2: Zentraler Dopamin-Metabolismus, An-griffspunkt der MAO-B-Hemmer.

8.2.2. **Klinische Effekte des Selegilins**

Selegilin ist für die Mono- und Kombinations-therapie zugelassen. Der symptomatische Effekt einer Monotherapie darf als eher gering eingestuft werden. Einen größeren Stellenwert nimmt die Substanz in der Kombination mit L-Dopa ein. Die übliche Dosis liegt bei 10 mg/d. Sie kann entweder auf eine oder zwei Gaben verteilt werden. Eine hö-here Dosierung macht keinen Sinn.

In einer rezenten Studie wurde der UPDRS-Score mit einer Selegilin-Monotherapie um $6{,}26 \pm 7{,}86$ (versus $-3{,}14 \pm 6{,}98$ unter Plazebo) verbessert [42]. Neben der symptomatischen Wirkung sind für Selegilin ein L-Dopa-einsparender Effekt sowie ein positiver Effekt bei motorischen Spätkompli-kationen beschrieben [12]. Es gibt Langzeitstu-dien, die eine erhöhte Dyskinesierate beschreiben, was auf die dopaminerge Wirkung zurückzufüh-ren sein dürfte [75].

Selegilin zeichnet sich u.a. durch einen L-Dopa glättenden Effekt aus und ist bei End-of-dose-Akinesen hilfreich (☞ Kap. 12.). Das Freezing-Phänomen soll seltener auftreten [75, 93].

Die Daten bezüglich der Höhe des eingesparten Ef-fekts differieren stark. Die meisten Studien geben einen Einspareffekt von im Mittel zwischen 20 und 30 % an. Auffällig ist, dass sich höhere Einsparun-gen vor allem in offenen Studien zeigten. Hier muss natürlich auch die Gesamtdosis gesehen wer-den. Eine Einsparung um 20 % bei einer Gesamt-dosis von 300 mg L-Dopa ist anders zu bewerten als bei einer Gesamtdosis von 1.000 mg.

In einer doppelblinden Studie von Myllylä et al. [47] konnte nach 5 Jahren gezeigt werden, dass ohne Selegilin 725 mg L-Dopa und mit Selegilin nur 405 mg L-Dopa, d.h. ca. 45 % weniger, benö-tigt wurden. In dieser Studie nahm der Effekt im Verlauf sogar zu [47].

Häufig zitiert werden die verschiedenen Publika-tionen der DATATOP-Studie [56-59]. Die wich-tigste Erkenntnis war, dass durch den Einsatz von Selegilin der Einsatz von L-Dopa um mehrere Mo-nate verzögert werden konnte [56-59, 84]. Die dar-aus abgeleitete Schlussfolgerung der Neuroprotek-tion muss kritisch gesehen werden (☞ unten).

Die Wirkung des Selegilins soll im ersten Jahr am deutlichsten sein [57] und bei Langzeit-An-wendung nachlassen [68, 88]. Hieraus wird oft gefolgert, dass Selegilin nur im Anfangsstadium gegeben werden sollte. Dem widersprechen die Untersuchungsergebnisse von Myllylä et al. [47] sowie die SELEDO-Studie [64] und die Untersuchung von Pålhagen [54]. Glaubt man außerdem an eine neuroprotektive Wirkung der Substanz, muss ein Absetzen im Verlauf überdacht werden. In der Langzeitbeobachtung von Mizuno et al. [43] zeigte sich der beste Effekt nach 20 Wochen, wobei die Nebenwirkungen relativ hoch waren (44,3 %) und nur 67,9 % über 56 Wochen behandelt werden konnten (in der kontrollierten Phase war die Verträglichkeit sehr gut [42]).

In diesem Zusammenhang darf auch die Untersuchung von Larsen et al. [34] erwähnt werden. In dieser doppelblinden Studie über 5 Jahre war ebenfalls die L-Dopa-Einsparung (424 vs. 506 mg/die) feststellbar, und zusätzlich wurde ein milderer Krankheitsverlauf festgestellt, der mit der Zeit deutlicher wurde und auch nach Absetzen des Selegilins persistierte. Dieser Effekt kann nicht allein durch die geringe symptomatische Wirkung erklärt werden und könnte ein Hinweis auf einen neuroprotektiven Effekt sein. Dieser neuroprotektive Effekt wurde wiederholt diskutiert und untersucht und bleibt weiterhin eine interessante Frage [82].

In über-therapeutischen Dosierungen ist auch ein antidepressiver Effekt beschrieben, bei der üblichen Dosierung dürfte ein solcher Effekt nicht relevant sein.

8.2.3. Unerwünschte Wirkungen des Selegilins

Die häufigste unerwünschte Wirkung ist Schlaflosigkeit. Sie tritt vor allem dann auf, wenn die Substanz am späten Nachmittag oder abends gegeben wird. Deshalb empfiehlt sich eine Gabe morgens oder mittags, jeweils nach dem Essen.

An weiteren unerwünschten Wirkungen sind Unruhe, Übelkeit und unspezifische Symptome wie Schwindel erwähnenswert. In der Kombination mit L-Dopa können Verwirrtheitszustände und Halluzinationen auftreten, evtl. können sich L-Dopa induzierte Hyper-/Dyskinesen noch verstärken.

Die therapeutisch eingesetzte L-Form hat im Gegensatz zur D-Form keinen relevanten amphetaminartigen Effekt. Ein Suchtpotenzial besteht bei Selegilin nicht [89].

8.2.4. Interaktionen des Selegilins

Eine Interaktion mit Tyramin besteht. Der befürchtete Cheese-Effekt (der u.a. zu hypertensiven Krisen führen kann) ist unter therapeutischer Dosierung nicht zu erwarten. Es kommt nur zur geringgradigen Verstärkung der sympathomimetischen Wirkung des Tyramins.

Bedauerlicherweise weist Selegilin aber weitere medikamentöse Interaktionen auf [11]. Die Substanz sollte beispielsweise nicht mit Sympathomimetika, zentral dämpfenden Pharmaka und Pethidin gegeben werden.

Weiterhin ist Vorsicht bei einer Kombination der Substanz mit SSRI (Serotonin-Reuptake-Hemmern) geboten. Zwar ist die Gefahr gering, aber in Kombination mit SSRI kann sich eine Verstärkung des serotonergen Effekts ergeben. Neben den SSRI sollte Selegilin nicht mit MAO-A-Hemmern, Triptanen (insbesondere Rizatriptan) und Sibutramin kombiniert werden (☞ auch Kap. 16.).

Vor dem Einsatz von Selegilin sollten SSRI mindestens 2 Wochen abgesetzt werden, bei Fluoxetin sogar 5 Wochen.

Die Hersteller weisen in den Fachinformationen auf etliche Gegenanzeigen in der Kombinationstherapie von Selegilin mit L-Dopa hin:

* Hypertonie
* Hyperthyreose
* Phäochromozytom
* Engwinkelglaukom
* Prostatahyperplasie mit Restharnbildung
* Tachykardie
* Herzrhythmusstörungen
* Angina pectoris
* Psychosen
* Demenz

8.2.5. Kontraindikationen des Selegilins

Kontraindikationen bestehen bei schwerer Hypertonie, Herzrhythmusstörungen und schwerer Angina pectoris. Patienten, bei denen bereits eine exogene Psychose aufgetreten ist oder bei denen ein erheblicher zerebraler Abbau oder eine fortgeschritte Demenz vorliegen, sollten nicht mit Selegilin behandelt werden.

Weitere Kontraindikationen sind eine Engwinkelglaukom, Restharn bei einem Prostataadenom und Patienten mit Magen- und Darmgeschwüren.

8.3. Weitere MAO-B-Hemmer

Neben Selegilin wurden verschiedene weitere MAO-B-Hemmer klinisch eingesetzt. Zu nennen sind hier u.a. Lazabemid, Milacemid und Mofegilin. Bei den meisten Substanzen wurden die klinischen Studien abgebrochen (u.a. Mofegilin). An der Entwicklung weiterer MAO-B-Hemmer wird gearbeitet [2, 90]. Safinamid wird auch den MAO-B-Hemmern zugerechnet, wird aber hier wegen seines dualen Wirkmechanismus [6, 53] separat abgehandelt (☞ Kap. 9.).

8.4. Vergleich Rasagilin vs. Selegilin

Die Frage ob es Unterschiede zwischen Selegilin und Rasagilin gibt, dürfte allein dadurch beantwortet sein, dass es sich um pharmakologisch differente Medikamente handelt [37, 46]. Die Hemmstärke sowohl für die MAO-A als auch die MAO-B unterscheiden sich deutlich und zwar um zwei Zehnerpotenzen resp. das 5-fache [46]. Die Bioverfügbarkeit ist different (Selegilin <10 %) und nur die Pharmakokinetik von Rasagilin im therapeutischen Bereich linear [46]. Das Nebenwirkungsprofil zeigt deutliche Vorteile des Rasagilins [11, 46]. Hier ist auch der Abbau von Selegilin zu Amphetamin und Methamphetamin zu nennen [46].

Auch in der Bewertung der Movement Disorder Society [19] werden deutliche Unterschiede gesehen, z.B. in der Kombinationstherapie mit L-Dopa bei motorischen Fluktuationen (Rasagilin = wirksam; Selegilin = unzureichende Evidenz). Eine rezente Bewertung sieht beim Vergleich der drei am Markt befindlichen MAO-B-Hemmer sogar eine leichte Überlegenheit des Selegilins [3].

Bedauerlicherweise gibt es keine Head-to-head-Studien. In einer kleineren Untersuchung (n=28) wurde Selegilin auf Rasagilin umgestellt. In allen untersuchten Parametern konnte eine Verbesserung erzielt werden [31]. Eine weitere Switch-Studie [45] zeigte eine Überlegenheit des Rasagilins. In einem sogenannten retrospektiven Head-to-head-Vergleich zeigten sich keine relevanten Unterschiede zwischen Selegilin und Rasagilin, aber für beide Substanzen niedrigere L-Dopa-Dosen und geringere Dyskinesieraten [8].

Um die symptomatischen Effekte zu vergleichen, führten wir eine Metaanalyse durch, bei der 6 RCT (randomisierte, kontrollierte Studien) mit Rasagilin und 15 RCT mit Selegilin eingeschlossen wurden [32]. In der Monotherapie ergaben sich signifikante Unterschiede zugunsten des Rasagilins im UPDRS-Gesamtscore und im Motor-Score. Die Metaanalyse aller Studien (Mono- und Kombinationstherapie) bestätigte die signifikanten Unterschiede zugunsten des Rasagilins im UPDRS-Gesamtscore.

In Studien mit Rasagilin lag die Abbruchrate aufgrund unerwünschter Wirkungen auf Plazebo-Niveau, während die Rate unter Selegilin signifikant höher war als bei Plazebo [32].

Peretz et al. [63] analysierten die Notwendigkeit dopaminerger Medikation unter den beiden Substanzen bei 349 (Selegilin) vs. 485 (Rasagilin) Patienten. Beide Gruppen bekamen nach etwa 3 Jahren L-Dopa. In der Selegilin-Gruppe wurden Dopaminagonisten später eingesetzt. Ein etwas besserer symptomatischer Effekt für Selegilin wurde aus den Daten abgeleitet [63].

8.5. Krankheitsmodifikation

Für keine andere Substanz wurde die Frage der Neuroprotektion so früh und so kontrovers diskutiert wie für Selegilin. Zum jetzigen Zeitpunkt ist weder ein relevanter neuroprotektiver, noch ein die Progression verlangsamender Effekt bewiesen [19, 70]. Es ergaben sich jedoch deutliche theoretische, aber auch klinische Hinweise auf einen krankheitsmodifizierenden Effekt [39, 48, 49, 67]. So konnte die NET-PD LS1-Studie eine verlangsamte Progression in der MAO-B-Hemmer-Gruppe nachweisen.

Die ersten Vermutungen eines neuroprotektiven Effekts gehen auf Birkmayer zurück, der bei seinen Patienten eine geringere Mortalität in der Selegilin-Gruppe feststellte [5]. Grundlage für den theoretischen Ansatz ist die Hemmung des oxidativen Stresses in noch intakten dopaminergen Neuronen. Es handelt sich hierbei um ein Modell (Radikalenhypothese, H_2O_2). Weiterhin wird diskutiert, ob zusätzlich noch ein neurotropher und antiapoptotischer Effekt vorliegt [83]. Letztendlich ist jedoch der neuroprotektive Effekt nur im Tiermodell gezeigt worden, wobei jeweils unphysiologische Bedingungen zugrunde lagen, z.B. MPTP-Modell (Neurotoxinhypothese).

Hinweis auf eine neuroprotektive Wirkung gibt auch die schnelle Erholung von Patienten nach einem Schlaganfall, die mit Selegilin behandelt wurden [76].

Die immer wieder zitierte DATATOP-Studie [56-59] kann nur begrenzt als Nachweis einer neuroprotektiven Wirkung herangezogen werden, da einerseits das Hinauszögern des L-Dopa-Einsatzes eine rein symptomatische Wirkung sein könnte und andererseits auch erneute Auswertungen dieser Studie zeigten, dass sich langfristig keine relevanten Unterschiede zeigten. Es muss vermutet werden, dass der verzögerte Einsatz von L-Dopa um mehrere Monate Folge der symptomatischen Wirksamkeit des Selegilins ist und nicht seine potenziell neuroprotektive Wirkung [73, 87]. So fanden sich im Langzeit-Verlauf keine Unterschiede zwischen den Patienten mit oder ohne Selegilin.

Weiterhin muss hier angefügt werden, dass Selegilin gegen Vitamin E getestet wurde, für welches selbst eine neuroprotektive Wirkung vermutet und stellenweise sogar in Studien belegt wurde [14]. Weiterhin war in der DATATOP-Studie die hochnormale Lebenserwartung der Patienten auffällig [59], was im Widerspruch zu sonstigen Studien steht [26].

Eine gegenteilige Wirkung des Selegilins wurde von einer britischen Arbeitsgruppe publiziert [35]. In dieser Studie konnte kein relevanter symptomatischer Effekt gezeigt werden und die Mortalitätsrate war gegenüber der Kontrollgruppe sogar erhöht. Die Studie ist vor allem wegen des suboptimalen Studienprotokolls umstritten (und auch die weiterreichenden Aussagen der Studie sollte man kritisch bewerten [35]). Die Ergebnisse haben trotzdem den Glauben an eine neuroprotektive Wirkung des Selegilins erheblich und auf Dauer erschüttert. Bei dieser Studie [33] wird jedoch häufig übersehen, dass keine übliche L-Dopa-Dosissteigerung erforderlich war, was für eine neuroprotektive Wirkung sprechen könnte. Eine Untersuchung von Margaret Thorogood hat die Aussagen der Arbeitsgruppe um Lees relativiert, kam aber auch zu dem Schluss, dass die Mortalität

in der mit Selegilin behandelten Gruppe diskret höher war als bei einer L-Dopa-Monotherapie, insbesondere bei Patienten mit einem jüngeren Erkrankungsalter [85]. Mittlerweile dürften die Daten dieser Untersuchung [35] als widerlegt angesehen werden [39].

Einige Studien, z.B. Olanow et al. [49], zeigten eine verringerte Progressionsrate, so auch die erneute Auswertung der DATATOP-Studie [59]. Die Frage eines neuroprotektiven Effekts wurde durch die Studie von Pålhagen und Mitarbeitern [54] neu belebt. In dieser plazebokontrollierten Studie wurden 140 Patienten über 7 Jahre untersucht. Nach 5 Jahren zeigte sich folgendes Bild:

	Selegilin	Plazebo
UPDRS total score	28,7±14,7	38,6±15,5
UPDRS motor score	17,6±11,1	24,1±11,3
UPDRS ADL score	9,4±3,4	12,1±4,5
L-Dopa-Dosis	529±145,6 mg	631±186,3 mg

Das bedeutet etwa 10 Punkte im UPDRS-Score besser und gleichzeitig etwa 100 mg L-Dopa/d weniger [54].

Auch für Rasagilin wird eine neuroprotektive Wirkung diskutiert und wurde auch in mehreren Studien gezeigt [16, 29, 38, 72, 92]. Insbesondere dem Aminoindan kommt hierbei eine Rolle zu, da es, im Gegensatz zu Amphetamin, eventuell zusätzliche neuroprotektive Eigenschaften hat [1, 46]. Die mögliche neuroprotektive Potenz wurde auch in einer klinischen Studie belegt [61], bei der Patienten mit frühem Therapiebeginn einen besseren Verlauf hatten als Patienten mit einem um 6 Monate verzögerten Therapiebeginn (☞ Abb. 8.3 und 8.4). Die ADAGIO-Studie [50] zeigte zumindest für den 1 mg-Arm eine krankheitsmodifizierende Wirkung. Dies konnte bisher durch keine andere Substanz nachgewiesen werden. Bedauerlicherweise glichen sich die Gruppen in der offenen Nachbeobachtung wieder an [66]. Die PROUD-Studie, eine Untersuchung mit gleichem Design und Einsatz von Pramipexol war negativ, was die Aussage der ADAGIO-Studie noch positiver erscheinen lässt [71]. Grundsätzlich ist natürlich zu betonen, dass alle Studien viel zu spät im Krankheitsverlauf eingesetzt wurden, als dass sie noch einen klinisch nachweisbaren Effekt der Neuroprotektion zeigen könnten [48].

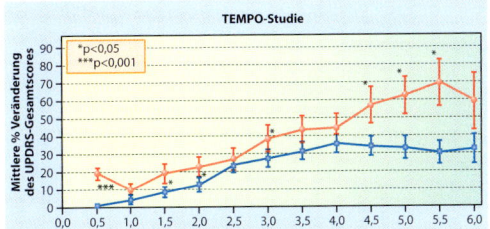

Abb. 8.3: Ergebnisse der TEMPO-Studie [61]. Die obere Kurve zeigt die Patienten die initial Plazebo und erst nach einem halben Jahr Rasagilin erhielten. Aufgetragen ist die Veränderung des UPDRS-Scores.

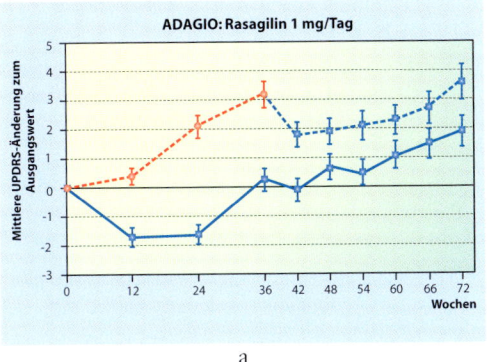

a

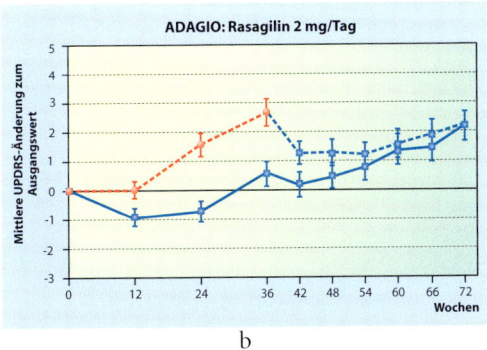

b

Abb. 8.4: Ergebnisse der ADAGIO-Studie [50]. In der 1-mg-Gruppe (**a**) bestand ein motorischer Benefit über die Gesamtdauer, auch nachdem in der Plazebogruppe Rasagilin hinzugegeben wurde. Alle 3 Endpunkte wurden erreicht. In der 2-mg-Gruppe zeigte sich dieser Effekt nicht (**b**).

8.6. Literatur

1. Bar Am O, Amit T, Youdim MBH. Contrasting neuroprotective and neurotoxic actions of respective metabolites of anti-Parkinson drugs rasagiline and selegiline. Neurosci Lett 2004; 355: 169-172

2. Binda C, Hubálek F, Castagnoli N, et al. Structure of the human mitochondrial monoamine oxidase B. Neurology 2006; 67 (Suppl. 2): S5-S7

3. Binde CD, Tvete IF, Gåsemyr J, et al. A multiple treatment comparison meta-analysis of monoamine oxidase type-B inhibitors for Parkinson's disease. Br J Clin Pharmacol 2018: 84: 1917-1927

4. Birkmayer W, Riederer P, Youdim MBH, et al. The potentiation of the antiakinetic effect after L-Dopa treatment by an inhibitor of MAO-B, deprenyl. J Neural Transm 1975; 36: 303-326

5. Birkmayer W, Knoll J, Riederer P, et al. Increased life expectancy resulting from addition of L-deprenyl to madopar treatment in Parkinson's disease: a longterm study. J Neural Transm 1985; 64: 113-127

6. Borgohain R, Szasz J, Stanzione P, et al. Two-year, randomized, controlled study of safinamide as add-on to levodopa in mid to late Parkinson's disease. Mov Disord 2014; 29: 1273-1280

7. Caccia C, Maj R, Calabresi M, et al. Safinamide: from molecular targets to a new anti-Parkinson drug. Neurology 2006; 67 (Suppl. 2): S18-S23

8. Cereda E, Cilia R, Canesi M, et al. Efficacy of rasagiline and selegiline in Parkinson's disease: a head-to-head 3-year retrospective case-control study. J Neurol 2017; 264: 1254-1263

9. Chen JJ, Swope DM, Dashtipour K. Comprehensive review of rasagiline, a second-generation monoamine oxidase inhibitor, for the treatment of Parkinson's disease. Clin Therapeutics 2007; 9: 1825-1849

10. Clarke A, Brewer F, Johnson ES, et al. A new formulation of selegiline: improved biovailability and selectivity for MAO-B inhibition. J Neural Transm 2003; 110: 1241-1255

11. Csoti I, Storch A, Müller W, Jost WH. Drug interactions with selegiline versus rasagiline. Basal Ganglia 2012; 2: S27-S31

12. Dashtipour K, Chen JJ, Kani C, et al. Clinical outcomes in patients with Parkinson's disease treated with a monoamine oxidase type-B inhibitor: A cross-sectional, cohort study. Pharmacotherapy 2015; 35: 681-686

13. deMarcaida JA, Schwid SR, White WB, et al. Effects of tyramine administration in Parkinson's disease patients treated with selective MAO-B inhibitor rasagiline. Mov Disord 2006; 21: 1716-1721

14. de Rijk MC, Breteler MMB, den Breeijen JH et al. Dietary antioxidants and Parkinson disease. Arch Neurol 1997; 54: 762-765

15. Farkouh RA, Wilson MR, Tarrants ML, et al. Cost-effectiveness of rasagiline compared with first-line early Parkinson therapies. Am J Pharmacy Benefits 2012; 4: 99-107

16. Finberg JPM, Lamersdorf I, Commissiong JW, Youdim MBH. Pharmacology and neuroprotective properties of rasagiline. J Neural Transm 1996; Suppl. 48: 95-101

17. Fowler JS, MacGregor RR, Wolf AP, et al. Mapping human brain monoamine oxidase A and B with 11C-labeled suicide inactivators and positron emission tomography. Science 1987; 235: 481-485

18. Fowler JS, Volkow ND, Logan J, et al. Slow recovery of human brain MAO after L-deprenyl (selegiline) withdrawal. Synapse 1994; 18: 86-93

19. Fox SH, Katzenschlager R, Lim S-Y, et al. International Parkinson and movement disorder society evidence-based medicine review: Update on treatments for the motor symptoms of Parkinson's disease. Mov Disord 2018; 33: 1248-1266

20. Goetz CG, Schwid SR, Eberly SW, et al. Safety of rasagiline in elderly patients with Parkinson disease. Neurology 2006; 66: 1427-1429

21. Green AR, Mitchell B, Tordorff A, et al. Evidence that dopamine deamination by both type A and type B monoamine oxidase in rat brain in vivo and for the degree of enzyme inhibition necessary to increase functional activity of dopamine and 5-hydroxytryptamine. Br J Pharmacol 1977; 60: 343-349

22. Hanagasi HA, Gurvit H, Unsalan P, et al. The effects of rasagiline on cognitive deficits in Parkinson's disease patients without dementia: a randomized, double-blind, placebo-controlled, multicenter study. Mov Disord 2011; 26: 1851-1858

23. Hattori N, Kajita M, Fujimoto S, et al. Safety and effectiveness of rasagiline in patients with Parkinson's disease in Japan: a post-marketing surveillance study. Expert Opin Drug Saf 2024; 23: 79-88

24. Hauser RA, Silver D, Choudhry A, et al. Randomized, controlled trial of rasagiline as an add-on to dopamine agonists in Parkinson's disease. Mov Disord 2014; 29: 1028-1034

25. Hauser RA, Abler V, Eyal E, Eliaz RE. Efficacy of rasagiline in early Parkinson's disease: a meta-analysis of data from the TEMPO and ADAGIO studies. Int J Neurosci. 2016; 126: 942-946

26. Hely MA, Morris JGL, Traficante R. The Sydney multicentre study of Parkinson's disease: progression and mortality at 10 years. J Neurol Neurosurg Psychiatry 1999; 67: 300-307

27. Hudry J, Rinne JO, Keranen T, et al. Cost-utility model of rasagiline in the treatment of advanced Parkinson's disease in Finland. Ann Pharmacother 2006; 40: 651-657

28. Jankovic J, Berkovich E, Eyal E, Tolosa E. Symptomatic efficacy of rasagiline monotherapy in early Parkinson's disease: post-hoc analyses from the ADAGIO trial. Parkinsonism Relat Disord 2014; 20: 640-643

29. Jenner P. Mitochondria, monoamine oxidase B and Parkinson's disease. Basal Ganglia 2012; 2: S3–S7

30. Jiang DQ, Wang HK, Wang Y, et al. Rasagiline combined with levodopa therapy versus levodopa monotherapy for patients with Parkinson's disease: a systematic review. Neurol Sci 2020; 41: 101-109

31. Jost WH, Klasser M, Reichmann H. Rasagilin im klinischen Alltag. Fortschr Neurol Psych 2008; 76: 594-599

32. Jost WH, Friede M, Schnitker J. Indirect meta-analysis of randomised placebo-controlled clinical trials on rasagiline and selegiline in the symptomatic treatment of Parkinson's disease. Basal Ganglia 2012; 2: S17-S26

33. Katzenschlager R, Head J, Schrag A, et al. Fourteen-year final report of the randomized PDRG-UK trial comparing three initial treatments in PD. Neurology 2008; 71: 474-480

34. Larsen JP, Boas J, Erdal JE et al. Does selegiline modify the progression of early Parkinson's disease? Results from a five-year study. Eur J Neurol 1999; 6: 539-547

35. Lees AJ. Comparison of therapeutic effects and mortality data of levodopa and levodopa combined with selegiline in patients with early, mild Parkinson's disease. Br Med J 1995; 311: 1602-1607

36. Lew MF, Hauser RA, Hurtig HI, et al. Long-term efficacy of rasagiline in early Parkinson's disease. Int J Neurosci 2010; 120: 404-408

37. LeWitt PA. MAO-B inhibitor know-how: Back to the pharm. Neurology 2009; 72: 1352-1357

38. Mandel S, Weinreb O, Amit T, Youdim MBH. Mechanism of neuroprotective action of the anti-Parkinson drug rasagiline and its derivates. Brain Res Rev 2005; 48: 379-387

39. Marras C, McDermott MP, Rochin PA, et al. Survival in Parkinson disease. Neurology 2005; 64: 87-93

40. Mazzio E, Deiab S, Park K, Soliman KF. High throughput screening to identify natural human monoamine oxidase B inhibitors. Phytother Res 2013; 27: 818-828

41. McCormack PL. Rasagiline: a review of its use in the treatment of idiopathic Parkinson's disease. CNS Drugs 2014; 28: 1083-1097

42. Mizuno Y, Hattori N, Kondo T, et al. A randomized double-blind placebo-controlled phase III trial of selegiline monotherapy for early Parkinson disease. Clin Neuropharmacol 2017; 40: 201-207

43. Mizuno Y, Hattori N, Kondo T, et al. Long-term selegiline monotherapy for the treatment of early Parkinson disease. Clin Neuropharmacol 2019; 42: 123-130

44. Montgomery EB. Panisset M. Retrospective statistical analysis of the incidence of serotonin toxicity in patients taking rasagiline and anti-depressants in clinical trials. Mov Disord 2009; 24(S1): 359

45. Müller T, Hoffmann JA, Dimpfel W, Oehlwein C. Switch from selegiline to rasagiline is beneficial in patients with Parkinson's disease. J Neural Transm 2013; 120: 761-765

46. Müller WE, Reichmann H. Pharmakokinetik und Pharmakodynamik von Selegilin und Rasagilin. Psychopharmakotherapie 2012; 19: 191-201

47. Myllylä VV, Sotaniemi KA, Hakulinen P, et al. Selegiline as the primary treatment of Parkinson's disease – a long-term double-blind study. Acta Neurol Scand 1997; 95: 211-218

48. Naoi M, Maruyama W, Shamoto-Nagai M. Rasagiline and selegiline modulate mitochondrial homeostasis, intervene apoptosis system and mitigate α-synuclein cytotoxicity in disease-modifying therapy for Parkinson's disease. J Neural Transm (Vienna) 2020; 127: 131-147

49. Olanow CW, Hauser RA, Gauger L, et al. The effect of deprenyl and levodopa on the progression of Parkinson's disease. Ann Neurol 1995; 38: 771-777

50. Olanow CW, Rascol O, Hauser R, et al. A double-blind, delayed start trial of rasagiline in Parkinson's disease. N Engl J Med 2009; 361: 1268-1278

51. Olanow CW, Hauser RA, Burdick DJ, et al. A randomized phase 3 study comparing P2B001 to its components (low-dose extended-release rasagiline and pramipexole) and to optimized doses of marketed extended-release pramipexole in early Parkinson's disease. Mov Disord 2024; 39: 350-359

52. Ondo WG, Hunter C, Isaacson SH, et al. Tolerability and efficacy of switching from oral selegiline to Zydis selegiline in patients with Parkinson's disease. Parkinsonism Relat Disord 2011; 17: 117-118

53. Onofrj M, Bonanni L, Thomas A. An expert opinion on safinamide in Parkinson's disease. Expert Opin Investig Drugs 2008; 17: 1115-1125

54. Pålhagen S, Heinonen E, Hägglund J, et al. Selegiline slows the progression of the symptoms of Parkinson disease. Neurology 2006; 66: 1200-1206

55. Panisset M, Chen JJ, Rhyee SH, et al. Serotonin toxicity association with concomitant antidpressants and rasagiline treatment: retrospective study (STACCATO). Pharmacotherapy 2014; 34: 1250-1258

56. Parkinson Study Group. DATATOP: a multicenter controlled trial in early Parkinson's disease. Arch Neurol 1989; 46: 1052-1060

57. Parkinson Study Group. Effect of deprenyl on the progression of disability in early Parkinson's disease. N Engl J Med 1989; 321: 1364-1371

58. Parkinson Study Group. Effect of tocopherol and deprenyl on the progression of disability in early Parkinson's disease. N Engl J Med 1993; 328: 176-184

59. Parkinson's Study Group. Mortality in DATATOP: a multicenter trial in early Parkinson's disease. Ann Neurol 1998; 43: 318-325

60. Parkinson Study Group. A controlled trial of rasagiline in early Parkinson disease. The TEMPO study. Arch Neurol 2002; 59: 1937-1943

61. Parkinson Study Group. A controlled, randomized, delayed-start study of rasagiline in early Parkinson disease. Arch Neurol 2004; 61: 561-566

62. Parkinson Study Group. A randomized placebo-controlled trial of rasagiline in levodopa-treated patients with Parkinson disease and motor fluctuations. The PRESTO study. Arch Neurol 2005; 62: 241-248

63. Peretz C, Segev H, Rozani V, et al. Comparison of selegiline and rasagiline therapies in Parkinson disease: A real-life study. Clin Neuropharmacol. 2016; 39: 227-231

64. Przuntek H, Conrad B, Dichgans J, et al. SELEDO: a 5-year long-term trial on the effect of selegiline in early Parkinsonian patients treated with levodopa. Eur J Neurol 1999; 6: 141-150

65. Rascol O, Brooks DJ, Melamed E, et al. Rasagiline as an adjunct to levodopa in patients with Parkinson's disease and motor fluctuations (LARGO, Lasting effect in Adjunct therapy with Rasagiline Given Once daily, study): a randomised, double-blind, parallel-group trial. Lancet 2005; 365: 947-954

66. Rascol O, Hauser RA, Stocchi F, et al. Long-term effects of rasagiline and the natural history of treated Parkinson's disease. Mov Disord 2016; 31: 1489-1496

67. Riederer P, Müller T. Monoamine oxidase-B inhibitors in the treatment of Parkinson's disease: clinical-pharmacological aspects. J Neural Transm (Vienna) 2018; 125: 1751-1757

68. Rinne UK. R-(-)-deprenyl as an adjuvant to levodopa in the treatment of Parkinson's disease. J Neural Transm 1987; Suppl. 25: 149-155

69. Saeger H. Drug-delivery products and the Zydis fast-dissolving dosage form. J Pharm Pharmacol 1998; 50: 375-382

70. Schapira AH. Monoamine oxidase B inhibitors for the treatment of Parkinson's disease: a review of symptomatic and potential disease-modifying effects. CNS Drugs 2011; 25: 1961-1071

71. Schapira AHV, McDermott MP, Barone P, et al. Pramipexole in patients with early Parkinson's disease (PROUD): a randomised delayed-start trial. Lancet Neurol 2013; 12: 747-755

72. Schulz JB. Effects of selegiline and rasagiline on disease progression in Parkinson's disease. Basal Ganglia 2012; 2: S41-S45

73. Schulzer M, Mark E, Calne DB. The antiparkinson efficacy of deprenyl derives from transient improvement that is likely to be symptomatic. Ann Neurol 1992; 32: 795-798

74. Seppänen P, Forsberg MM, Tiihonen M, et al. A systematic review and meta-analysis of the efficacy and safety of rasagiline or pramipexole in the treatment of early Parkinson's disease. Parkinsons Dis 2024: 8448584. doi: 10.1155/2024/8448584

75. Shoulson I, Oakes D, Fahn S, et al. Impact of sustained deprenyl (selegiline) in levodopa-treated Parkinson's disease: a randomised placebo controlled extension of the deprenyl and tocopherol antioxidative therapy of parkinsonism trial. Ann Neurol 2002; 51: 604-612

76. Sivenius J, Sarasoja T, Aaltonen H, et al. Selegiline treatment facilitates recovery after stroke. Neurorehabil Neural Repair 2001; 15: 183-190

77. Smith KM, Eyal E, Weintraub D. Combined rasagiline and antidepressant use in Parkinson disease in the ADAGIO study: effects on nonmotor symptoms and tolerability. JAMA Neurol 2015; 72: 88-95

78. Stern MB, Marek KL, Friedman J, et al. Double-blind, randomized, controlled trial of rasagiline as monotherapy in early Parkinson's disease patients. Mov Disord 2004; 19: 916-923

79. Sternic N, Kacar A, Filipovic S. The therapeutic effect of moclobemide, a reversible selective monoamine oxidase A inhibitor, in Parkinson's disease. Clin Neuropharmacol 1998; 21: 93-96

80. Stocchi F, Rascol O, Hauser RA, et al. Randomized trial of preladenant, given as monotherapy, in patients with early Parkinson disease. Neurology 2017; 88: 2198-2206

81. Storch A, Schneider C, Ebersbach G, et al. Depression beim idiopathischen Parkinson – Syndrom- Teil2: Therapie und Management. Fortschr Neurol Psych 2010, 78: 456-467

82. Tábi T, Vécsei L, Youdim MB, et al. Selegiline: a molecule with innovative potential. J Neural Transm 2020; 127: 831-842

83. Tatton WG, Wadia JS, Ju WYH, et al. L-(-)-deprenyl reduces neuronal apoptosis and facilitates neuronal outgrowth by altering protein synthesis without inhibiting monoamine oxidase. J Neural Transm 1996; Suppl. 48: 45-59

84. Tertrud JW, Langston JW. The effect of deprenyl (selegiline) on the natural history of Parkinson's disease. Science 1989; 245: 519-522

85. Thorogood M, Armstrong B, Nichols T, et al. Mortality in people taking selegiline: observational study. Br Med J 1998; 317: 252-254

86. Tolosa E, Stern MB. Efficacy, safety and tolerability of rasagiline as adjunctive therapy in elderly patients with Parkinson's disease. Eur J Neurol 2012; 19: 258-264

87. Ward CD. Does selegiline delay progression of Parkinson's disease? A critical reevaluation of the DATATOP study. J Neurol Neurosurg Psychiatry 1994; 57: 217-220

88. Yahr MD. Selegiline in the treatment of Parkinson's disease long-term experience. Acta Neurol Scand 1989; Suppl. 126: 157-161

89. Yasar S, Goldberg JP, Goldberg SR. Are metabolites of L-deprenyl (selegiline) useful or harmful? Indications from preclinical research. J Neural Transm 1996; Suppl 48: 61-73

90. Yelekçi K, Büyüktürk B, Kayrak N. In silico identification of novel and selective monoamine oxidase B inhibitors. J Neural Transm 2013; 120: 853-858

91. Youdim MBH, Gross A, Finberg JP. Rasagiline [N-propargyl-1R (+)-aminoindan], a selective and potent inhibitor of mitochondrial monoamine oxidase B. Br J Pharmacol 2001; 132: 500-506

92. Youdim MBH, Bar Am O, Yogev-Falach M, et al. Rasagiline: Neurodegeneration, neuroprotection, and mitochondrial permeability transition. J Neurosci Res 2005; 79: 172-179

93. Zhang H, Yin X, Ouyang Z, et al. A prospective study of freezing of gait with early Parkinson disease in Chinese patients. Medicine (Baltimore) 2016; 95: e4056

9. Safinamid

Safinamid wurde 2015 im deutschen Markt eingeführt und war zu dem Zeitpunkt die erste Markteinführung eines Parkinson-Medikaments seit
über 10 Jahren. Grundsätzlich kann die Substanz
den Arzneimitteln mit einer MAO-B hemmenden
Wirkung zugeordnet werden, aufgrund des kom-
plexeren dualen Wirkmechanismus [6, 24], dessen
klinische Bedeutung wir noch nicht endgültig beurteilen können, wird die Substanz separat dargestellt. Wie auch bei den beiden anderen MAO-B-
Hemmern wird eine mögliche Neuroprotektion
diskutiert [27].

9.1. Pharmakologie

Safinamid ist ein α-Aminoamid-Derivat und
besitzt eine MAO-B-hemmende Wirkung. Die
Substanz verfügt neben dem dopaminergen auch
über einen nicht-dopaminergen Wirkmechanismus, u.a. über eine Blockade spannungsabhängi-
ger Natriumkanäle.

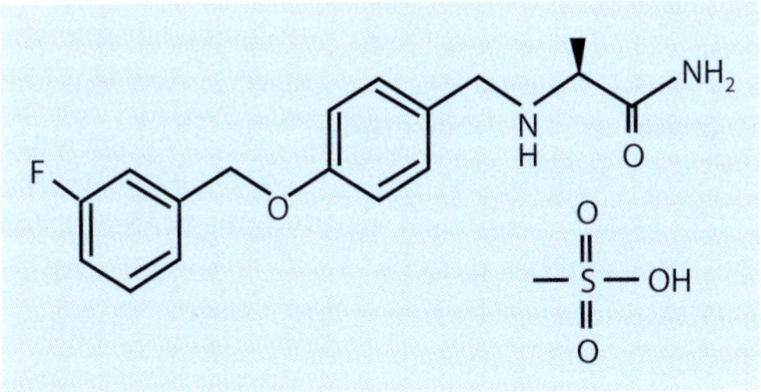

Abb. 9.1: Strukturformel von Safinamid.

Safinamid blockiert die spannungsabhängigen
Natrium- und in geringerem Umfang die Kalzi-
umkanäle [24]. Aufgrund der anwendungsabhän-
gigen Modulation der spannungsabhängigen Natriumkanäle wird die übermäßige Freisetzung von
Glutamat reduziert, ohne dass der basale Gluta-
matspiegel beeinflusst wird (☞ Abb. 9.2). Klinisch
bedeutet dies, dass nur die pathologische Glutamatfreisetzung gehemmt wird (☞ Abb. 9.3a+b).

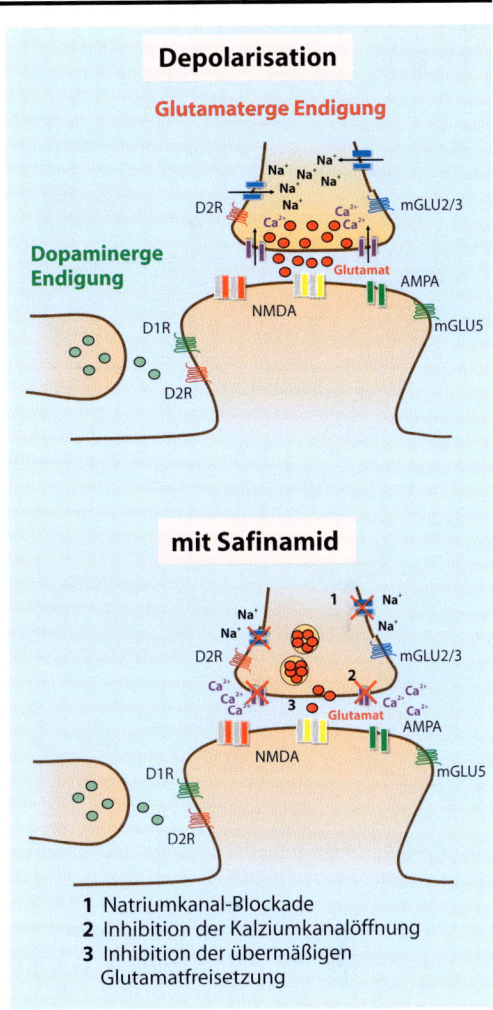

1 Natriumkanal-Blockade
2 Inhibition der Kalziumkanalöffnung
3 Inhibition der übermäßigen
   Glutamatfreisetzung

Abb. 9.2: Wirkmechanismus von Safinamid.

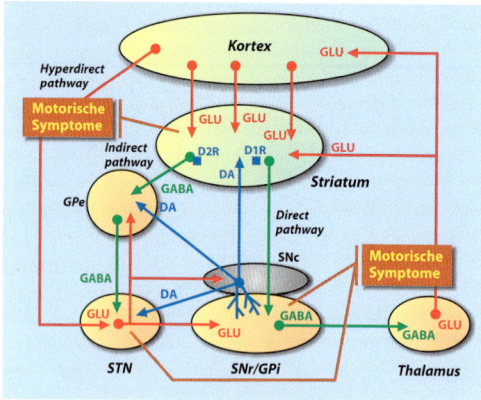

a

b

Abb. 9.3a+b: Bedeutung der erhöhten Glutamatfreisetzung innerhalb der Regelkreise.

Safinamid ist ein hoch selektiver, reversibler MAO-B-Hemmer, der im menschlichen Gehirn die MAO-B 1.000-fach stärker hemmt als die MAO-A. Diese MAO-B-Hemmung ist ausschließlich pharmakodynamisch, löst keine strukturellen Veränderungen am MAO-B-Enzym aus und ist daher vollständig reversibel. Im nanomolaren Bereich zeigt sich eine vollständige Hemmung der thrombozytären MAO-B ohne Beeinträchtigung der MAO-A. Andere dopaminerge Mechanismen werden nicht oder nur in einem geringen Ausmaß beeinflusst. Safinamid beeinflusst nicht die am L-Dopa-Stoffwechsel beteiligten Enzyme, wie die aromatische L-Aminosäure-Decarboxylase (AADC) und die Catechol-O-Methyltransferase (COMT).

Die Substanz ist wasserlöslich, zeigt eine hohe Permeabilitätsfähigkeit und wird schnell absorbiert. Die Plasmaprotein-Bindung liegt bei ungefähr

90 %. Sie unterliegt keinem signifikanten First-pass-Effekt. Es besteht eine Dosislinearität und Proportionalität für C_{max} und AUC. Die Bioverfügbarkeit ist bei allen Dosen konstant. Nach Verabreichung von 50 mg Safinamid im nüchternen Zustand ist die absolute Bioverfügbarkeit von Safinamid hoch (Mittelwert 95 %) und nach Verabreichung einer Einzeldosis von 100 mg tritt die maximale Plasmakonzentration (T_{max}) nach ca. 2-2,5 Stunden ein (C_{max} etwa 650 ng/ml und die AUC 19.000 ng/ml × h) [15]. Die Halbwertszeit beträgt ~24 Stunden, ein Steady-State wird an Tag 5 ohne unerwartete Akkumulation erreicht. Die Pharmakokinetik im Steady-State ist dosisabhängig mit geringer interindividueller Variabilität [23]. Die Pharmakokinetik wird nicht von Alter, Geschlecht (s.a. [23]) oder Rasse des Patienten beeinflusst. Die Eliminationshalbwertszeit (T1/2) von Safinamid beträgt ca. 20-24 Stunden [23].

Safinamid weist im Dosisbereich von 300 µg/kg bis 10 mg/kg eine lineare Pharmakokinetik auf. Bei der gemeinsamen Verabreichung mit L-Dopa und/oder Dopaminagonisten zeigte sich keine Wirkung auf die Clearance von Safinamid und das pharmakokinetische Profil von gleichzeitig angewendetem L-Dopa wurde nicht verändert [5]. Die sogenannte "Cocktail-Studie" mit CYP1A2- und CYP3A4-Substraten (Koffein und Midazolam) zeigte keinerlei klinisch signifikante Wirkung auf das pharmakokinetische Profil von Safinamid. Weiterführende Studien zeigten, dass CYP-Enzyme eine untergeordnete Rolle in der Biotransformation von Safinamid spielen. Da Safinamid vorübergehend BCRP (Breast Cancer Resistance Protein) hemmen kann, sollte zwischen der Safinamid-Anwendung und der Verabreichung von Arzneimitteln, die BCRP-Substrate mit einer T_{max} von ≤2 Stunden aufweisen (z.B. Pitavastatin, Pravastatin, Ciprofloxacin, Methotrexat, Topotecan, Diclofenac oder Glyburid), ein Zeitintervall von 5 Stunden eingehalten werden.

Safinamid wird fast ausschließlich durch Metabolisierung eliminiert und wird nach seiner Metabolisierung vorwiegend über den Urin ausgeschieden. Eine extensive Biotransformation führt zu einer geringen Ausscheidung der unveränderten Substanz (ca. 2 % in den Fäzes und 7 % im Urin) [25]. Alle wesentlichen Metaboliten (NW-1153, NW-1199 und NW-1689 Glucuronid) gelten bezüglich Wirksamkeit und Sicherheit als inaktiv.

Bei Patienten mit milden oder moderaten Nieren-funktionsstörungen sind keine Dosisanpassungen erforderlich. Bei moderaten Leberfunktionsstö-rungen (Child-Pugh B) kann Safinamid die Expo-sition um ~80 % erhöhen. Patienten mit modera-ten Einschränkungen der Leberfunktion benötig-ten eine niedrigere Dosierung (50 mg/Tag).

Safinamid hat keinen klinisch relevanten Einfluss auf den Tyraminabbau [7, 14, 22]. 100 mg/Tag Sa-finamid verstärken die Kreislaufwirkungen von oralem Tyramin vs. Plazebo um das 1,6-fache. Eine supratherapeutische Dosis von 350 mg/Tag führte zu einer 1,8-fachen Potenzierung [22]. Eine mögli-che Potenzierung der blutdrucksenkenden Wir-kung von oralem Tyramin durch Safinamid wurde bei 20 gesunden Probanden untersucht, die Safi-namid in einer Dosis von 300 mg/Tag während 6 bis 7 Tagen erhielten [14]. Dabei zeigte Safinamid keinen klinisch relevanten Tyramin-induzierten Blutdruckanstieg.

Es ist wichtig zu erwähnen, dass Safinamid kein re-levantes Risiko für ein substanzbedingtes Torsade-de-pointes-Syndrom und somit ein günstiges kar-diales Sicherheitsprofil hat. Es besteht kein negati-ver Einfluss auf das QT-Intervall. In therapeuti-schen (100 mg/Tag) und supratherapeutischen (350 mg/Tag) Dosierungen kann Safinamid sogar zu einer geringen dosisabhängigen *Verkürzung* des QT-Intervalls führen (~5 ms). Auch die SETTLE-und MOTION-Studien zeigten keine relevanten QTc-Zeit-Verlängerungen.

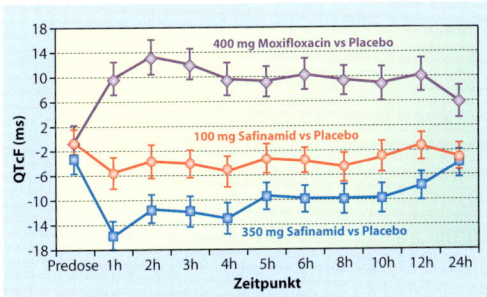

Abb. 9.4: QTcF-Werte unter Safinamid und Moxiflo-xacin gegenüber Plazebo im Verlauf von 24 Stunden.

9.2. Studienlage

Erste klinische Studien ließen vermuten, dass Safi-namid einen über die MAO-B-Hemmung hinaus-gehenden Effekt haben könnte, da bei vollständi-ger MAO-B-Hemmung durch Dosissteigerung weitere positive Effekte auf die Fluktuationen be-obachtet wurden [15, 33].

In weiteren klinischen Studien wurden über 3000 Patienten untersucht und über 500 Patienten sogar über eine Dauer von 2 Jahren [12, 24]. Die wichtig-sten klinischen Studien sind 016, 018, SETTLE und MOTION [2, 4, 5, 31, 32] (☞ Abb. 9.5).

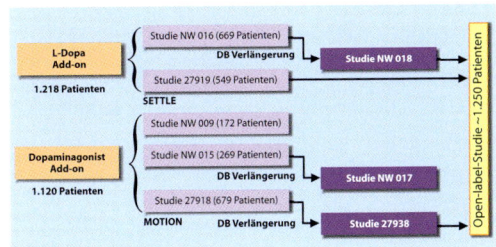

Abb. 9.5: Wichtigste klinische Studien mit Safinamid.

Bei der Phase-III-Studie 016 [4] wurde die Wirk-samkeit und Sicherheit in einer doppelblinden, Plazebo-kontrollierten Parallelgruppenstudie bei Parkinson-Patienten im mittleren bis späten Sta-dium mit motorischen Fluktuationen, die zum ak-tuellen Zeitpunkt L-Dopa alleine oder in Kombi-nation mit anderen Parkinson-Mitteln erhielten, untersucht. Die Patienten erhielten zusätzlich zu L-Dopa über 24 Wochen entweder 100 mg/d (n=224), 50 mg/d Safinamid (n=223) oder Plaze-bo (n=222). Als primärer Endpunkt wurde die Än-derung der On-Zeit ohne störende Dyskinesien (DRS = Dyskinesia Rating Scale) untersucht. In Woche 24 konnte diese On-Zeit um 1,36±2,6 Stunden für den 100 mg/d-Arm, um 1,37±2,7 Stunden für den 50 mg/d-Arm und um 0,97±2,4 Stunden für Plazebo verbessert werden. Es zeigte sich eine Signifikanz für beide Behandlungsarme. Auch die sekundären Zielparameter Off-Zeit, UPDRS Teil III und CGI-C waren gegenüber Pla-zebo in beiden Armen der Studie signifikant gebes-sert. Die Nebenwirkungen unterschieden sich in den drei Studienarmen nicht. "Plazebo" bedeutet übrigens in dieser Diskussion nicht, dass die Pa-tienten ein Scheinmedikament bekommen hätten, sondern dass sie die Parkinson-Standardtherapie ohne zusätzliches Safinamid erhalten haben.

Die Studie wurde als Extensionsstudie (018) fort-geführt [5, 8]. Primärer Endpunkt waren hier die Dyskinesien, erfasst mit der Dyskinesia Rating

Endpunkte	Safinamid			
	24 Wochen (016)		24 Monate (018)	
	50 mg/Tag	100 mg/Tag	50 mg/Tag	100 mg/Tag
Gesamte On-Zeit (on + on mit geringen Dyskinesien)	0,0031	0,0002	0,0068	0,0006
Off-Zeit	0,001	<0,0001	0,0076	0,0005
On-Zeit ohne Dyskinesien	0,019	0,007	0,034	0,036
UPDRS II Gesamt	0,0742	0,006	n.s.	0,0068
UPDRS III Gesamt	0,0075	0,0002	n.s.	0,0063
UPDRS IV Gesamt	0,0381	0,0004	n.s.	0,0003
CGI-Gesamtwert	0,0038	0,0219	0,0068	0,015
CGI-Verbesserung	0,0003	0,0097	0,0085	0,0625
% Veränderung in L-Dopa	n.s.	n.s.	n.s.	0,0044
GRID-HAMD Gesamt	n.s.	n.s.	n.s.	0,0047
PDQ Gesamt	n.s.	0,0267	n.s.	0,019

Tab. 9.1: Safinamid-Studien 016 und 018. **n.s.** = nicht signifikant.

Scale. Im Plazebo-Arm waren 175 (final 142) Patienten, 189 (final 148) erhielten 50 mg Safinamid, 100 mg erhielten 180 (final 150) Patienten. Die Studienteilnehmer verblieben in derselben Behandlungsgruppe, auf die sie in der Studie 016 randomisiert worden waren.

In beiden Safinamid-Gruppen kam es zu einer Abnahme des DRS-Gesamtwertes im on gegenüber Baseline:

- 31 % Reduktion – Safinamid 50 mg/d
- 27 % Reduktion – Safinamid 100 mg/d
- 3 % Reduktion – Plazebo

Der primäre Endpunkt wurde nicht erreicht. Die meisten Patienten (64 %) hatten jedoch zur Baseline keine oder nur milde Dyskinesien (DRS ≤ 4), so dass hier auch nicht mit Verbesserungen zu rechnen war. Daher wurde eine Post-hoc-Analyse der DRS-Daten von 242 Patienten durchgeführt, die bereits bei Aufnahme in die Studie 016 moderate bis schwere Dyskinesien aufwiesen (DRS-Gesamtwert > 4). Hier zeigte sich dann eine Signifikanz im 100 mg-Arm (p=0,0317), nicht im 50mg-Arm [8] (☞ Abb. 9.6). Der positive Effekt war in allen Subgruppen nachweisbar (☞ Abb. 9.7a+b), d.h. auch für alle Medikamentenkombinationen [8]. Die On-Zeit-Verbesserung lag in beiden Armen bei über einer Stunde.

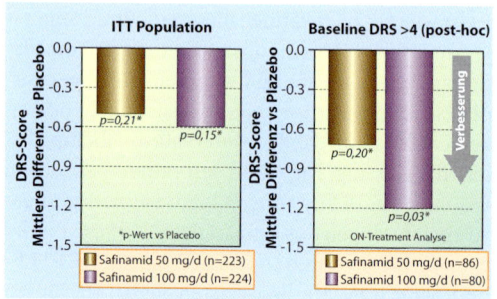

Abb. 9.6: Safinamid-Studie 018.

Im Jahr 2009 wurde mit der SETTLE-Studie [32] begonnen, deren Ergebnisse maßgeblich für die aktuelle Zulassung von Safinamid waren. Das Studiendesign hat sogar direkt Eingang in den Zulassungstext gefunden; es ist mit dem von Studie 016 weitgehend identisch. Im Zeitraum von 2009-2012 wurden Parkinson-Patienten im Verhältnis 1:1 zugeordnet und erhielten über 24 Wochen entweder Safinamid oder Plazebo. In den ersten beiden Wochen erhielten die Patienten 50 mg Safinamid, danach wurde auf 100 mg (jeweils eine Tablette) erhöht.

Die Patienten mussten nach optimierter Medikamenteneinstellung mindestens 1 ½ Stunden tägliche Off-Zeit haben (außer dem Morgen-off) und L-Dopa (plus Decarboxylasehemmer) über mindestens 4 Wochen in einer fixen Dosis erhalten. 851 Patienten wurden auf ihre Einschlussfähigkeit

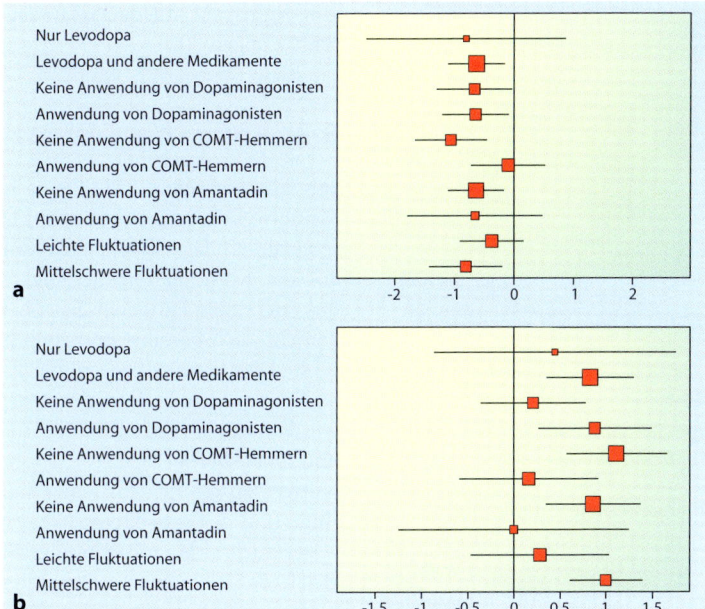

Abb. 9.7a+b: Safinamid-Studie 018. **a**: Off-Zeit der Subgruppen. **b**: On-Zeit ohne oder mit nicht-belastenden Dyskinesien der Subgruppen. Jeweils Mittelwertdifferenz zwischen Safinamid und Plazebo mit 95%-KI-Intervall. **COMT**: Catechol-O-Methyltransferase.

getestet, davon konnten 549 randomisiert werden. 245 Safinamid-Patienten (89,4 %) und 241 mit Plazebo (87,6 %) haben die Studie abgeschlossen. Wegen Nebenwirkungen beendeten 12 Patienten mit Safinamid (4,4 %) und 10 (3,6 %) in der Plazebo-Gruppe die Studie vorzeitig.

Primärer Endpunkt war die Verbesserung der On-Zeit ohne belastende Dyskinesien. In der Safinamid-Gruppe konnte die On-Zeit um 1,42 Stunden verlängert werden (Ausgangswert ca. 9 Stunden, 0,57 Stunden in der Plazebo-Gruppe).

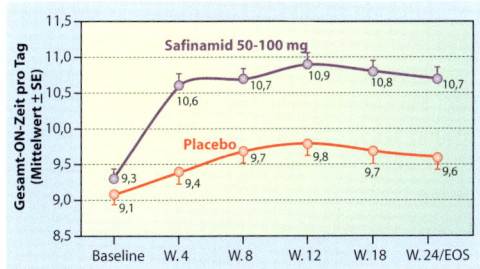

Abb. 9.8: Safinamid-Studie SETTLE.

Einen interessanten Aspekt bietet eine Post-hoc-Analyse der Studien 016 und SETTLE [9]. Da sie das gleiche Studiendesign aufweisen, lassen sich

016 und SETTLE gut gemeinsam betrachten. Hier wurde speziell nach dem Symptom Schmerz im Parkinson's Disease Quality of Life Questionnaire (PDQ-39) nach 6 Monaten geschaut. Im Safinamid 100 mg-Arm erhielten am Ende weniger Patienten Schmerzmittel als in der Vergleichsgruppe. In der Woche 24 nahmen nur 23,9 % in der Safinamid-Gruppe und 30 % der Patienten in der Plazebo-Gruppe Schmerzmittel ein. Schaut man sich einzelne Parameter, die im PDQ-39 getestet werden, gezielt an, so ist eine deutliche Verbesserung u.a. bei Muskelkrämpfen (item 37), Gelenkschmerzen (item 38) und Hitze- und Kälteempfinden (item 39) zu beobachten – bei den items 37 und 39 ist dieser Unterschied statistisch signifikant (☞ Abb. 9.9).

In der Studie von Geroin et al. [16] wurden diese Studienergebnisse erhärtet und auch gezeigt, dass der Effekt auf den Schmerz vor allem bei der Dosierung von Safinamid 100 mg gezeigt werden konnte. Die Studie von Grigoriou et al. [17] belegte einen positiven Effekt auf Schmerzen bei Patienten mit fluktuierender Symptomatik. Weitere klinische Studien zur Schmerzsymptomatik haben bereits mit der Patientenaufnahme begonnen.

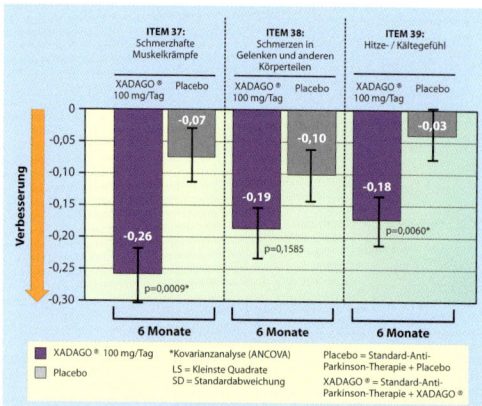

Abb. 9.9: Effekt von Safinamid auf Schmerzparameter in den Studien 016 und SETTLE.

Weitere, kürzlich erschienene Publikationen zeigen, dass auch für die Stimmung ein positiver Effekt beobachtet wurde [10], und zwar sowohl im PDQ-39 als auch in der GRID-HAMD (Hamilton Rating Scale for Depression) Auswertung.

Die MOTION-Studie [2] untersuchte Safinamid in Kombination mit Dopaminagonisten. In der Gruppe mit Dopaminagonisten (n=666) konnte 100 mg/d Safinamid den UPDRS-Wert signifikant verbessern (p-Wert: 0,0396). Der 50 mg-Arm zeigte keine signifikante Verbesserung (p=0,2280).

Die SYNAPSES-Studie (Drug Utilization Study N. Z7219N02) dient der weiteren Überprüfung des Sicherheitsprofils. Es wurden insgesamt 1.600 Patienten in acht europäischen Ländern, darunter auch in Deutschland, aufgenommen. Der klinische Teil wurde 2019 abgeschlossen; die Daten wurden mittlerweile publiziert [1, 20]. In der deutschen Subpopulation konnten die motorischen Komponenten von 100 % auf 71,1 % gesenkt werden [20].

Die X-TRA-Studie [19] hat 297 Patienten in den Jahren 2015 bis 2017 unter alltäglichen Bedingungen ausschließlich in Deutschland beobachtet ("real life") und ist damit die größte Studie dieser Art mit Safinamid, die abgeschlossen werden konnte. Die motorischen und nicht-motorischen Symptome sowie die Lebensqualität verbesserten sich; bis dato unbekannte Nebenwirkungen wurden nicht festgestellt.

Vor kurzem konnten Guerra und Ko-Autoren erstmals auch bei Patienten die positive Wirkung von Safinamid auf den relativen Glutamatüberschuss zeigen [18].

9.3. Klinischer Einsatz

Safinamid ist seit 2015 in Deutschland verfügbar. Mittlerweile ist die Substanz im klinischen Alltag fest etabliert. Die aktuelle Zulassung ist beschränkt auf die Kombinationstherapie mit L-Dopa bei fluktuierenden Patienten. Dort hat sich das Medikament auch bewährt und zeigt klinisch eine gefühlte Überlegenheit gegenüber Rasagilin und Selegilin. In einer kleineren, retrospektiven Studie wurde Rasagilin auf Safinamid 100 mg umgestellt und führte bei 9/17 (52,9 %) Probanden zu einem Nutzen, zusammen mit einer signifikanten Verringerung des subjektiven Wearing-off [3]. Dies zeigte auch eine multinationale Studie zum Vergleich der Therapien unter Alltagsbedingungen ("SUCCESS"), die in fünf europäischen Ländern durchgeführt wurde [1, 20]. Die Ergebnisse in der Gesamtstudie [1] und auch in den nationalen Kohorten waren vergleichbar [20]. In der deutschen Subpopulation sank während der Behandlung die Rate der motorischen Komplikationen von 100 % auf 71,1 % (s.o.). Die UPDRS-Werte verbesserten sich unter Safinamid, um 50 % im Gesamtscore und 45 % im motorischen Score. Der positive Effekt auf motorische Komplikationen trat bereits bei der 4-monatigen Visite auf und hielt über 12 Monate an [20]. In die Gesamtstudie [1] wurden 1610 Patienten eingeschlossen, wovon 82,4 % nach 12 Monaten auswertbar waren. Davon waren 25,1 % der Patienten >75 Jahre alt, 70,8 % hatten relevante Komorbiditäten und 42,4 % psychiatrische Erkrankungen, dies war der besondere Wert der Studie, da zu diesen Patientengruppen bisher keine ausreichenden Daten vorlagen. Die unerwünschten Ereignisse waren diejenigen, die bereits in der Packungsbeilage den Patienten beschrieben wurden. Die meisten waren leicht oder mittelschwer und verschwanden vollständig, und es wurden keine Unterschiede zwischen den Untergruppen der Patienten festgestellt. Die SYNAPSES-Studie bestätigte das gute Sicherheitsprofil von Safinamid auch in speziellen Patientengruppen. Motorische Komplikationen und motorische Scores verbesserten sich, wobei die klinisch signifikanten Ergebnisse in der UPDRS-Skala langfristig erhalten blieben [1].

So konnte die SAFINONMOTOR-Studie eine Verbesserung des Schlafes und eine Abnahme der Tagesmüdigkeit belegen [30], darüberhinaus eine Verbesserung der Stimmung (der BDI-II Gesamtscore wurde um 35,9% reduziert) [21] und eine Abnahme des Schmerzes [29].

Die Verträglichkeit ist in den meisten Fällen gut und lag in den Studien sogar auf Plazeboniveau [24]. Wir setzen Safinamid bei Fluktuationen ein, um eine gleichmäßigere Wirkung des L-Dopa zu erzielen (MAO-B-Wirkung). Häufig können wir die L-Dopa-Dosis leicht reduzieren (siehe unten). Zusätzlich erwarten wir nach Anpassung der L-Dopa-Dosis insbesondere bei 100 mg Safinamid einen zusätzlichen antidyskinetischen Effekt (☞ Abb. 9.9).

Laut Fachinformation sollte mit 50 mg begonnen und erst nach 2 Wochen auf 100 mg erhöht werden. Die Einnahme erfolgt üblicherweise morgens. Im klinischen Alltag wird man meist nach einer Woche erhöhen, da der stationäre Aufenthalt ansonsten nicht ausreichen würde. Ambulant können auch die zwei Wochen abgewartet werden. In seltenen Einzelfällen berichten die Patienten unter 50 mg über einen subjektiv besseren Effekt als unter 100 mg (diesen Effekt sahen wir nur zu Beginn). Diesbezüglich fehlen Untersuchungen, evtl. könnte es auch an einem Genpolymorphismus liegen. Eine Umstellung von Rasagilin auf Safinamid ist einfach möglich. Zwar liegen keine ausreichenden Daten vor, doch sollte nach Absetzen des Rasagilins ein Therapiebeginn mit Safinamid am nächsten Tag möglich sein [28]. Wir lassen meist morgens die Rasagilin-Tablette weg und beginnen dann abends mit 50 mg Safinamid, nach einer Woche erfolgt dann schrittweise die Umstellung auf die morgendliche Gabe.

Durch die Behandlung mit 50 mg Safinamid kann eine Äquivalenzdosis von etwa 100 mg L-Dopa eingespart werden. Mit einer Tagesdosis von Safinamid 100 mg kann neben den positiven Effekten auf die nicht-motorischen Symptome sogar etwa 125 mg L-Dopa eingespart werden [13].

9.4. **Literatur**

1. Abbruzzese G, Kulisevsky J, Bergmans B, et al.; SYNAPSES Study Investigators Group. A European observational study to evaluate the safety and the effectiveness of safinamide in routine clinical practice: the SYNAPSES trial. J Parkinsons Dis 2022; 12: 473

2. Barone P, Fernandez HH, Ferreira J, et al. Safinamide as an add-on therapy to a stable dose of a single dopamine agonist: results from a randomized, placebo-controlled, 24-week multicenter trial in early idiopathic Parkinson disease (PD) patients (MOTION Study) Neurology 2013; 80(Meeting Abstracts 1): P01.061

3. Bianchini E, Sforza M, Rinaldi D, et al. Switch from rasagiline to safinamide in fluctuating Parkinson's disease patients: a retrospective, pilot study. Neurol Res 2021; 43: 950-954

4. Borgohain R, Szasz J, Stanzione P, et al. Randomized trial of safinamide add-on to levodopa in Parkinson's disease with motor fluctuations. Mov Disord 2014; 29: 229-237

5. Borgohain R, Szasz J, Stanzione P, et al. Two-year, randomized, controlled study of safinamide as add-on to levodopa in mid to late Parkinson's disease. Mov Disord 2014; 29: 1273-1280

6. Caccia C, Maj R, Calabresi M, et al. Safinamide: from molecular targets to a new anti-Parkinson drug. Neurology 2006; 67 (Suppl. 2): S18-S23

7. Cattaneo C, Caccia C, Marzo A, et al. Pressor response to intravenous tyramine in healthy subjects after safinamide, a novel neuroprotectant with selective, reversible monoamine oxidase B inhibition. Clin Neuropharmacol 2003; 26: 213-217

8. Cattaneo C, Ferla RL, Bonizzoni E, Sardina M. Long-term effects of safinamide on dyskinesia in mid- to late stage Parkinson's disease: A post-hoc analysis. J Parkinsons Dis 2015; 5: 475-481

9. Cattaneo C, Barone P, Bonizzoni E, et al. Effects of safinamide on pain in fluctuating Parkinson's disease patients: A post-hoc analysis. J Parkinsons Dis 2017; 7: 95-101

10. Cattaneo C, Müller T, Bonizzoni E, et al. Long-term effects of safinamide on mood fluctuatiuons in Parkinson's disease. J Parkinsons Dis 2017; 7: 629-634

11. Cattaneo C, Kulisevsky J, Tubazio V, et al. Long-term efficacy of safinamide on Parkinson's Disease chronic pain. Adv Ther 2018; 35: 515-522

12. Cattaneo C, Jost WH, Bonizzoni E. Long-term efficacy of safinamide on symptoms severity and quality of life in fluctuating Parkinson's disease patients. J Parkinsons Dis 2020; 10: 89-97

13. Cilia R, Cereda E, Piatti M, et al. Levodopa equivalent dose of safinamide: a multicenter, longitudinal, case-control study. Mov Disord Clin Pract 2023; 10: 625-635

14. Di Stefano AF, Rusca A. Pressor response to oral tyramine during co-administration with safinamide in healthy volunteers. Naunyn Schmiedebergs Arch Pharmacol 2011; 384: 505-515

15. Fariello RG. Safinamide. Neurotherapeutics 2007; 4: 110-116

16. Geroin C, Di Vico IA, Squintani G, et al. Effects of safinamide on pain in Parkinson's disease with motor fluctuations: an exploratory study. J Neural Transm 2020; 127: 1143-1152

17. Grigoriou S, Martínez-Martín P, Ray Chaudhuri K, et al. Effects of safinamide on pain in patients with fluctuating Parkinson's disease. Brain Behav 2021; 11: e2336. doi: 10.1002/brb3.2336.

18. Guerra A, Suppa A, D'Onofrio V, et al. Abnormal cortical facilitation and L-dopa-induced dyskinesia in Parkinson's disease. Brain Stimul 2019; 12: 1517-1525

19. Jost W, Kupsch A, Mengs J, et al. Wirksamkeit und Sicherheit von Safinamid als Zusatztherapie zu Levodopa bei Parkinson-Patienten: eine nicht-interventionelle Beobachtungsstudie. Fortschr Neurol Psychiatr 2018; 86: 624-634

20. Jost WH, Gluth I, Lück JC, Lopes OIFDC; German SYNAPSES Investigator Group. Real world data of a German Parkinson's disease population: effectiveness and safety of safinamide in routine clinical practice. Curr Med Res Opin. 2023; 39: 1621-1628

21. Labandeira CM, Alonso Losada MG, Yáñez Baña R, et al. Effectiveness of safinamide over mood in Parkinson's disease patients: secondary analysis of the open-label study SAFINONMOTOR. Adv Ther 2021; 38: 5398-5411

22. Marquet A, Kupas K, Johne A. The effect of safinamide, a novel drug for Parkinson's disease, on pressor response to oral tyramine: a randomized, double-blind, clinical trial. Clin Pharmacol Ther 2012; 92: 450-457

23. Marzo A, Dal Bo L, Monti NC, et al. Pharmacokinetics and pharmacodynamics of safinamide, a neuroprotectant with antiparkinsonian and anticonvulsant activity. Pharmacol Res. 2004; 50: 77-85

24. Olanow CW, Stocchi F. Safinamide – a new therapeutic option to address motor symptoms and motor complications in mid- to late-stage Parkinson's disease. Eur Neurol Rev 2016; 11 (Suppl. 2): 2-15

25. Onofrj M, Bonanni L, Thomas A. An expert opinion on safinamide in Parkinson's disease. Expert Opin Investig Drugs 2008; 17: 1115-1125

26. Pellecchia MT, Picillo M, Russillo MC, et al. Efficacy of safinamide and gender differences during routine clinical practice. Front Neurol 2021; 12: 756304

27. Sadeghian M, Mullali G, Pocock JM, et al. Neuroprotection by safinamide in the 6-hydroxydopamine model of Parkinson's disease. Neuropathol Appl Neurobiol 2016; 42: 423-435

28. Sanchez Alonso P, de la Casa-Fages B, Alonso-Cánovas A, Martínez-Castrillo JC. Switching from rasagiline to safinamide as an add-on therapy regimen in patients with levodopa: a literature review. Brain Sci 2023; 13: 276. doi: 10.3390/brainsci13020276.

29. Santos García D, Yáñez Baña R, Labandeira Guerra C, et al. Pain improvement in Parkinson's disease patients treated with safinamide: results from the SAFINONMOTOR study. J Pers Med 2021; 11: 798

30. Santos García D, Cabo López I, Labandeira Guerra C, et al. Safinamide improves sleep and daytime sleepiness in Parkinson's disease: results from the SAFINONMOTOR study. Neurol Sci 2022; 43: 2537-2544

31. Schapira AH, Stocchi F, Borgohain R, et al. Long-term efficacy and safety of safinamide as add-on therapy in early Parkinson's disease. Eur J Neurol 2013; 20: 271-280

32. Schapira AHV, Fox S, Hauser R, et al. Safinamide as a levodopa adjunct in Parkinson's disease patients with motor fluctuations: A 24-week randomized, double-blind, placebo-controlled trial. JAMA Neurol 2017; 74: 216-224

33. Stocchi F, Vacca L, Grassini P, et al. Symptom relief in Parkinson disease by safinamid. Neurology 2006; 67 (Suppl. 2): S24-S29

10. COMT-Hemmer

Dopamin passiert nicht die Blut-Hirn-Schranke und nur etwa 1% des oral aufgenommenen L-Dopa gelangt ins Gehirn. Für die L-Dopa-Therapie war es deshalb ein Durchbruch, als die Decarboxylasehemmer Benserazid und Carbidopa eingeführt wurden. Hierdurch konnte dieser Wert fast verzehnfacht und eine ausreichende Konzentration erreicht werden, bei gleichzeitiger Reduktion der unerwünschten peripheren Wirkungen. Nach Hemmung der Decarboxylase durch Benserazid oder Carbidopa ist die O-Methylierung der wichtigste Stoffwechselweg der Metabolisierung (☞ Abb. 10.1). Auch die Hemmung dieses Abbauwegs ist seit den 1950er Jahren bekannt [2].

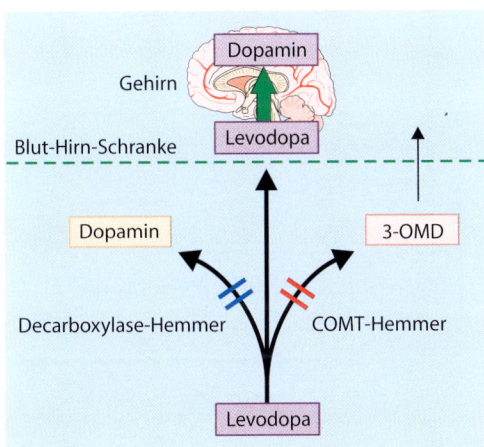

Abb. 10.1: Vereinfachte Darstellung des Angriffspunkts der peripheren COMT-Hemmer.

Dieser Abbauweg zu 3-OMD erfolgt über die Catechol-O-Methyl-Transferase (COMT). COMT-Hemmer reduzieren die Bildung von 3-OMD bis zu 90 % [48].

> Wesentliches Wirkprinzip der COMT-Inhibitoren ist die periphere Hemmung des Abbaus von L-Dopa zu 3-O-Methyldopa.

Es war daher folgerichtig, zur Optimierung der L-Dopa-Therapie auch diesen Abbauweg zu hemmen. In der Entwicklung ergaben sich jedoch Probleme, da entweder die ubiquitäre unspezifische Hemmung der COMT zu erheblichen unerwünschten Wirkungen, v.a. bezüglich der Leber, führte oder die Substanz zu toxisch bzw. zu wenig

wirksam war. Initial gelangten nur zwei Substanzen, beide reversible COMT-Hemmer mit einer Nitrokatecholstruktur, bis zur Markteinführung: Tolcapon und Entacapon. Seit Ende 2016 ist in Deutschland auch Opicapon [15, 16] zugelassen; seitens des GBA wurde kein Zusatznutzen zuerkannt, obwohl sich einige klinische Vorteile zeigten. Neue Substanzen (z.B. CERC-4064, Nebicapon [45]), aber auch Modifikationen von Entacapon (ODM-101 und ODM-104) sind in der klinischen Prüfung [68].

10.1. Tolcapon

Tolcapon ist ein selektiver, reversibler COMT-Hemmer [31]. Nach erfolgreicher Einführung der Substanz und guten klinischen Ergebnissen [31] wurde 1998 die Zulassung von der europäischen Zulassungsbehörde (EMEA) ausgesetzt. Bei drei Todesfällen bestand der Verdacht, dass die Ursache eine akute Hepatotoxizität des Tolcapon gewesen sei [1]. Tolcapon konnte deshalb lange Zeit nur über die internationale Apotheke bezogen werden (eine Zulassung bestand noch für Norwegen, die Schweiz und die USA). In den USA war die Anwendung eingeschränkt, es gab jedoch keine weiteren Fälle eines letalen Leberversagens, weshalb es zu einer Lockerung des Lebermonitorings in den USA kam [35, 40]. Seit 2005 ist Tasmar® wieder erhältlich und darf bei Patienten eingesetzt werden, bei denen sich mit Entacapon kein ausreichender Effekt erzielen lässt. Daneben sind regelmäßige Kontrollen der Leberwerte vorgeschrieben. Durch die Markteinführung von Opicapon hat die Nachfrage weiter abgenommen (außerdem gilt auch hier die Regel, dass zuerst Opicapon eingesetzt werden sollte). Das Einsatzgebiet sind vor allem motorische Fluktuationen, wobei sich beispielsweise im direkten Vergleich mit Pergolid eine Überlegenheit ergab [32]. In der Bewertung der MDS [19] erhielt Tolcapon bedauerlicherweise nur noch ein "possibly useful".

10.2. Entacapon

Die Zulassung von Entacapon (ENT) erfolgte im Herbst 1998, für Patienten mit fluktuierenden motorischen Symptomen unter L-Dopa. Eine Wirksamkeit besteht in allen Phasen der Erkrankung

[41]. Entacapon ist ein rein peripher wirksamer COMT-Hemmer. Es verringert die Plasmaelimination und erhöht somit die Plasmakonzentration von L-Dopa, wodurch die Verfügbarkeit für den Transport durch die Blut-Hirn-Schranke erhöht wird (☞ Abb. 10.1). Die Wirkdauer des L-Dopa wird verlängert, wobei sich die Spitzenkonzentrationen nicht wesentlich ändern. Auch bei längerer Einnahme akkumuliert Entacapon nicht.

Entacapon verlängert die On-Zeit der Patienten um etwa 20 %, in Einzelfällen bis maximal 60 %, bei gleichzeitiger Verbesserung der motorischen Scores. Durch die Gabe des COMT-Hemmers können durchschnittlich 100 mg der L-Dopa-Dosis eingespart werden.

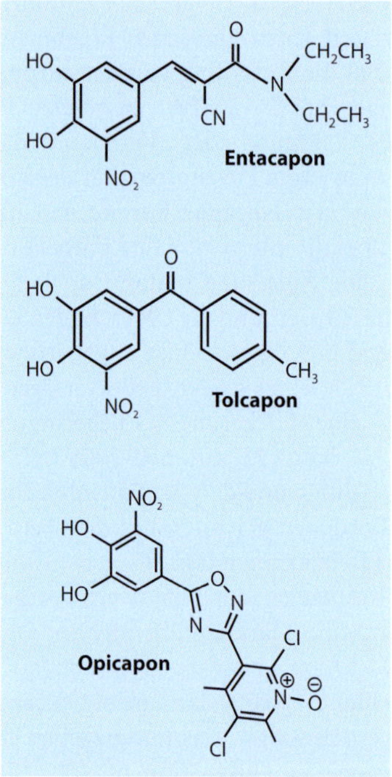

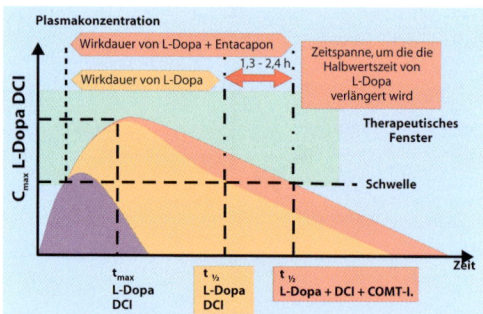

Abb. 10.2: Strukturformeln der drei in Deutschland zugelassenen COMT-Hemmer.

Bioverfügbarkeit und Wirkdauer des L-Dopa-Präparates werden durch die COMT-Hemmer erhöht. Einen Effekt erzielt man bereits mit 50 mg Entacapon. Bei Dosissteigerung zeigt sich ein linearer dosisabhängiger Anstieg der maximalen Plasmakonzentration. Die pharmakologisch beste Wirkung wird mit 200 mg erreicht [4]. Die AUC ist bei 200 mg doppelt so groß wie bei 100 mg [4].

Hierbei ist anzumerken, dass die Halbwertzeit von L-Dopa (plus Decarboxylase-Hemmer) bei unter 2 Stunden liegt und durch die Gabe von COMT-Hemmern auf etwa 3 Stunden verlängert werden kann [3].

Die Substanz wird schnell resorbiert, ein Wirkeintritt erfolgt nach knapp 20 Minuten, das Wirkmaximum wird nach etwa einer Stunde erreicht. Die Halbwertzeit im Plasma liegt bei etwa 3,4 Stunden. Die Ausscheidung erfolgt hauptsächlich biliär. Etwa 10 % der eingenommenen Dosis werden renal ausgeschieden.

Aus Kostengründen halbieren einige Kollegen bei häufigen Gaben die Entacapon-Dosis auf 100 mg. Dies entspricht nicht der Zulassung und auch nicht den Zulassungsdaten, wird jedoch teilweise durch Studien bestätigt, die bei 100 und 200 mg keine relevanten Unterschiede der Wirkung fanden [46].

Abb. 10.3: Pharmakokinetik von L-Dopa allein (violett), in Kombination mit einem Decarboxylasehemmer (DCI) und in Kombination mit einem DCI- und einem COMT-Hemmer.

L-Dopa und Entacapon haben eine ähnliche Pharmakokinetik, weswegen es sinnvoll erscheint, jede L-Dopa-Dosis mit einer Entacapon-Gabe zu kombinieren. Durch die kurze Halbwertzeit ist die Therapie gut steuerbar. Ein Einschleichen ist in der Zulassung vorgesehen, klinisch aber nicht unbedingt erforderlich. Es kann sich in Einzelfällen als sinnvoll erweisen, da hierdurch möglichen unerwünschten Wirkungen wie Dyskinesien und Überdosierungen besser begegnet werden kann. Es empfiehlt sich, mit der Gabe zum Wochenanfang statt Ende der Woche zu beginnen, da ansonsten die Gefahr von Dyskinesien am Wochenende groß und eine adäquate Reaktion des behandelnden Arztes nicht möglich sind. Zwar werden die Spitzenkonzentrationen nicht erhöht, doch werden durch die höhere Bioverfügbarkeit und längere Wirkdauer die L Dopa-Plasmaspiegel erhöht (☞ Abb. 10.5).

Die Maximaldosis beträgt 2.000 mg, was somit einer Einnahme von 10 Tabletten entspricht. Bei vielen Patienten ist es sinnvoll, mit einer etwas höheren L-Dopa-Morgendosis (25-50 mg) zu beginnen [26].

Im klinischen Alltag erweist es sich als vorteilhaft, dass man bereits innerhalb der ersten Tage weiß, ob die Gabe des COMT-Hemmers hilfreich ist.

10.3. Opicapon

Auch Opicapon (OPC) ist ein peripherer, selektiver COMT-Hemmer mit einer Nitrokatecholstruktur. Der wesentliche pharmakologische Unterschied ist die deutlich differente Wirkdauer, die eine einmal tägliche Gabe ermöglicht (☞ Abb. 10.4). Die Eliminations-Halbwertzeit ist kurz (1-1,4 h), die COMT-Hemmung beträgt jedoch über 100 Stunden [60]. Die Einnahme erfolgt beim Zubettgehen, mindestens eine Stunde vor oder nach der L-Dopa-Einnahme. Klinisch zeigten sind keine Unterschiede bei gemeinsamer Einnahme des OPC mit der Nachtdosis [25].

Die beiden wichtigsten Studien sind Bi-Park 1 [16] und Bi-Park 2 [37, 38].

■ Bi-Park 1-Studie

Die Bi-Park 1 [16] war eine kontrollierte Studie bei 600 Patienten mit End-of-dose-Motorfluktuationen, die Opicapon (5 mg, 25 mg oder 50 mg) oder Entacapon über 14-15 Wochen zu L-Dopa erhielten. Primärer Zielparameter war die Reduktion der Off-Zeit, die in der Opicapon-50mg-Gruppe signifikant war. Die besten Ergebnisse wurden für Opicapon 50 mg erzielt (−116,8 min, vs. −96,3 min für ENT); der Unterschied zwischen ENT und OPC war aber nicht signifikant. Die Dosierungen von 5 und 25 mg unterschieden sich in den meisten Endpunkten nicht signifikant von Plazebo. Die häufigste Nebenwirkung waren Dyskinesien. Nach der Umstellung von Entacapon auf Opicapon konnten in der Extensionsphase nochmals 39 Minuten Off-Zeit reduziert werden (p<0,05) [14].

■ Bi-Park 2-Studie

Bi-Park 2 [37] war die Anschlussstudien über ein Jahr, an der noch 286 Patienten teilnahmen. Die Reduktion der Off-Zeit war 1,1 h für Plazebo und etwa 2 h (126,3 min) für Opicapon [38]. Die Off-Zeit konnte reduziert werden. Die Patienten, die von Entacapon auf Opicapon umgestellt wurden, haben im Schnitt davon profitiert [17].

Bi-Park 2 war eine Plazebo-kontrollierte Studie mit 427 Patienten, die in den Verum-Gruppen entweder 25 oder 50 mg OPC pro Tag erhielten. Die Reduktion der Off-Zeit betrug 1,1 h für Plazebo und etwa 2 h (118,8 Minuten) für Opicapon [38]. Auch Bi-Park 2 beinhaltete eine offene Extension. In dieser blieb der OPC-Effekt aus der doppelblinden Phase erhalten; die On-Zeit stieg in der Extensionsphase noch um 24,9 auf insgesamt 156,4 min gegenüber Baseline an [9].

In den großen Zulassungsstudien und deren anschließenden offenen Langzeitbeobachtungen, aber auch in Anwendungsbeobachtungen erwies sich Opicapon als sicher und gut verträglich [18, 29, 39, 57, 58, 61].

Studie	Design	Ergebnisse
Bi-Park 1 [16]	PLC, 200 mg ENT oder 5 mg, 25 mg oder 50 mg OPC für 14-15 Wochen als Begleitmedikation zu L-Dopa (3-8 ×)	Reduzierung der Off-Zeit für 50 mg OPC im Vergleich zu PLC (−116,8 min vs. −56 min). Der Anteil der Patienten mit mindestens 1 h Zunahme im On-Status war in der 50 mg OPC-Gruppe signifikant höher. OPC war überlegen vs. Plazebo und nicht unterlegen vs. ENT.
Bi-Park 2 [37]	25 mg und 50 mg OPC	Abnahme der Off-Zeit war in beiden Gruppen (25/50 mg OPC) im Vergleich zu Plazebo signifikant höher (1,7 h/2,0 h vs. 1,1 h). Die Zunahme in der On-Zeit mit oder ohne Dyskinesien war in beiden OPC-Gruppen höher als in der PLC-Gruppe (1,4 h/1,43 h vs. 0,8 h bei 25 mg/50 mg OPC vs. Plazebo).

Tab. 10.1: Bi-Park-Studien. **PLC**: Plazebo, **ENT**: Entacapon, **OPC**: Opicapon.

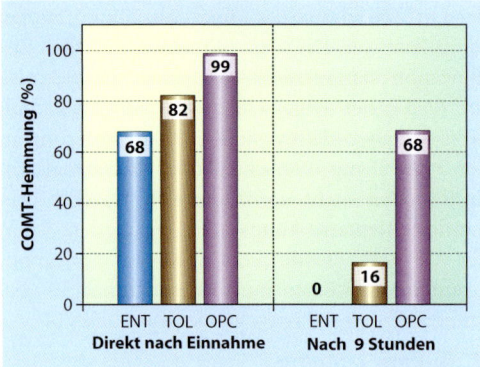

Abb. 10.4: COMT-Hemmung der drei Präparate im Vergleich [60].

10.4. Unerwünschte Wirkungen

Die banalste, für Patienten aber sehr unangenehme unerwünschte Wirkung ist eine Rot-gelb-Verfärbung des Urins bei Enta- und Tolcapon, worüber man die Patienten aufklären sollte, damit nach der Einnahme keine Verunsicherung entsteht. Die häufigsten unerwünschten Wirkungen sind Übelkeit und Diarrhoen (jeweils bis zu 20 %). Vor allem die Durchfälle bei Enta- und Tolcapon, die in einigen Untersuchungen in bis zu 26 % auftreten, führen häufig zu einem Therapieabbruch. Die Ursache dieser Diarrhoen ist noch nicht definitiv geklärt, am ehesten liegt eine vermehrte Sekretion zugrunde (☞ unten). In unserem Kollektiv sowie der Untersuchung der CELOMEN-Gruppe [51] lag die Rate an relevanten Durchfällen, die zum Therapieabbruch führte, deutlich niedriger (ca. 5-10 %). Handelt es sich nur um einen dünnflüssigen Stuhl über einige Tage, kann kontrolliert abgewartet werden, ob sich dieses Symptom zurückbildet. Meist muss jedoch auf Entacapon verzichtet werden. Der Verlauf kann schwerwiegend sein [33]. Die Rate an Diarrhoen ist unter Tolcapon höher als unter Entacapon [49].

Die klinischen Erfahrungen mit Opicapon sind gut, bisher ergeben sich keine Hinweise auf bisher unbekannte Nebenwirkungen. Große Vorteile dürften jedoch die fehlende Rot-gelb-Verfärbung des Urins und die nicht beobachteten Diarrhoen sein.

Als weitere häufige und sehr relevante unerwünschte Wirkungen sind die Dyskinesien zu erwähnen. Diese Dyskinesien sind Ausdruck der Wirkung der Substanz (☞ Abb. 10.5) und sollten

zur Reduktion der L-Dopa-Dosis führen [53]. Sind Compliance-Probleme absehbar, empfiehlt es sich, Entacapon nicht sofort in der Maximaldosis zu geben, damit bei möglichen Dyskinesien besser gegengesteuert werden kann. Bei Opicapon sollte gegebenenfalls kurzfristig eine Dosisanpassung erfolgen. Da COMT-Hemmer häufig zugegeben werden, wenn ein unzureichender Effekt vorliegt, wird ein besserer klinischer Status erreicht und die L-Dopa-Dosis wird beibehalten.

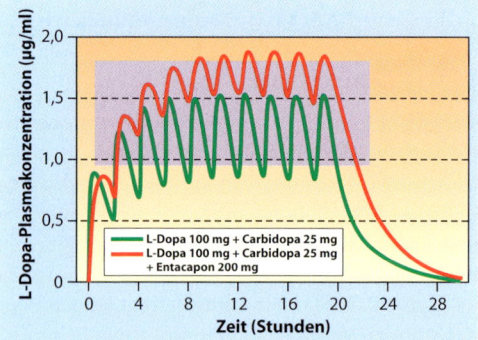

Abb. 10.5: L-Dopa-Plasmaspiegel (L-Dopa alle 2 h) mit und ohne gleichzeitige Entacapon-Gabe. Im Verlauf des Tages kann es unter Entacapon zu höheren L-Dopa-Konzentrationen kommen [49].

Werden COMT-Hemmer abgesetzt, sollte dies nicht abrupt geschehen, da hierdurch rein theoretisch ein L-Dopa-Entzugssyndrom auftreten könnte (in der Praxis aber meines Wissens nicht beobachtet). Wichtiger ist, dass bei dieser Umstellung in der Regel die L-Dopa-Dosis erhöht werden muss, da sich ansonsten der klinische Zustand verschlechtert. Opicapon kann nicht ausgeschlichen werden, da es nur einmal täglich gegeben wird (ggf. Dosisanpassung des L-Dopa).

Eine Kombination von Entacapon ist mit jedem anderen Parkinson-Medikament möglich, außer mit einem anderen COMT-Hemmer. Unterschiede bezüglich retardierter und unretardierter L-Dopa-Formen ergeben sich nicht [56]. Die gemeinsame Gabe von MAO- und COMT-Hemmern erscheint sinnvoll [67], auch wenn entsprechende Untersuchungen immer noch nicht vorliegen. Im klinischen Alltag hat es sich bei sehr vielen Patienten bewährt. Einige Untersuchungen lassen eine potenzielle Neurotoxizität bei kombinierter Gabe vermuten. Bis zu 10 mg Selegilin ist eine Kombination möglich, bei 1 mg Rasagilin besteht

	Anzahl Studien	Patienten (n)		Gewichtetes Mittel	
		Plazebo	Verum	Differenz (h)	95%-KI
On-Zeit					
Entacapon	4	301	389	1,02	0,62-1,39
Tolcapon	4	209	333	1,86	1,29-2,42
Off-Zeit					
Entacapon	4	221	389	0,68	0,22-1,13
Tolcapon	4	209	333	1,60	1,10-2,10

Tab. 10.2: Gewichtete mittlere Differenz der On- und Off-Zeiten zwischen Baseline und Endpunkt unter Tolcapon und Entacapon (Plazebo-korrigiert). Alle Studien der Metaanalyse.

keine relevante Einschränkung (die Empfehlungen der Hersteller sind zu beachten), bei Safinamid (50 und 100 mg) ebenfalls nicht.

Kontraindiziert bzw. relativ kontraindiziert sind MAO-A-Hemmer, Noradrenalin-Reuptake-Hemmer sowie Substanzen mit einer Katecholgruppe (Dopamin, Apomorphin etc.). Bei einer Apomorphintherapie ist die Interaktion zu beachten.

Die für Tolcapon beschriebenen fulminanten Hepatitiden durch eine Entkopplung der oxidativen Phosphorylierung treten unter Entacapon nicht auf, da sie nicht direkte Folge der COMT-Hemmung sind [1]. Die Leberwerterhöhungen unter Entacapon sind nach den vorliegenden Studien minimal. Eine Überprüfung der Leberwerte ist nicht erforderlich, in der Aufdosierungsphase jedoch gerechtfertigt. Demgegenüber müssen bei der Verordnung von Tolcapon regelmäßige Laborkontrollen mit Dokumentation entsprechend der Herstellerrichtlinien durchgeführt werden.

Da Entacapon bei vielen Patienten mittlerweile über einen längeren Zeitraum gegeben wird, darf die Substanz insgesamt als gut verträglich und als mit wenigen unerwünschten Wirkungen belastet angesehen werden [56].

Die Erfahrungen mit Opicapon zeigen keine Hinweise auf bisher unbekannte unerwünschte Wirkungen. Die Studienergebnisse bezüglich Verträglichkeit sind sehr positiv [57].

10.5. Unterschiede der COMT-Hemmer

Der entscheidende Unterschied der beiden COMT-Hemmer Enta- und Tolcapon ist, dass für Tolcapon nur eine eingeschränkte Zulassung besteht. Tolcapon ist zugelassen in Kombination mit Levodopa/Benserazid oder Levodopa/Carbidopa bei Patienten mit Morbus Parkinson, die auf Levodopa ansprechen und Fluktuationen in der Beweglichkeit aufweisen, die auf andere COMT-Inhibitoren nicht ansprechen bzw. diese nicht vertragen. Zuerst muss also Entacapon oder Opicapon eingesetzt werden. Opicapon unterscheidet sich von Entacapon durch die Einmalgabe, die fehlende Rotgelbverfärbung des Urins und das Ausbleiben von Durchfällen.

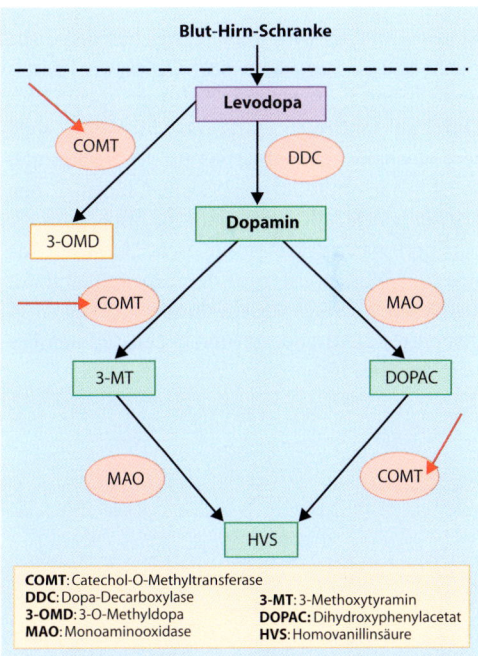

Abb. 10.6: Zentraler Dopamin-Metabolismus, mögliche Angriffspunkte der zentralen COMT-Hemmung.

Weiterhin unterscheidet die Substanzen, dass Enta- und Opicapon rein peripher, Tolcapon in geringem Ausmaß auch zentral wirkt (☞ Abb. 10.6), u.a. durch seine hohe Lipophilie, was jedoch nicht unumstritten ist [2, 7, 20, 47]. Ob dies von klinisch relevanter Bedeutung ist, konnte bisher nicht sicher geklärt werden. Die Wirkdauer ist unterschiedlich, weshalb Tolcapon 3 × täglich, Entacapon parallel zu jeder L-Dopa-Einnahme und Opicapon einmal täglich gegeben werden.

Bezüglich der Wirksamkeit, Verbesserung der Motorik, Reduktion der Off-Zeiten und möglicher Reduktion der L-Dopa-Dosis ergibt sich eine Überlegenheit des Tolcapon [12, 13, 36, 45, 54]. Der klinische Eindruck wurde in der Switch-Studie bestätigt [12]. Opicapon scheint von der Wirksamkeit besser als Entacapon zu sein [14, 16, 17].

Gelegentlich werden Opicapon-Patienten wieder auf Entacapon umgestellt, da die behandelnden Ärzte der Meinung sind, dass dadurch Geld eingespart würde. Das ist jedoch nicht richtig. Eventuell wird bei kostengünstigen Generika das Budget für den Moment geringfügig entlastet, die Kosten werden im Verlauf jedoch deutlich höher liegen, was auch durch eine Studie eindrücklich belegt wurde [22].

Ein wesentlicher Unterschied zwischen den bisherigen COMT-Hemmern und Opicapon ist, dass unter Opicapon keine Substanz-spezifischen Durchfälle auftreten. Entacapon führt über mehrere Mechanismen dazu, dass aus der Darmmukosa Chlorid-Ionen durch spezielle Chlorid-Ionen-Kanäle ins Darmlumen gelangen. Entacapon regt darüberhinaus sekretomotorische Neurone an, was zur Chloridfreisetzung der Darmschleimhautzellen führt. Dies geschieht durch Bindung an sogenannte β2-Adrenozeptoren in den Zellmembranen (☞ Abb. 10.7).

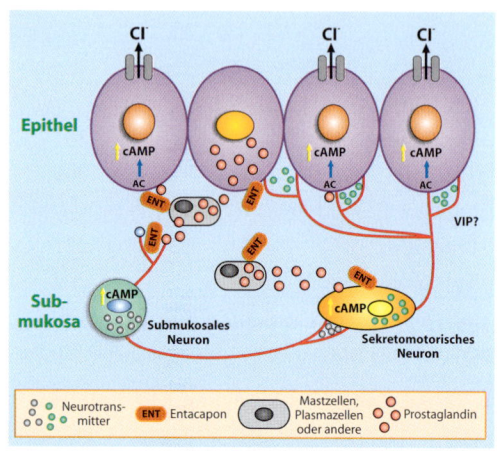

Abb. 10.7: Erklärungsmechanismus der Diarrhoen unter Entacapon [42, 43].

Ein wichtiger Mechanismus ist der sogenannte cAMP-Weg, der durch Entacapon beeinflusst wird. Der Botenstoff zyklisches AMP (cAMP) wird durch das Enzym Adenylylcyclase synthetisiert. Entacapon sorgt dafür, dass dieses Enzym mehr cAMP herstellt. Dies geschieht in den sekretomotorischen Neuronen, die die Darmmukosa steuern, aber auch in den Submukosazellen, die wiederum die sekretomotorischen Zellen regulieren [42, 43].

cAMP ist ein second messenger, also ein intrazellulärer Botenstoff, der zu einer bestimmten Reaktion der betroffenen Zelle führt. Im Fall der Darmschleimhautzellen führt es zu einer Veränderung des Membranpotentials und zur Öffnung bestimmter Chlorid-Ionen-Kanäle, durch die Chlorid-Ionen aus der Darmschleimhaut ins Darmlumen gelangen. Diese Chlorid-Ionen-Kanäle spielen bei der Regulation des Wasser-Elektrolyt-Haushaltes des Darms eine entscheidende Rolle. Durch den osmotischen Druck der Chlorid-Ionen entlassen die Darmmukosazellen Wasser ins Darmlumen, was dann zu Durchfällen führt.

Entacapon bindet an den β2-Rezeptor und bringt die Adenylylcyclase so dazu, mehr zyklisches AMP herzustellen. Opicapon bindet nicht an den Rezeptor. Man geht davon aus, dass deshalb unter Opicapon keine Diarrhoen beobachtet werden.

Zusammenfassend ergibt sich klinisch aufgrund der Hepatotoxizität eine Überlegenheit von Entacapon gegenüber Tolcapon. Zum jetzigen Zeitpunkt kann auch nicht sicher gesagt werden, ob sich die partiell zentrale Wirkung des Tolcapon als vorteilhaft oder eher nachteilig (neurotoxisch) erweist [50, 51]. Opicapon wird nur einmal täglich gegeben und hat deutlich weniger Nebenwirkungen. Die klinische Erfahrung zeigt, dass Opicapon mindestens so wirksam wie Entacapon ist. Bei mangelnder Wirkung könnte der Einsatz von Tolcapon diskutiert werden, was in der Praxis aber nicht notwendig ist.

Der Gen-Polymorphismus dürfte bei COMT-Hemmern eine große Rolle spielen, die vorliegenden Daten sind noch begrenzt [21, 62].

10.6. Indikationen für COMT-Hemmer

Derzeit lassen sich keine verbindlichen Empfehlungen zum Zeitpunkt des optimalen Einsatzes von COMT-Hemmern treffen [28]. Eine Zulassung besteht aber nur bei Auftreten von Wirkfluktuationen und ist auch nur hierfür durch Daten ausreichend belegt [19]. Natürlich sind die COMT-Hemmer auch in früheren Phasen der Erkrankung wirksam [23, 41]. COMT-Hemmer dürfen als Therapie der Wahl bei Wearing-off/End-of-dose unter einer L-Dopa-Therapie angesehen werden. Seit der STRIDE-PD Studie wird ein früherer Einsatz kritisch gesehen [53, 65]. Dies ist bedauerlich, da das Studiendesign keine L-Dopa-Reduktion vorsah und deshalb vermehrt Dyskinesien auftraten.

Es darf davon ausgegangen werden, dass sowohl fluktuierende, als auch nicht fluktuierende Patienten profitieren [5, 41]. Stellenweise wird der frühe Einsatz der COMT-Hemmer gefordert um die pulsatile Stimulation zu reduzieren [52]. Die Kombination von L-Dopa mit einem Decarboxylasehemmer und einem COMT-Hemmer (Triple-Tablette), damit die beiden wichtigsten peripheren Abbauwege gehemmt werden, ist in vielen Fällen sinnvoll [6, 64]. Als unbestritten darf zum jetzigen Zeitpunkt der Einsatz bei Wirkfluktuationen angesehen werden (☞ Kap. 13.), wobei sowohl motorische als auch nicht-motorische Fluktuationen gemeint sind. Weitere Indikationen können mangelndes Ansprechen nicht-fluktuierender Patienten, Therapieprobleme unter der sonstigen Medikation, wie Psychosen, kardiovaskuläre Probleme, Unverträglichkeiten anderer Substanzen etc. sein.

Durch den Einsatz der COMT-Hemmer können sowohl die On-Zeit verlängert als auch die klinische Symptomatik verbessert und die L-Dopa-Dosis reduziert werden. Dies zeigt sich auch bei einer Therapie in der Nacht, wodurch der Schlaf verbessert wird [11]. Die Kombination von L-Dopa mit Entacapon zeigt höhere Plasmaspiegel in der Nacht als die vergleichbare Dosis retardiertes L-Dopa [34]. Eine neuere Studie legt nahe, dass das PNP-Risiko unter einer Kombination des L-Dopa mit COMT-Hemmern (Entacapon) niedriger ist. Diese Aussagen gelten natürlich auch für Opicapon, mit dem Vorteil, dass man das Medikament nur einmal täglich geben muss.

10.7. Fixe Kombination von L-Dopa, Carbidopa und Entacapon

Wird Entacapon eingesetzt, gibt man üblicherweise L-Dopa parallel. Dies ist möglich durch die vergleichbare Halbwertzeit. Daher liegt es nahe, Entacapon in einer fixen Kombination zu geben. Hierdurch wird die Compliance des Patienten verbessert, da er weniger Tabletten einnehmen muss. Es lassen sich aber auch einige Einnahmefehler, wie das Vergessen oder doppelte Einnehmen einer Dosis, vermeiden [64]. Mittlerweile hat sich diese Kombination klinisch bewährt und die positiven Effekte wurden in mehreren Untersuchungen bestätigt [6], auch bei De-novo-Patienten [23]. Etliche Hersteller bieten mittlerweile die Dreierkombinationen in vielen unterschiedlichen Dosierungen an (50, 75, 100, 125, 150, 175, 200 mg), was die Therapie wesentlich einfacher gestaltet.

Lange wurde diskutiert, ob man nicht generell bei Beginn der L-Dopa-Therapie die Triple-Tablette verordnen soll. Dies wurde durch die sogenannte STRIDE-PD-Studie untersucht [65]. Es kam jedoch in der Studie nicht zu einer Abnahme der Dyskinesien, sondern einer Zunahme und einem früheren Auftreten bei einer L-Dopa-Dosis über 400 mg/d [65]. Dies ist zum Großteil durch das Studiendesign bedingt, da die L-Dopa-Dosis nicht angepasst wurde.

Diese Studie lieferte viele interessante neue Aspekte und bestätigte unter anderem die Abhängigkeit des Auftretens von Dyskinesien von der L-Dopa-Dosis; so darf 400 mg/d als kritische Schwelldosis gesehen werden [65], wobei Faktoren wie Geschlecht und Körpergewicht zu berücksichtigen sind.

In einer Vergleichsstudie mit IPX066 schnitt die fixe Kombination schlechter ab [66], wobei einschränkend gesagt werden muss, dass IPX066 aktuell noch nicht am deutschen Markt ist und die Dosierungen sehr weit abwichen (1495 vs. 600 mg). Mit einer Markteinführung wird demnächst gerechnet.

Eine intrajejunale gemeinsame Gabe von L-Dopa/Carbidopa und Entacapon als Gel wurde untersucht und ist mittlerweile auch verfügbar und wird eingesetzt [30, 63].

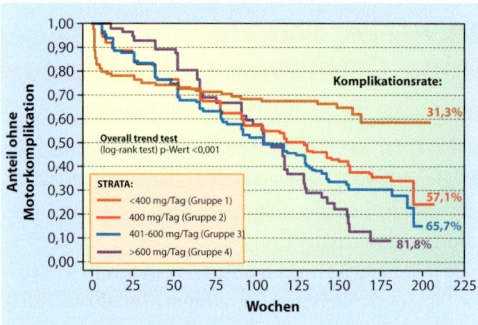

Abb. 10.8: Zeitraum bis zur ersten motorischen Komplikation nach nomineller Levodopa-Dosis. Auswertung der STRIDE-PD [53].

10.8. COMT-Hemmer versus Dopaminagonisten

Wiederholt wurden Diskussionen geführt, welche Substanzgruppe zu bevorzugen ist – COMT-Hemmer oder Dopaminagonisten. Es wurden sogar die Effekte und Nebenwirkungen in Vergleichsstudien untersucht und bewertet [10]. Entsprechende Vergleiche wurden selbst von den deutschen Zulassungsbehörden durchgeführt. Dies ist meines Erachtens keine zielführende Diskussion, da es sich um zwei völlig unterschiedliche Substanzgruppen handelt, die an verschiedenen Stellen angreifen und nicht gegeneinander ausgetauscht werden können. Dopaminagonisten wirken direkt, COMT-Hemmer nur in Kombination mit L-Dopa. Sie wirken nicht allein, sondern optimieren die L-Dopa-Wirkung und haben dementsprechend einen festen Platz in der Parkinson-Therapie, unabhängig von Dopaminagonisten [44]. Aktuell wurden die Dopaminagonisten auch

schwächer bewertet, der Stellenwert der COMT-Hemmer eher gefestigt und sogar gestärkt [24].

10.9. Literatur

1. Assal F, Spahr L, Hadengue A, et al. Tolcapone and fulminant hepatitis. Lancet 1998; 352: 958

2. Axelrod J, Tomchick R. Enzymatic O-methylation of epinephrine and other catechols. J Biol Chem 1958; 233: 702-705

3. Baas H, Zehrden F, Selzer R, et al. Pharmacokinetic-pharmacodynamic relationship of levodopa with and without tolcapone in patients with Parkinson's disease. Clin Pharmacokinet 2001; 40: 383-393

4. Bonifácio MJ, Palma PN, Almeida L, Soares-da-Silve P. Catechol-O-methyltransferase and its inhibitors in Parkinson's disease. CNS Drug Rev 2007; 13: 352-379

5. Brooks DJ, Sagar H, and the UK-Irish Entacapone Study Group. Entacapone is beneficial in both fluctuating and non-fluctuating patients with Parkinson's disease: a randomised, placebo controlled, double blind, six month study. J Neurol Neurosurg Psychiatry 2003; 74: 1071-1079

6. Brooks DJ, Leinonen M, Kuoppamäki M, Nissinen H. Five-year efficacy and safety of levodopa/DDCI and entacapone in patients with Parkinson's disease. J Neural Transm 2008; 115: 843-849

7. Ceravolo R, Piccini P, Bailey DL, et al. 18F-dopa-PET evidence that tolcapone acts as a central COMT inhibitor in Parkinson's disease. Synapse 2002; 43: 201-207

8. Cossu G, Ceravolo R, Zibetti M, et al. Levodopa and neuropathy risk in patients with Parkinson disease: Effect of COMT inhibition. Parkinsonism Relat Disord 2016; 27: 81-84

9. Costa R, Lees A, Ferreira JJ, et al. One-year open-label efficacy and safety of opicapone in Parkinson's disease BIPARK-II study. Poster MDS 2014

10. Deuschl G, Vaitkus A, Fox GC, et al. Efficacy and tolerability of entacapone versus cabergoline in parkinsonian patients suffering from wearing-off. Mov Disord 2007; 22: 1550-1555

11. Ebersbach G, Hahn K, Lorrain M, Storch A. Tolcapone improves sleep in patients with advanced Parkinson's disease (PD). Arch Geront Geriatrics 2010; 51: e125-e128

12. Entacapone to tolcapone switch study investigators. Entacapone to tolcapone switch: Multicenter double-blind, randomized, active-controlled trial in advanced Parkinson's disease. Mov Disord 2007; 22: 14-19

13. Factor SA, Molho ES, Feustel PJ, et al. Long-term comparative experience with tolcapone and entacapone

in advanced Parkinson's disease. Clin Neuropharmacol 2001; 24: 295-299

14. Ferreira J, Lees A, Rocha J, et al. Efficacy and safety of opicapone in patients with Parkinson's disease and motor fluctuations: 1-year follow-up (bipark I). J Neurol Sci 2015; 357: e285

15. Ferreira JJ, Rocha JF, Falcão A, et al. Effect of opicapone on levodopa pharmacokinetics, catechol-O-methyltransferase activity and motor fluctuations in patients with Parkinson's disease. Eur J Neurol 2015; 22: 815-825

16. Ferreira JJ, Lees A, Rocha JF, et al. Opicapone as an adjunct to levodopa in patients with Parkinson's disease and end-of-dose motor fluctuations: a randomised, double-blind, controlled trial. Lancet Neurol 2016; 15: 154-165

17. Ferreira JJ, Lees AJ, Poewe W, et al. Effectiveness of opicapone and switching from entacapone in fluctuating Parkinson disease. Neurology 2018; 90: e1849-e1857

18. Ferreira JJ, Lees A, Rocha JF, et al. Long-term efficacy of opicapone in fluctuating Parkinson's disease patients: a pooled analysis of data from two phase 3 clinical trials and their open-label extensions. Eur J Neurol 2019; 26: 953-960

19. Fox SH, Katzenschlager R, Lim S-Y, et al. International Parkinson and movement disorder society evidence-based medicine review: Update on treatments for the motor symptoms of Parkinson's disease. Mov Disord 2018; 33: 1248-1266

20. Gerlach M, Ukai W, Ozawa H, Riederer P. Different modes of action of catecholamine-O-methyltransferase inhibitors entacapone and tolcapone on adenylyl cyclase activity in vitro. J Neural Transm 2002; 109: 789-795

21. Hall KT, Loscalzo J, Kaptchuk T. Systems pharmacogenomics - gene, disease, drug and placebo interactions: a case study in COMT. Pharmacogenomics 2019; 20: 529-551

22. Harrison-Jones G, Marston XL, Morgante F, et al. Opicapone versus entacapone: Head-to-head retrospective data-based comparison of healthcare resource utilization in people with Parkinson's disease new to catechol-O-methyltransferase (COMT) inhibitor treatment. Eur J Neurol 2023; 30: 3132-3141

23. Hauser RA, Panniset M, Abbruzzese G, et al. Double-blind trial of levodopa/carbidopa/entacapone versus levodopa/carbidopa in early Parkinson's disease. Mov Disord 2009; 24: 541-550

24. Höglinger G, Trenkwalder C et al., Parkinson-Krankheit, S2k-Leitlinie, 2023, in: Deutsche Gesellschaft für Neurologie (Hrsg.), Leitlinien für Diagnostik und Therapie in der Neurologie. Online: (abgerufen am 12.02.2024)

25. Huber S, Altmann C, Benz P, et al. Effects of opicapone at different times of the evening. J Neural Transm 2019; 126: 648

26. Ingman K, Naukkarinen T, Vahteristo M, et al. The effect of different dosing regimens of levodopa/carbidopa/entacapone on plasma levodopa concentrations. Eur J Clin Pharmacol. 2012; 68:281-289

27. Jorga K, Fotteler B, Schmitt M et al. The effect of COMT inhibition by tolcapone on tolerability and pharmakokinetics of different levodopa/benserazide formulations. Eur Neurol 1997; 38: 59-67

28. Jost W, Buhmann C, Classen J, et al. Stellenwert der COMT-Hemmer in der Therapie motorischer Fluktuationen. Nervenarzt 2022; 93: 1035-1045

29. Jost WH. Evaluating opicapone as add-on treatment to levodopa/DDCI in patients with Parkinson's disease. Neuropsychiatr Dis Treat 2022; 18: 1603-1618

30. Jost WH. A novel treatment option for intrajejunal levodopa administration. Expert Rev Neurother 2023; 23: 9-13

31. Keating GM, Lyseng-Williamson KA. Tolcapone: A review of its use in the management of Parkinson's disease. CNS Drugs 2005; 19: 165-184

32. Koller W, Lees A, Doder M, et al. Randomized trial of tolcapone versus pergolide as add-on to levodopa therapy in Parkinson's disease patients with motor fluctuations. Mov Disord 2001; 16: 858-866

33. Koschel J, Jost W. Entacapone induced diarrhea can lead to severe electrolyte imbalance. J Neural Transm 2019; 126: 654

34. Kuoppamäki M, Sauramo A, Korpela K, et al. Night-time bioavailability of levodopa/carbidopa/entacapone is higher compared to controlled-release levodopa/carbidopa. Int J Clin Pharmacol 2010; 48: 756-760

35. Lees AJ, Ratziu V, Tolosa E, et al. Safety and tolerability of adjunctive tolcapone treatment in patients with early Parkinson's disease. J Neurol Neurosurg Psychiatry. 2007; 78: 944-948

36. Lees AJ. Evidence-based efficacy comparison of tolcapone and entacapone as adjunctive therapy in Parkinson's disease. CNS Neurosci Ther 2008; 14: 83-93

37. Lees A, Ferreira, Costa R, et al. Efficacy and safety of opicapone, a new COMT-inhibitor, for the treatment of motor fluctuations in Parkinson's disease patients: BI-PARK-II study. J Neurol Sci 2013; 333: e116

38. Lees AJ, Ferreira J, Rascol O, et al. Opicapone as adjunct to levodopa therapy in patients with Parkinson disease and motor fluctuations: a randomized clinical trial. JAMA Neurol 2017; 74: 197-206

39. Lees A, Ferreira JJ, Rocha JF, et al. Safety profile of opicapone in the management of Parkinson's disease. J Parkinsons Dis 2019; 9: 733-740

40. Lew MF, Kricorian G. Results from a 2-year centralized tolcapone liver enzyme monitoring program. Clin Neuropharmacol. 2007; 30(5): 281-286

41. Liao X, Wu N, Liu D, et al. Levodopa/carbidopa/entacapone for the treatment of early Parkinson's disease: a meta-analysis. Neurol Sci 2020; doi: 10.1007/s10072-020-04303-x.

42. Li LS, Zheng LF, Xu JD, et al. Entacapone promotes cAMP-dependent colonic Cl(-) secretion in rats. Neurogastroenterol Motil 2011; 23: 657-e277

43. Li LS, Liu CZ, Xu JD, et al. Effect of entacapone on colon motility and ion transport in a rat model of Parkinson's disease. World J Gastroenterol 2015; 21: 3509-3518

44. Lingor P, Claßen J, Herbst H, et al. Therapie der End-of-Dose-Fluktuationen: Notwendigkeit eines individualisierten Vorgehens Fortschr Neurol Psychiatr 2018; 86(S 01):S59-S62

45. Marsala SZ, Gioulis M, Ceravolo R, Tinazzi M. A systematic review of catechol-o-methyltransferase inhibitors: efficacy and safety in clinical practice. Clin Neuropharmacol. 2012; 35: 185-190

46. Mizuno Y, Kanazawa I, Kuno S, et al. Placebo-controlled, double blind dose-finding study of entacapone in fluctuating parkinsonian patients. Mov Disord 2007; 22: 75-80

47. Müller T. Catechol-O-methyltransferase inhibitors in Parkinson's disease. Drugs 2015; 75: 157-174

48. Nutt JG, Woodward WR, Gancher ST, et al. 3-O-methyldopa and the response to levodopa in Parkinson's disease. Ann Neurol 1987; 21: 584-588

49. Nutt JG. Effects of catechol-O-methyltransferase (COMT) inhibition on the pharmcokinetics of L-Dopa. Adv Neurol 1996; 69: 493-496

50. Oechsner M, Buhmann C, Strauss J, Stürenburg HJ. COMT-Inhibition increases serum levels of dihydroxyphenylacetic acid (DOPAC) in patients with advanced Parkinson's disease. J Neural Transm 2002; 109: 69-75

51. Offen D, Panet H, Galili-Mosberg R, Melamed E. Catechol-O-methyltransferase decreases levodopa toxicity in vitro. Clin Neuropharmacol 2001; 24: 27-30

52. Olanow CW, Obeso JA. Pulsatile stimulation of dopamine receptors and levodopa-induced motor complications in Parkinson's disease: implications for the early use of COMT inhibitors. Neurology 2000; 55 (Suppl.4): S78-81

53. Olanow CW, Kieburtz K, Rascol O, et al. Time to first levodopa-induced motor complication (dyskinesia or wearing-off): results from the STRIDE-PD study. Ann Neurol 2011; 70 (S15): S1–S181

54. Onofrj M, Thomas A, Iacono D, et al. Switch-over from tolcapone to entacapone in severe Parkinson's disease patients. Eur Neurol 2001; 46: 11-16

55. Parkinson Study Group. Entacapone improves motor fluctuation in levodopa treated Parkinson's diesease patients. Ann Neurol 1997; 42: 747-755

56. Poewe WH, Deuschl G, Gordin A et al. Efficacy and safety of entacapone in Parkinson's disease patients with suboptimal levodopa response: a 6-month randomised placebo-controlled double-blind study in Germany and Austria (Celomen study). Acta Neurol Scand 2002; 105: 245-255

57. Reichmann H, Lees A, Rocha JF, et al. Effectiveness and safety of opicapone in Parkinson's disease patients with motor fluctuations: the OPTIPARK open-label study. Transl Neurodegener 2020; 9: 9. doi: 10.1186/s40035-020-00187-1

58. Reichmann H, Eggert K, Oehlwein C, et al. Opicapone use in clinical practice across Germany: a sub-analysis of the OPTIPARK study in Parkinson's disease patients with motor fluctuations. Eur Neurol 2022; 85: 389-397

59. Rinne UK, Larsen JP, Siden A et al. Entacapone enhances the response to levodopa in parkinsonian patients with motor fluctuations. Nomecomt Study Group. Neurology 1998; 51:1309-1314

60. Rocha JF1, Almeida L, Falcão A, et al. Opicapone: a short lived and very long acting novel catechol-O-methyltransferase inhibitor following multiple dose administration in healthy subjects. Br J Clin Pharmacol 2013; 76: 763-775

61. Rocha JF, Ebersbach G, Lees A, et al. The safety/tolerability of opicapone when used early in Parkinson's disease patients with levodopa-induced motor fluctuations: A post-hoc analysis of BIPARK-I and II. Front Neurol 2022; 13: 994114. doi: 10.3389/fneur.2022.994114

62. Sampaio TF, Dos Santos EUD, de Lima GDC, et al. MAO-B and COMT genetic variations associated with levodopa treatment response in patients with Parkinson's disease. J Clin Pharmacol 2018; 58: 920-926

63. Senek M, Nielsen EI, Nyholm D. Levodopa-entacapone-carbidopa intestinal gel in Parkinson's disease: A randomized crossover study. Mov Disord 2017; 32: 283-286

64. Silver DE. Clinical experience with the novel levodopa formulation entacapone + levodopa + carbidopa (Stalevo). Expert Rev Neurotherapeutics 2004; 4: 589-599

65. Stocchi F, Rascol O, Kieburtz K, et al. Initiating levodopa/carbidopa therapy with and without entacapone in

early Parkinson disease: the STRIDE-PD study. Ann Neurol 2010; 68: 18-27

66. Stocchi F, Hsu A, Khanna S, et al. Comparison of IPX066 with carbidopa-levodopa plus entacapone in advanced PD patients. Parkinsonism Rel Disord 2014; 20: 1335-1340

67. Talati R, Reinhart K, Baker W, et al. Pharmacologic treatment of advanced Parkinson's disease: a meta-analysis of COMT inhibitors and MAO-B inhibitors. Parkinsonism Relat Disord. 2009; 15: 500-505

68. Trenkwalder C, Kuoppamäki M, Vahteristo M, et al. Increased dose of carbidopa with levodopa and entacapone improves "off" time in a randomized trial. Neurology 2019; 92: e1487-e1496

69. Zürcher G, Dingemanse J, Da Prada M. Potent COMT inhibition bei RO 40-7592 in the periphery and in the brain. Preclinical and clinical findings. Adv Neurol 1993; 60: 641-647

11. Operative Verfahren

Bereits James Parkinson [31] fiel auf, dass sich bei einem Patienten nach einen Schlaganfall der Tremor besserte. Dies war ein Hinweis darauf, dass Läsionen zu einer Besserung der Symptomatik führen können. Stereotaktische läsionelle Verfahren fanden in den 1950er Jahren Eingang in die Behandlung der Parkinson-Krankheit, insbesondere des Tremors. Durch die Einführung der L-Dopa-Therapie Ende der 1960er Jahre traten die stereotaktischen Operationen wieder in den Hintergrund, da sie mit einem hohen Risiko behaftet waren. Durch die Verbesserung der Bildgebung und der chirurgischen Techniken werden seit über 25 Jahren wieder verstärkt stereotaktische Verfahren eingesetzt.

11.1. Läsionelle Verfahren

Ursprünglich wurde mit Hilfe einer dünnen Sonde und Hitzeeinwirkung mittels Hochfrequenzstrom kleine Areale innerhalb des ventrointermedialen (Vim) Kerngebietes des Thalamus (Thalamotomie) oder des Globus pallidus internus (Pallidotomie) ausgeschaltet. Läsion des Vim unterdrücken den Tremor, die Pallidotomie beseitigt überwiegend die L-Dopa-induzierten Dyskinesien; gleichzeitig werden, wenn auch in geringerem Ausmaß, die Parkinson-Kardinalsymptome kontralateral zur Läsion gebessert. Ein Nachteil der Läsionsverfahren ist die Irreversibilität und die hohe Nebenwirkungsrate (Dysarthrie, Paresen, Gesichtsfelddefekte, neuropsychologische Auffälligkeiten) bei bilateraler Läsion. Aus diesem Grund werden die läsionellen Verfahren meist nur einseitig durchgeführt.

Stereotaktische Läsionen werden insgesamt viel seltener angewandt als die Tiefe Hirnstimulation (DBS, s.u.). Inzwischen etablieren sich aufgrund verbesserter Ideen zum individuellen Läsionsort im Zuge der weiterentwickelten Bildgebung auch mehr und mehr inzisionsfreie Verfahren, wie der magnetresonanztomographisch gesteuerte, fokussierte Ultraschall (MRgFUS) [4], und zum Teil auch die stereotaktische Radiochirurgie [4, 16, 27]. Beim MRgFUS wird im MRT mittels 1024 fokussierter hochintensiver Schallwellen eine etwa 2 mm große Läsion gesetzt. Dieser Ansatz wird unter bestimmten Bedingungen inzwischen auch in

einer neueren Leitlinie [11, 20] als Option für die unilaterale Behandlung des Tremors empfohlen, obwohl das weiterhin wichtigste Therapieverfahren die DBS bleibt.

11.2. Tiefe Hirnstimulation (DBS)

Als Weiterentwicklung der Läsionschirurgie hat sich seit Anfang der 1990er Jahre die Implantation von Hochfrequenzstimulatoren etabliert [19]. Hierbei werden dünne Sonden in die Zielgebiete Thalamus (Vim), Globus pallidus internus (Gpi) oder Nucleus subthalamicus (STN) implantiert (☞ Abb. 11.1). Ein subklavikulär oder abdominell implantierter Stimulator sendet konstante Hochfrequenzimpulse (130-180 Hz) durch die Elektroden in das Zielgebiet. Hierdurch kommt es, wahrscheinlich durch Blockade afferenter und efferenter Faseranteile, zu einer funktionellen Ausschaltung der Kerngebiete. Die eingesetzten Systeme wurden über die Jahre stetig weiterentwickelt und optimiert [19]. Aktuell sind drei wesentliche Anbieter am Markt: Abbott, Boston Scientific und Medtronic.

- Nucleus subthalamicus (STN), derzeit Standard bei der Parkinson-Krankheit (PK)
- Globus pallidus internus (GPi), v.a. bei der Dystonie und Dyskinesien, weniger auch bei Wirkfluktuationen und Tremor im Rahmen der PK
- Nucleus ventralis intermedius (VIM), v.a. beim Tremor

Tab. 11.1: Zielgebiete bei der tiefen Hirnstimulation.

Die Thalamusstimulation beseitigt effektiv sowohl Ruhe- als auch Haltetremor ohne Effekt auf die übrigen Kardinalsymptome. Durch Stimulation in Gpi und STN können sämtliche Minussymptome, d.h. bradykinetisch-rigiden Symptome gebessert werden. Die Stimulation im STN scheint hier effektiver zu sein, obwohl dies bislang nicht durch größere randomisierte Studien belegt wurde [21]. L-Dopa-induzierte Dyskinesien werden durch die Gpi-Stimulation ähnlich der Pallidotomie direkt gebessert, bei der STN Stimulation beruht die Reduktion der Dyskinesien auf der durch die Besserung der off-Symptome möglichen postoperativen Reduktion der dopaminergen Medikation (um ca. 50 %) [24]. Durch die Möglichkeit der Anpassung der Stimulationsparameter kann das Neurostimulationsverfahren bei geringen Nebenwirkungen bilateral eingesetzt werden. Aktuelle Systeme erlauben eine individuellere Stimulation. Durch Einbringen der Elektroden kommt es nur zu einer minimalen, passageren Läsion, weshalb die Implantation prinzipiell reversibel ist. Positive Langzeiterfahrungen bestehen mittlerweile mit Verlaufsbeobachtung bis zu 20 Jahren ohne Nachlassen des Stimulationseffektes (Vim-Stimulation). Mehrere kontrollierte Studien mit großen Patientenzahlen wurden publiziert [13, 14, 29, 40]. Inzwischen liegen Auswertungen mit bis zu 15 Jahren Verlauf vor, die einen persistierenden Effekt zeigen [5, 32, 39]. Nicht Dopa-responsive Symptome wie kognitive Einschränkungen [2] werden allerdings durch die Stimulation nicht beeinflusst, manchmal eher akzentuiert, posturale Instabilität oder Gangstörungen können besser werden.

Aktuell ist die STN-Stimulation das bevorzugte Verfahren [19, 28]. Eine endgültige Aussage bezüglich der optimalen Lokalisation der Stimulationselektroden ist noch nicht möglich. Auch die Elektroden erleben in letzter Zeit eine Weiterentwicklung und erlauben eine individuellere Stimulation [25]. Inwieweit durch die positiven Erfahrungen [13, 21, 34] ein früherer und großzügiger Einsatz erfolgt, wird derzeit diskutiert. Zukünftig werden auch vermehrt DBS unter Vollnarkose durchgeführt [26].

Diskutiert wurde eine erhöhte Wahrscheinlichkeit von Suiziden [38]. Neuere Untersuchungen bestätigen diese jedoch nicht [14, 23, 39], es werden sogar positive Ergebnisse gezeigt [23]. Auch die Frage möglicher Impulskontrollstörungen wird kontrovers diskutiert [23, 35].

Nachteile des Verfahrens sind zum einen die hohen Kosten der Stimulatoren (Materialkosten ca. 25.000 Euro bei bilateraler Implantation), zum anderen der Operationsaufwand und das zusätzliche Infektionsrisiko durch Einbringen des Fremdmaterials. Demgegenüber stehen erhebliche Einsparungen der direkten und indirekten Kosten [21] (☞ auch Kap. 16.). Auch gegenüber anderen invasiven Therapien erweist es sich als kostengünstiger, sogar beim frühen Einsatz [1, 9].

Die Stimulation hat sich der Thalamotomie in einer größeren randomisierten Stufe als überlegen gezeigt [37], für die anderen Zielpunkte stehen vergleichende, randomisierte Studien aus.

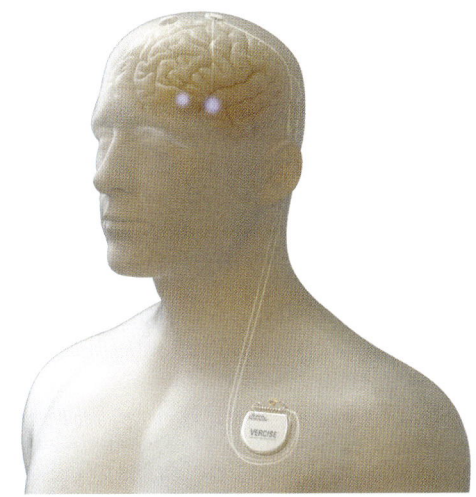

Abb. 11.1: Schematische Darstellung der Lokalisation des Stimulators und der Sonden bei der tiefen Hirnstimulation (Quelle: Boston Scientific, USA).

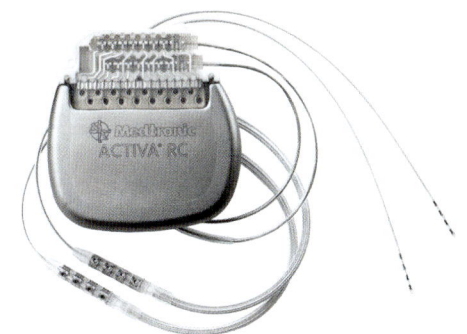

Abb. 11.2: Häufig verwendetes System, Activa RS (©Medtronic).

11.3. **Klinische Empfehlungen**

Die tiefe Hirnstimulation wird seit über 30 Jahren mit sehr gutem Erfolg eingesetzt [3]. Viele Parkinson-Experten postulieren, dass die DBS neben der Einführung der L-Dopa-Therapie den wichtigsten Erkenntnisgewinn in der Therapie der Parkinson-Krankheit darstellt. Mittlerweile wurden über 10.000 Patienten in Deutschland behandelt (davon ein relevanter Anteil in klinischen Studien erfasst). Weltweit wurden ca. 150.000 Patienten mit dem derzeit führenden Modell versorgt. In Deutschland kommen jährlich etwa 1.200 DBS-Patienten hinzu (alle Indikationen, alle Hersteller). Es wird davon ausgegangen, dass etwa 10-20 % aller Parkinson-Patienten mögliche Kandidaten für eine DBS sind. Drei größere Studien konnten belegen, dass auch die Symptome von Patienten mit optimaler medikamentöser Therapie durch eine DBS noch gebessert werden können [13, 36, 40]. Vor allem jüngere Patienten profitieren erheblich von einer DBS [14]. Aber auch bei älteren Patienten werden gute Therapieerfolge berichtet [10], so dass auch die Altersgrenze mittelfristig aufgeweicht werden wird. Die Option einer DBS sollte früher und nicht mehr als Ultima Ratio erwogen werden. Eine Studie zu dieser Fragestellung, die sogenannte EARLYSTIM, wurde mittlerweile breit diskutiert und hat diese Empfehlung bestätigt [14, 23, 36]; die Patienten in dieser Studie hatten ein Durchschnittsalter von 52,6 Jahren. Ein wichtiger Punkt ist auch die Beeinflussung nicht-motorischer Symptome, die aktuell Gegenstand verschiedener Studien sind [8, 19].

Wichtig ist, dass nach der Operation die medikamentöse Therapie optimiert wird. Die L-Dopa-Wirkung wird durch die DBS nicht wesentlich beeinflusst, vor allem nicht reduziert [30]. Der Patient muss neu eingestellt werden; es genügt nicht, nur die Medikamente zu reduzieren oder abzusetzen [15]. Wichtig ist auch, dass der Patient weiterbetreut wird. Durch die verschiedenen Systeme und die immer größeren Möglichkeiten der Einstellung kann der Bedarf nicht mehr ausreichend gedeckt werden; außerdem wird der erhebliche Zeitaufwand im ambulanten Bereich nicht honoriert. Dies dürfte mittelfristig ein Versorgungsproblem werden.

Von einer internationalen Expertengruppe wurden folgende Aussagen zur DBS bei der Parkinson-Krankheit getroffen [6]:

1. Patienten mit einem Morbus Parkinson ohne signifikante aktive kognitive oder akute psychiatrische Probleme, die medizinisch nicht behandelbare motorische Fluktuationen, einen nicht behandelbaren Tremor oder eine Unverträglichkeit gegenüber nicht tolerierbaren unerwünschten Medikamentenwirkungen haben, sind gute Kandidaten für eine DBS.

2. Die Operation der tiefen Hirnstimulation wird am besten von einem erfahrenen Neurochirurgen mit Erfahrung in stereotaktischer Neurochirurgie durchgeführt, der in einem interprofessionellen Team arbeitet.

3. Die Komplikationsraten bei chirurgischen Eingriffen sind sehr unterschiedlich, wobei Infektionen die am häufigsten gemeldete Komplikation bei DBS sind.

4. Die Programmierung der tiefen Hirnstimulation wird am besten von einem hochqualifizierten Kliniker durchgeführt und kann 3 bis 6 Monate dauern, bis optimale Ergebnisse erzielt werden.

5. Die tiefe Hirnstimulation verbessert auf L-Dopa reagierende Symptome, Dyskinesie und Tremor; die Vorteile scheinen in vielen motorischen Bereichen von Dauer zu sein.

6. Die DBS des subthalamischen Kerns kann bei einer Untergruppe von Patienten durch verstärkte Depression, Apathie, Impulsivität, verschlechterten Redefluss und exekutive Dysfunktion erschwert werden.

7. Sowohl die DBS des Globus pallidus pars interna als auch die des subthalamischen Kerns haben sich bei der Behandlung der motorischen Symptome der Parkinson-Krankheit als wirksam erwiesen.

8. Die ablative Therapie ist nach wie vor eine wirksame Alternative und sollte bei einer ausgewählten Gruppe geeigneter Patienten in Betracht gezogen werden.

Bilateral STN DBS is considered efficacious and clinically useful for the treatment of motor fluctuations and dyskinesia [18].

11.4. Literatur

1. Afentou N, Jarl J, Gerdtham UG, Saha S. Economic evaluation of interventions in Parkinson's disease: a systematic literature review. Mov Disord Clin Pract 2019; 6: 282-290

2. Alegret M, Valldeoriola F, Marti M, et al. Comparative cognitive effects of bilateral subthalamic stimulation and subcutaneous continuous infusion of apomorphine in Parkinson's disease. Mov Disord 2004; 19: 1463-1469

3. Benabid AL, Pollak P, Louveau A, et al. Combined (thalamotomy and stimulation) stereotactic surgery of the VIM thalamic nucleus for bilateral Parkinson disease. Appl Neurophysiol 1987; 50: 344-346

4. Bond AE, Dallapiazza R, Huss D. A randomized, sham-controlled trial of transcranial magnetic resonan-

ce-guided focused ultrasound thalamotomy trial for the treatment of tremor-dominant, idiopathic Parkinson disease. Neurosurgery 2016; 63 Suppl 1: 154

5. Bove F, Mulas D, Cavallieri F, et al. Long-term Outcomes (15 Years) After Subthalamic Nucleus Deep Brain Stimulation in Patients With Parkinson Disease. Neurology 2021; 97: e254–e262

6. Bronstein JM, Tagliati M, Alterman RL, et al. Deep brain stimulation for Parkinson disease: An expert consensus and review of key issues. Arch Neurol 2011; 68: 165

7. Charles PD, Padaliya BB, Newman WJ, et al. Deep brain stimulation of the subthalamic nucleus reduces antiparkinsonian medication costs. Parkinsonism Relat Disord 2004; 10: 475-479

8. Dafsari HS, Weiß L, Silverdale M, et al. Short-term quality of life after subthalamic stimulation depends on non-motor symptoms in Parkinson's disease. Brain Stimul 2018; doi: 10.1016/j.brs.2018.02.015

9. Dams J, Balzer-Geldsetzer M, Siebert U, et al Cost-effectiveness of neurostimulation in Parkinson's disease with early motor complications. Mov Disord 2016; 31: 1183-1191

10. Derost PP, Ouchchane L, Morand D, et al. Is DBS-STN appropriate to treat severe Parkinson disease in an elderly population? Neurology 2007; 68: 1345-1355

11. Deuschl G, Antonini A, Costa J, et al. European Academy of Neurology/Movement Disorder Society-European Section Guideline on the Treatment of Parkinson's Disease: I. Invasive Therapies. Mov Disord 2022; 37: 1360–1374

12. Deuschl G, Fogel W, Hahne M, et al. Deep-brain stimulation for Parkinson's disease. J Neurol 2002; 249 (S3): 36-39

13. Deuschl G, Schade-Brittinger C, Krack P, et al. A randomized trial of deep-brain stimulation for Parkinson's disease. N Engl J Med 2006; 355: 896-908

14. Deuschl G, Schüpbach M, Knudsen K, et al. Stimulation of the subthalamic nucleus at an earlier disease stage of Parkinson's disease: Concept and standards of the EARLYSTIM-study. Parkinsonism Rel Disord 2013; 19: 56-61

15. Fasano A, Appel-Cresswell S, Jog M, et al. Medical management of Parkinson's disease after initiation of deep brain stimulation. Can J Neurol Sci 2016; 43: 626-34

16. Fasano A, Lozano AM, E Cubo. New neurosurgical approaches for tremor and Parkinson's disease. Curr Opin Neurol 2017; 30: 435-446

17. Follett KA, Weaver FM, Stern M, et al. Pallidal versus subthalamic deep-brain stimulation for Parkinson's disease. N Engl J Med 2010; 362: 2077-2091

18. Fox SH, Katzenschlager R, Lim S-Y, et al. International Parkinson and movement disorder society evidence-based medicine review: Update on treatments for the motor symptoms of Parkinson's disease. Mov Disord 2018; 33: 1248-1266

19. Hartmann CJ, Fliegen S, Groiss SJ, et al. An update on best practice of deep brain stimulation in Parkinson's disease. Ther Adv Neurol Disord 2019; 12: 1756286419838096. doi: 10.1177/ 1756286419838096.

20. Höglinger G, Trenkwalder C, et al., Parkinson-Krankheit, S2k-Leitlinie, 2023, in: Deutsche Gesellschaft für Neurologie (Hrsg.), Leitlinien für Diagnostik und Therapie in der Neurologie. Online: www.dgn.org/leitlinien (abgerufen am 12.02.2024)

21. Kleiner-Fisman G, Herzog J, Fisman DN, et al. Subthalamic nucleus deep brain stimulation: summary and meta-analysis of outcomes. Mov Disord 2006; 21 (Suppl. 14): S290-S304

22. Krack P, Pollak P, Limousin P, et al. Subthalamic nucleus or internal pallidal stimulation in young onset Parkinson's disease. Brain 1998; 121: 451-457

23. Lhommée E, Wojtecki L, Czernecki V, et al. Behavioural outcomes of subthalamic stimulation and medical therapy versus medical therapy alone for Parkinson's disease with early motor complications (EARLYSTIM trial): secondary analysis of an open-label randomised trial. Lancet Neurol 2018; 17: 223-231

24. Limousin P, Krack P, Pollak P, et al. Electrical stimulation of the subthalamic nucleus in advanced Parkinson's disease. N Engl J Med 1998; 339: 1105-1111

25. Mohammed A, Bayford R, Demosthenous A. Toward adaptive deep brain stimulation in Parkinson's disease: a review. Neurodegener Dis Manag 2018; 8: 115-136

26. Nakajima T, Zrinzo L, Foltynie T, et al. MRI-guided subthalamic nucleus deep brain stimulation without microelectrode recording: Can we dispense with surgery under local anaesthesia. Stereotact Func Neurosurg 2011; 89: 318–325

27. Niranjan A, Raju SS, Kooshkabadi A, et al. Stereotactic radiosurgery for essential tremor: Retrospective analysis of a 19-year experience. Mov Disord 2017; 32: 769–777

28. Odekerken VJ, van Laar T, Staal MJ, et al. Subthalamic nucleus versus globus pallidus bilateral deep brain stimulation for advanced Parkinson's disease (NSTAPS study): a randomised controlled trial. Lancet Neurol. 2013; 12:37-44

29. Okun MS, Gallo BV, Mandybur G, et al. Subthalamic deep brain stimulation with a constant-current device in Parkinson's disease: an open-label randomised controlled trial. Lancet Neurol 2012; 11: 140-149

30. Onder H, Comoglu S. Comparison of levodopa response rate in association with clinical features in Par-

kinson's disease subjects with and without STN-DBS. J Neural Transm 2024; 131: in press

31. Parkinson J. An essay on the shaking palsy. Sherwood, Neely, and Jones, London 1817

32. Rodriguez-Oroz MC, Zamarbide I, Guridi J, et al. Efficacy of deep brain stimulation of the subthalamic nucleus in Parkinson's disease 4 years after surgery: double blind and open label evaluation. J Neurol Neurosurg Psychiatry 2004; 75: 1382-1385

33. Schlenstedt C, Shalash A, Muthuraman M, et al. Effect of high-frequency subthalamic neurostimulation on gait and freezing of gait in Parkinson's disease: a systematic review and meta-analysis. Eur J Neurol 2017; 24: 18-26

34. Schüpbach WMM, Chastan N, Welter ML, et al. Stimulation of the subthalamic nucleus in Parkinson's disease: a 5 year follow up. J Neurol Neurosurg Psychiatry 2005; 76: 1640-1644

35. Schüpbach WMM. Impulsivity, impulse control disorders, and subthalamic stimulation in Parkinson's disease. Basal Ganglia 2012; 2: 205-209

36. Schuepbach WM, Rau J, Knudsen K, et al. Neurostimulation for Parkinson's disease with early motor complications. N Engl J Med 2013; 368: 610-622

37. Schuurmann PR, Bosch DA, Bossuyt PM et al. A comparison of continuous stimulation and thalamotomy for suppression of severe tremor. N Engl J Med 2000; 342: 461-468

38. Voon V, Krack P, Lang AE, et al. A multicentre study on suicide outcomes following subthalamic stimulation for Parkinson's disease. Brain 2008; 131: 2720-2728

39. Weaver FM, Follett KA, Stern M, et al. Randomized trial of deep brain stimulation for Parkinson disease: thirty-six-month outcomes. Neurology 2012; 79: 55-65

40. Williams A, Gill S, Varma T, et al. Deep brain stimulation plus best medical therapy versus best medical therapy alone for advanced Parkinson's disease (PD SURG trial): a randomized, open-label trial. Lancet Neurol 2010; 9: 581-591

12. Empfehlungen zur initialen Therapie der Parkinson-Krankheit

Therapieempfehlungen unterliegen einem ständigen Wandel. In jede Empfehlung müssen die derzeitig vorliegenden wissenschaftlichen Erkenntnisse einfließen. Was jetzt nach EBM-Kriterien sinnvoll erscheint, kann im nächsten Jahr bereits obsolet sein. Die nachfolgenden Empfehlungen spiegeln die persönliche Meinung zum Zeitpunkt der Manuskripterstellung wider und weichen in einigen Punkten von den aktuellen Leitlinien der DGN ab (1). Die aktuelle S2k-Leitlinie wurde unter Beachtung der publizierten Evidenz erstellt, d.h. nur konkret gestellte Fragen wurden beantwortet. Bei den vorliegenden Therapieempfehlungen musste pragmatisch vorgegangen werden, da für etliche Fragestellungen keine ausreichende Evidenz auf Studienlage besteht.

Die Entscheidung, ob mit einer Therapie begonnen und welche Substanz eingesetzt wird, erfolgt individuell, je nach Patient und unter Berücksichtigung etlicher Aspekte.

Therapieentscheidende Faktoren sind:

- Alter
- Schwere der Symptomatik
- Ausprägung der Kardinalsymptome
- Krankheitsdauer und Progredienz der Erkrankung
- Begleiterkrankungen und -medikation
- persönliche Situation und Bedürfnissen des Patienten
- Verträglichkeit der Medikamente

Daneben kommt den Kosten eine relevante Bedeutung zu. Meines Erachtens sollten zuerst die vorgenannten Punkte berücksichtigt werden und danach erst Kostenaspekte einfließen, insbesondere, da wir die Kosten nicht kennen und fälschlicherweise die Tagestherapiekosten einzelner Substanzen als Grundlage nehmen. Die Kostenfrage wird dadurch relativiert, dass mittlerweile nur noch wenige Präparate patentgeschützt sind und alle anderen Substanzklassen als Generika zur Verfügung stehen. Problematisch erweist sich, dass wir die Rabattverträge nicht kennen und dementsprechend vermeintlich teure Medikamente für einzelne Kassen kostengünstig sein können (☞ auch Kap. 16.). Wie bereits in Kap. 3. ausführlich dargestellt, sollte jede Therapieentscheidung mit dem Patienten besprochen werden, damit eine gute Compliance und Adhärenz erzielt werden. Sinnvollerweise sollte man dies auch dokumentieren. Aktuell beeinflussen die Kosten bereits unsere Therapieentscheidungen, ohne dass wir uns dessen bewusst sind. Neue Therapieoptionen werden kaum in Anspruch genommen, nur weil wir die höheren Kosten als Damokles-Schwert über uns spüren. Das sind Entwicklungen, die kritisch zu bewerten sind. Selbstverständlich müssen wir die Kosten im Auge behalten, aber wir dürfen therapeutische Möglichkeiten und Weiterentwicklungen nicht opfern, weil dies ein Verlust und Schritt in die falsche Richtung wäre.

12.1. Wann sollte mit der Therapie begonnen werden?

Diese Frage wurde zeitweise kontrovers diskutiert. Nach unserem derzeitigen Wissensstand sollte bei Diagnosestellung mit einer Therapie begonnen werden. Dies lässt sich durch folgende Argumente begründen:

1. Bei Diagnosestellung ist der degenerative Prozess bereits relativ weit fortgeschritten (Braak-Stadium 3)

2. Der Patient weist bereits erhebliche Symptome auf, sowohl motorische als auch nicht-motorische (z.B. Depression, Schmerzen, REM-Schlaf-Verhaltensstörungen, autonome Störungen)

3. Studien belegen für fast alle Therapien einen positiven Einfluss auf den weiteren klinischen Verlauf

4. Durch die Therapie gewinnt der Patient Lebensqualität, die ansonsten für die Dauer der Nichtbehandlung unwiderruflich verloren wäre (☞ Abb. 12.1).

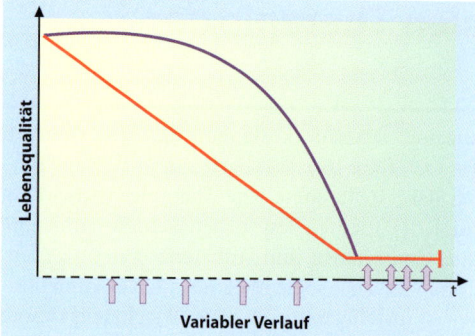

Abb. 12.1: Schematische Darstellung der Lebensqualität im Verlauf (rote Linie). Pfeile symbolisieren das Auftreten von motorischen und nicht-motorischen Komplikationen (variabel), Doppelpfeile das Auftreten von Meilensteinen wie z.B. Demenz und Stürzen (ab diesem Zeitpunkt ist der Verlauf relativ vorhersehbar). Der violette Bogen stellt den möglichen Verlauf bei früher und optimaler Therapie dar.

12.2. Therapieempfehlungen für einzelne Patientengruppen

▶ Juvenile Parkinson-Krankheit

Bei dieser Patientengruppe ist am ehesten mit Dyskinesien zu rechnen. Deshalb ist hier der frühe Einsatz von L-Dopa kritischer zu sehen. Stattdessen empfehlen sich der Einsatz von Rasagilin und/oder Dopaminagonisten sowie gegebenenfalls auch die Gabe von Amantadin (☞ Abb. 12.1). Wenn L-Dopa jedoch erforderlich ist, sollte damit auch nicht gewartet werden.

Nach der derzeitigen Studienlage sind nicht-ergoline Dopaminagonisten (DA) zu bevorzugen. Ergoline DA werden zur Neueinstellung nicht mehr eingesetzt. Wegen häufig beobachteter unerwünschter Wirkungen bei der Aufdosierung, wie Übelkeit, kann bei Bedarf (nicht grundsätzlich!) Domperidon (ein peripherer Dopamin-Antagonist, *Cave*: QTc-Zeit) hinzugegeben werden. Bei Unverträglichkeit oder unzureichender Wirkung kann auch ein Dopaminagonist mit einem differenten pharmakologischen Profil eingesetzt werden.

Bevor L-Dopa eingesetzt wird, kann auch an eine Kombinationstherapie der vorgenannten Substanzen gedacht werden, z.B. Dopaminagonisten mit Rasagilin.

▶ Patienten in einem frühen Stadium der Erkrankung, im erwerbsfähigen Alter ohne relevante Begleiterkrankungen

• *vom akinetisch-rigiden oder Äquivalenz-Typ*

Hier ist ein ähnliches Vorgehen wie oben zu empfehlen. Mittel der ersten Wahl sind nicht-ergoline Dopaminagonisten. Der Einsatz eines Dopaminagonisten mit einem differenten pharmakologischen Profil kann bei Unverträglichkeit oder unzureichender Wirkung erwogen werden. Auch hier sollte vor dem Einsatz von L-Dopa an eine mögliche Kombinationstherapie mit einem MAO-Hemmer und Amantadin gedacht werden. Erst bei unzureichendem Effekt sollte L-Dopa so niedrig wie möglich aufdosiert werden, und dies immer unter dem Aspekt der Vermeidung motorischer Spätkomplikationen. In dieser Phase sollte unter der dopaminergen Medikation der Dopaminagonist überwiegen. Als generelle Empfehlung sollte gelten, L-Dopa möglichst nicht höher als 400 bis 600 mg zu dosieren (Frauen 5 mg/kg KG, Männer 7 mg/kg KG).

Durch die Zugabe von MAO B- oder COMT-Inhibitoren (nur zugelassen bei Wirkfluktuationen) kann L-Dopa evtl. eingespart werden.

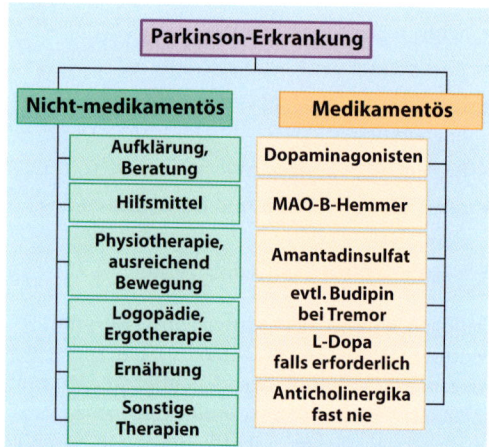

Abb. 12.2: Parkinson-Ersttherapie.

• *Tremordominanz-Typ*

Die obigen Aussagen finden auch hier Anwendung. Häufig kann bereits durch den Einsatz von nicht-ergolinen Dopaminagonisten der Tremor gebessert werden. Bei älteren und multimorbiden Patienten wird mit L-Dopa begonnen (☞ unten).

Anticholinergika können in Einzelfällen indiziert sein, insbesondere bei jüngeren Patienten (z.B. Bornaprin 2-24 mg). Eine besonders gute Tremordämpfende Wirkung hat Clozapin (off-label), welches jedoch durch die strengen Auflagen (regelmäßige Blutbildkontrollen) belastet ist. Ein mögliches Ansprechen lässt sich durch die Gabe von 6,25-12,5 mg Clozapin feststellen. Wir setzen Clozapin zu Beginn meist zur Nacht ein und bei guter Verträglichkeit und Wirkung verschieben wir die Einnahme auf den Morgen.

Gelegentlich werden zur Tremortherapie β-Blocker eingesetzt (*Cave*: Nebenwirkungen), dies vor allem beim hochfrequenten Haltetremor (z.B. Propanolol 20-160 mg). Primidon ist nur beim essentiellen Tremor zu empfehlen, wobei etliche Parkinson-Patienten auch einen essentiellen Tremor aufweisen.

In Fällen mit schwerem, therapieresistentem Tremor sollte eine Tiefe Hirnstimulation oder ein fokussierter Ultraschall erwogen werden.

▶ Patienten in einem mittleren Stadium der Erkrankung, im erwerbsfähigen Alter ohne Fluktuationen

Hier lässt sich der Einsatz von L-Dopa häufig nicht mehr vermeiden. Es gilt das Prinzip, die L-Dopa-Dosis so niedrig wie möglich zu wählen, sinnvollerweise nicht über 400-600 mg/d (abhängig von Faktoren wie Alter, Geschlecht und Gewicht). Die L-Dopa-Einzeldosis sollte 50 mg nicht unterschreiten. Die bisherige Therapie wird fortgeführt, so dass der Patient üblicherweise eine Kombinationstherapie von L-Dopa und einem Dopaminagonisten sowie unter Umständen ein bis zwei weiteren Substanzen (z.B. MAO B-Hemmer und Amantadin) erhält. Es gibt kein Argument, L-Dopa lange hinauszuzögern.

> Die L-Dopa-Gabe sollte nicht unnötig hinausgezögert werden; damit verschenkt man nur den therapeutischen Benefit.

▶ Patienten über 70 Jahre (oder entsprechendes biologisches Alter) in einem mittleren Stadium der Erkrankung und Patienten mit erheblichen Begleiterkrankungen (Multimorbidität)

Hier wird man eher ein L-Dopa-Präparat einsetzen und wegen möglicher unerwünschter Wirkungen der anderen Substanzen auch eher eine L-Dopa-Monotherapie wählen. Aber auch hier muss der individuelle Patient gesehen werden. Eine generelle Altersgrenze für eine L-Dopa-Monotherapie ist nicht sinnvoll. Die Altersgrenze (70 Jahre) findet sich in den aktuellen Leitlinien nicht mehr, da hierzu keine entsprechende Evidenz vorliegt. Sie ist aber hilfreich. Sie begründet sich auf die Nebenwirkungen der verschiedenen Präparate. Bei einem Therapiebeginn mit L-Dopa nach dem 70. Lebensjahr ist die Wahrscheinlichkeit von Dyskinesien gering, die Gefahr einer Psychose und anderer unerwünschter Wirkungen unter Dopaminagonisten aber hoch.

Auch in dieser Patientengruppe ist eine Kombinationstherapie im Verlauf ratsam, wobei L-Dopa in der Regel führend sein wird. Nur bei erheblichen Begleiterkrankungen oder Nebenwirkungen (z.B. Psychose) kann die Empfehlung bezüglich einer Kombinationstherapie zurückhaltender gestellt werden.

Bei älteren Patienten mit einem Tremordominanz-Typ gelten weitgehend die obigen Aussagen. Lediglich Anticholinergika sollten nicht eingesetzt werden. Insbesondere Clozapin ist hier häufig indiziert. Bezüglich der operativen Therapie wird allgemein eine Altersgrenze von 70 resp. 75 Jahren eingehalten.

▶ Patienten im mittleren Stadium der Erkrankung mit Fluktuationen

Treten unter der L-Dopa-Therapie Fluktuationen auf, ist die kontinuierliche Dopaminrezeptor-Stimulation das Therapieziel. Hierzu wird die L-Dopa-Einzeldosis reduziert und die Gesamtdosis auf mehrere Einzeldosen verteilt. Die Einzeldosis sollte möglichst nicht unter 50 mg liegen. Weiterhin kann durch die Gabe eines COMT- oder eines MAO B-Hemmers der Abbau des L-Dopa peripher und/oder zentral reduziert werden. Gegebenenfalls können die beiden Präparate auch gemeinsam gegeben werden. Häufig kann durch den Austausch des Dopaminagonisten eine Besserung erzielt werden. Zur Therapie nächtlicher Akinesen empfiehlt sich der Einsatz eines Retard/Depot-Präparats, einer Kombination von L-Dopa mit einem COMT-Hemmer oder eines Dopaminagonisten mit langer Halbwertzeit.

▶ Patienten im Spätstadium der Erkrankung
(☞ Kap. 14.)

12.3. Prüfung der Wirksamkeit

Wie bei allen therapeutischen Maßnahmen, so gilt auch bei der Parkinson-Krankheit, dass nur Medikamente einzusetzen sind, die auch wirken. Bei vielen Medikamenten ist dies einfach und schnell feststellbar. Stellenweise sollte aber auch ausreichend lange abgewartet werden (z.B. bei Rasagilin). Gerade bei Medikamenten mit geringem motorischen Effekt kann in der Frühphase evtl. keine relevante Verbesserung im UPDRS gemessen werden, da der Ausgangswert zu gering ist. Daraus sollte nicht geschlossen werden, dass die Substanz nicht wirkt, wie wir dies des Öfteren lesen.

Die Therapie sollte derzeit nicht unter theoretischen Vorstellungen, sondern pragmatisch aufgrund des Therapieerfolgs fortgeführt werden. Als sinnvoll erweist es sich, den klinischen Status standardisiert zu erfassen, damit der Therapieerfolg auch dokumentiert werden kann. Hier empfehlen sich verschiedene Scores, wobei jeder für sich entscheiden muss, welcher Test einfach, schnell und reproduzierbar durchführbar ist. Mittlerweile sind fast alle motorischen Scores aus der Praxis verschwunden und es wird nur noch die UPDRS eingesetzt, daneben natürlich auch spezielle Erhebungsbögen wie ESS, PDSS, NMS etc.

Eine grobe Einteilung nach den Hoehn & Yahr-Stadien (☞ Tab. 12.1) ist ohne großen Zeitaufwand möglich und erlaubt eine Orientierung. Dabei sollte immer angegeben werden, ob die Einteilung im on oder off erfolgte.

Stadium	Krankheitssymptome
0	Keine Krankheitssymptome
1	Einseitige Symptome
1,5	Einseitige Symptome plus Stamm-(Achsen-) Symptome
2	Beidseitige Symptome, ohne Gleichgewichtsstörungen
2,5	Leichte beidseitige Symptomatik, Patient kann beim Zugtest das Gleichgewicht wieder herstellen
3	Leichte bis mäßige beidseitige Symptomatik, leichte Standunsicherheit, Selbständigkeit erhalten
4	Schwere Symptomatik, Patient ist noch allein steh- und gehfähig
5	Patient ist ohne fremde Hilfe an den Rollstuhl gebunden oder bettlägerig

Tab. 12.1: Modifizierte Einteilung der Schwere der Erkrankung nach Hoehn & Yahr.

Generell sollte gelten, dass die Therapie zwar pragmatisch, aber unter klinisch-wissenschaftlichen Gesichtspunkten erfolgen soll. Eine orientierende Therapieempfehlung ist in Abb. 12.3 dargestellt.

Neben Akinese, Rigor und Tremor weist die Parkinson-Krankheit noch eine Vielzahl anderer Symptome auf, die gezielt behandelt werden und deren Therapie teilweise auch stadienabhängig ist. Die Symptome korrelieren nicht mit den Stadien oder dem Auftreten motorischer Symptome und Komplikationen. Selbst die Fluktuationen motorischer und nicht-motorischer Symptome sind nicht streng gekoppelt. Auch hier sollte der behandelnde Neurologe seine Fachkompetenz einbringen und sich nicht ausschließlich auf andere Fachkollegen verlassen. Diese Symptome werden in den entsprechenden Kapiteln abgehandelt.

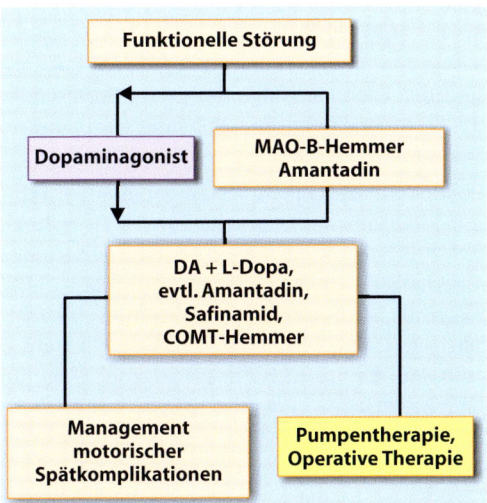

Abb. 12.3: Algorithmus zur Therapie der Parkinson-Krankheit.

12.4. Literatur

1. Höglinger G, Trenkwalder C, et al., Parkinson-Krankheit, S2k-Leitlinie, 2023, in: Deutsche Gesellschaft für Neurologie (Hrsg.), Leitlinien für Diagnostik und Therapie in der Neurologie. Online: (abgerufen am 12.02.2024)

Die weitere Literatur finden Sie in den entsprechenden Kapiteln.

13. Motorische Spätkomplikationen

In der Frühphase ist die Parkinson-Krankheit vermeintlich leicht zu behandeln, weshalb die Patienten häufig nicht dem Neurologen vorgestellt, sondern vom Hausarzt therapiert werden [70]. Dieser Zustand ist jedoch zeitlich limitiert und gerne beurteilen wir (und die Patienten) den Verlauf besser, als er tatsächlich ist [6]. Häufig schon im ersten Jahr, meist innerhalb der ersten Jahre, treten Symptome auf, die über die eigentlich motorische Störung hinausgehen [10, 76].

Hier sind die motorischen Spätkomplikationen, Stürze [5], psychiatrische Probleme, Schlafstörungen und Schmerzen (☞ Kap. 14.) sowie autonome Störungen (☞ Kap. 15.) zu nennen (☞ Abb. 13.1). Der Vollständigkeit halber seien hier auch die relativ häufigen Augenprobleme (Brennen, Tränen, trockene Augen, Ptose und Schmerzen) und Sehstörungen (Verschwommensehen, Störung der Farbdiskrimination und des Kontrasts, Doppelbilder) erwähnt, die bedauerlicherweise bisher noch wenig Beachtung finden und unzureichend untersucht sind.

In dieser Phase der Erkrankung wird die Therapie sehr kompliziert, aufwändig und teuer, außerdem sind die Therapieerfolge limitiert. Versäumnisse der Frühtherapie zeigen sich häufig erst in diesem Stadium der Erkrankung.

L-Dopa gilt nach wie vor als das potenteste Parkinson-Medikament. Bedauerlicherweise ist es durch das Auftreten motorischer Spätkomplikationen innerhalb weniger Jahre der Therapie belastet [48]. Als grobe Maßregel gilt, dass nach drei- bis achtjähriger L-Dopa-Therapie Spätkomplikationen auftreten. Die Inzidenz liegt bei grob 10 % pro Jahr, wobei sich bei jüngeren Patienten motorische Spätkomplikationen meist wesentlich früher einstellen [23, 25, 39, 60]. Bei Patienten in hohem Lebensalter ist die Inzidenz geringer [39], aber auch hier besteht ein relevantes Dyskinesierisiko. So zeigten Ku und Glass in ihrer Studie nach 5 Jahren L-Dopa-Therapie eine Dyskinesierate von 70 % bei 40- bis 49-Jährigen, 42 % bei 50- bis 59-Jährigen, 33 % bei 60- bis 69-Jährigen und immerhin 25 % bei 70- bis 79-Jährigen [39].

Patienten mit einer Tremordominanz zeigen meist eine bessere Prognose [60].

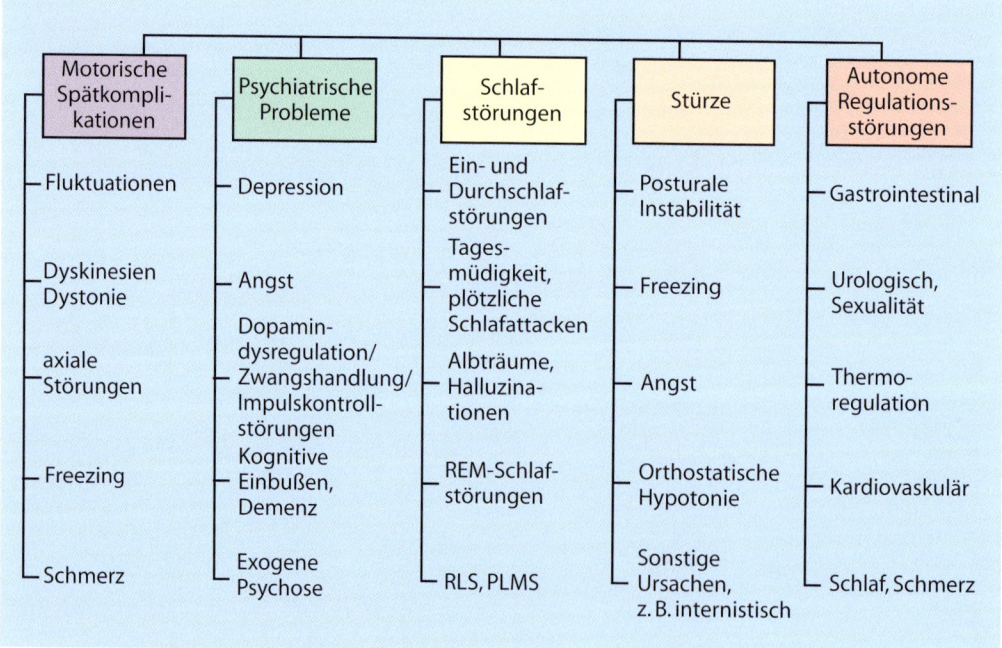

Abb. 13.1: Therapieprobleme bei der fortgeschrittenen Parkinson-Erkrankung.

Da hierdurch die Lebensqualität erheblich reduziert und die Therapie außerordentlich kompliziert und teuer wird, ist ein wichtiges Ziel einer modernen Parkinson-Therapie, die motorischen Spätkomplikationen zu vermeiden. Wobei immer noch strittig ist, ob dies überhaupt gelingen kann. Seit Jahren versucht man dies zu erreichen, indem man einerseits die L-Dopa-Gabe hinauszögerte und andererseits die Maximaldosis des L-Dopa möglichst niedrig wählte (☞ vorherige Kapitel). Meist wird versucht, 400 mg/d nicht zu überschreiten (☞ Kap. 5.), wobei Alter, Geschlecht und vor allem Körpergewicht zu berücksichtigen sind.

Ein weiterer Grund, neben L-Dopa weitere Substanzen einzusetzen, darf darin gesehen werden, dass neben dem dopaminergen Defizit der degenerative Prozess auch nicht-dopaminerge Systeme betrifft.

Die motorischen Komplikationen können jedoch nicht vorhergesagt werden und laufen auch nicht parallel, chronologisch oder in einer bestimmten Reihenfolge ab. So können insbesondere bei jungen Patienten Dyskinesien vor einer End-of-dose-Akinese auftreten (☞ unten). Das Auftreten von Dyskinesien ist auch für die Prognose und die Lebenserwartung nur bedingt bedeutsam. Bei vielen Patienten zeigt sich im Verlauf eine unterschiedliche Progredienz, ab dem Auftreten bestimmter "milestones" kommt es jedoch zu einer raschen Verschlechterung, die ähnlich abläuft, als klinischer Einbruch imponiert und deutliche Hinweise auf die zu erwartende Lebenserwartung gibt [6, 37].

Die sogenannten Milestones sind [37]:

• häufige Stürze
• visuelle Halluzinationen
• Demenz
• Pflegebedürftigkeit

Wobei man hier visuelle Halluzinationen mit Vorsicht sehen sollte, da diese auch stark abhängig von der Medikation sind und auch bei jüngeren Patienten mit noch langjährigem Verlauf auftreten können.

13.1. Ursachen und Formen von Spätkomplikationen

Die genauen Ursachen motorischer Spätkomplikationen sind bisher nicht eindeutig geklärt (☞

vorherige Kapitel). Ein Einfluss der dopaminergen Medikamente ist unstrittig, wobei daraus keine Neurotoxizität abgeleitet werden darf [48]. Sicherlich handelt es sich um ein krankheitsspezifisches Phänomen, da beispielsweise bei mit L-Dopa behandelten Restless-legs-Patienten in der Regel keine "Spätkomplikationen" auftreten. Evtl. spielen auch genetische Faktoren bei der Entstehung von Dyskinesien unter L-Dopa eine Rolle [14, 25, 49, 51].

Von klinischer Relevanz sind insbesondere Fluktuationen, Dyskinesien und Dystonien (☞ Tab. 13.1), aber auch nicht-motorische Störungen [10, 76]. Wichtig ist zu beachten, dass die motorischen und nicht-motorischen Fluktuationen unabhängig voneinander sein können [68]. Zu den motorischen Spätkomplikationen wird auch die akinetische Krise gezählt.

Fluktuationen	
predictable wearing-off	• nächtliche Akinese • frühmorgendliche Akinese • belastungsabhängige Akinese
unpredictable on-off	• No-on-Phänomen • Delayed-on-Phänomen • sudden off
Dyskinesien	
On-dose-Dyskinesie	• peak-dose-/square wave-Dyskinesie • biphasische Dyskinesie • On-dose-Dystonie
Off-dose-Dyskinesie	• Off-dose-Dystonie
Akinetische Krise	

Tab. 13.1: Motorische Spätkomplikationen.

13.2. Fluktuationen

Zu Beginn der Erkrankung besteht noch eine erhebliche körpereigene Dopaminproduktion. Außerdem weisen die präsynaptischen, nigrostriatalen Neurone eine relevante Speicherfähigkeit auf. Deshalb genügt, trotz kurzer Halbwertzeit des L-Dopa, die 3 × tägliche Gabe. Auch bei Aussetzen der Medikation kann die Wirkung im frühen Stasium noch bis zu wenigen Tagen anhalten [2]. Im weiteren Verlauf der Erkrankung nehmen jedoch die endogene Dopaminproduktion sowie die Fähigkeit zur Speicherung (Puffer) ab und L-Dopa wird in Gliazellen und nicht dopaminergen Neuronen decarboxyliert. Bei einer fortgeschrittenen Erkrankung reduziert sich entsprechend die Wirkdauer des L-Dopa langsam Richtung Eliminationshalbwertzeit, so dass die Patienten nach ein bis drei Stunden keine Wirkung mehr verspüren.

Die physiologischerweise vorliegende tonische Aktivität von etwa 4 bis 5 Hz bei gleichzeitiger Überschreitung der Schwellenkonzentration geht verloren, da die Pufferfunktion ausfällt. Stattdessen kommt es zu einer unphysiologischen, pulsatilen Rezeptorstimulation entsprechend der aktuellen L-Dopa-Konzentration. Die Schwellenkonzentration wird, entsprechend der Einnahme des L-Dopa, kurzfristig unter- oder überschritten.

Die ersten diesbezüglichen Auffälligkeiten sind häufig nächtliche und frühmorgendliche Akinesen, die sich dadurch erklären, dass der Zeitraum seit der letzten Einnahme mehrere Stunden beträgt. Auch bei starker physischer oder psychischer Belastung können motorische Einschränkungen bemerkt werden. Im weiteren Verlauf kommt es auch am Tage zu dem Phänomen, dass sich der Wirkungsverlust bereits vor der nächsten regulären Medikamenteneinnahme einstellt, das sogenannte Wearing-off-Phänomen, bzw. die End-of-dose-Akinese.

Hierbei muss daran gedacht werden, dass nicht nur motorische, sondern auch nicht-motorische Symptome auftreten [10, 76], einerseits abhängig, andererseits unabhängig von der motorischen Symptomatik [68]. Diese können begrenzt sowohl durch den WOQ-32 (Wearing-Off Questionnaire) als auch den WOQ-9 erfasst werden [66].

Die 9 Punkte des WOQ-9 sind:

- Tremor
- jegliche Verlangsamung
- jegliche Steifheit
- Muskelverkrampfungen
- reduzierte Geschicklichkeit
- Angst/Panikattacken
- Stimmungsschwankungen
- Benommenheit/Denkverlangsamung
- Schmerz

Unter den nicht-motorischen Fluktuationen herrschen autonome und neuropsychiatrische Symptome vor. Nicht-motorische Fluktuationen können in Abhängigkeit und unabhängig von motorischen Fluktuationen auftreten [68]. Entscheidend ist unter anderem, ob diese NMOS ("non motor off symptoms") nur bei dopaminerger Unterstimulation auftreten und auf dopaminerge Stimulation ansprechen. Häufig werden die NMOS nicht erkannt oder auch falsch interpretiert. Dabei haben sie erheblichen, negativen Einfluss auf die Lebensqualität [34].

In einer Untersuchung von Witjas et al. [76] war Angst das häufigste nicht-motorische Off-Symptom (☞ Tab. 13.2).

Nicht-motorische Fluktuationen	Häufigkeit in %	Häufigkeit während des Off-Zustands in %
Angst	66	88
Schweiß-ausbrüche	64	59
Denk-verlangsamung	58	83
Ermüdung	56	75
Akathisie	54	63
Reizbarkeit	52	88
Halluzinationen	49	25

Tab. 13.2: Nicht-motorische Störungen und ihre Koinzidenz mit dem Off-Zustand.

13.3. Empfehlung zur Primärtherapie (Vermeiden motorischer Spätkomplikationen)

Zur Vermeidung motorischer Spätkomplikationen ist eine kontinuierliche Rezeptorstimulation wünschenswert. Bezüglich der zu empfehlenden Therapie bei der Neueinstellung muss das biologische Alter berücksichtigt werden [16, 64]. Bei Patienten unter 70 Jahren, oder einem entsprechenden biologischen Alter, sollte die Ersttherapie nicht mit L-Dopa erfolgen [16] (☞ Kap. 12.). Ich weiß, dass dies in letzter Zeit wieder in Frage gestellt wird, doch hat sich m.E. dieses Vorgehen als sinnvoll erwiesen, da die Krankheitsverläufe mittlerweile deutlich besser sind als früher. Ein Grund hierfür sind sicherlich auch die deutlich geringeren

Dosen des L-Dopa bzw. die gewichtsadaptierte Dosierung (s.u.).

Mittel der ersten Wahl bei der Neueinstellung sind nicht-ergoline Dopaminagonisten (DA) und/oder Rasagilin. Hierbei muss betont werden, dass sich zum jetzigen Zeitpunkt keine Überlegenheit einer einzelnen Substanz erkennen lässt. Ob sich eine besonders lange Halbwertzeit oder kontinuierliche Gabe der DA als vorteilhaft erweisen, ist noch nicht abschließend geklärt.

Alternativ kann bei der Neueinstellung auch Amantadin eingesetzt werden. Die Wirksamkeit einer Selegilin-Monotherapie darf als gering angesehen werden.

Lediglich bei älteren Parkinson-Patienten und Patienten mit Demenz, Multimorbidität, psychotischen Ereignissen in der Vorgeschichte sowie Kontraindikationen gegen die oben genannten Substanzen empfiehlt sich der Einsatz von L-Dopa als Erstmedikation. Selbstvertändlich auch, wenn durch andere Substanzen kein ausreichender Effekt erzielt werden kann, dann sollte L-Dopa gegeben werden.

Rational begründen lassen sich der Einsatz eines retardierten L-Dopa-Präparats sowie die Kombination von L-Dopa mit COMT-Hemmern. Bedauerlicherweise sind die Erfolge mit den aktuell verfügbaren retardierten L-Dopa-Präparaten während der Tagesstunden begrenzt (Wirkung deutlich geringer), weshalb sich ein Einsatz meist nur zur Nacht empfiehlt (☞ Kap. 5.). Inwiefern das neu eingeführte IPX203 hier überlegen ist und Abhilfe schafft, werden die nächsten Monate zeigen. Ob COMT-Hemmer zukünftig früher eingesetzt werden, dürfte seit den Ergebnissen der STRIDE-PD-Studie [57] fraglich sein (☞ Kap. 10.).

Anticholinergika sind – wegen der unerwünschten Wirkungen – nie Mittel der ersten Wahl. Heutzutage werden sie fast nicht mehr eingesetzt. Im Einzelfall kann der Einsatz bei jüngeren Patienten mit Tremordominanz bei unzureichendem Effekt der dopaminergen Therapie erwogen werden.

13.4. Kombinationstherapie

Im weiteren Verlauf der Erkrankung wird eine Kombinationstherapie notwendig. Hierzu können die Dopaminagonisten auch mit Amantadin oder MAO-B-Hemmern kombiniert werden. Häufig wird der Einsatz von L-Dopa notwendig, insbesondere in einem höheren Hoehn-&-Yahr-Stadium. In der Anfangsphase der L-Dopa Therapie genügt die Gabe 3-4 × täglich. Eine L-Dopa-Dosis von 400-600 mg/d sollte nach Möglichkeit nicht überschritten werden [67]. Da die Bioverfügbarkeit bei Frauen höher ist, sollte die Dosis niedriger gewählt werden[33]. Als grobes Maß gilt: Frauen möglichst nicht über 5 mg L-Dopa/kgKG, Männer möglichst nicht über 7 mg L-Dopa/kgKG.

Wurde bereits L-Dopa eingesetzt, ist die Kombination mit COMT-Hemmern oder MAO-B-Hemmern zum Einsparen eines Teils der Dosis bzw. Wirkungsverlängerung/-glättung zu erwägen. Im Verlauf wird der MAO-B-Hemmer Rasagilin auf Safinamid (☞ Kap. 9.) umgestellt, insbesondere bei Dyskinesien, da Safinamid neben der MAO-B-Hemmung auch noch einen relevanten antidyskinetischen Effekt besitzt [9]. Eine Erhöhung der Dopaminagonisten über die üblichen Dosierungen wird nicht empfohlen (im Verlauf auch immer wieder nach ICD fragen, da diese im Verlauf deutlich zunehmen).

13.5. Therapie bei einer End-of-dose-Akinese

Nach wenigen Jahren der L-Dopa-Therapie treten Fluktuationen auf (☞ oben). Ziel der Therapie ist auch hier die kontinuierliche, überschwellige Dopaminrezeptor-Stimulation. Dies kann durch Reduktion der L-Dopa-Einzeldosis und Verteilung auf mehrere Einzeldosen erreicht werden, d.h. bedarfsgerechte Zufuhr entsprechend der Eliminationshalbwertzeit, bzw. in der Übergangsphase unter Berücksichtigung der noch vorhandenen Speicherfähigkeit. Hierbei muss beachtet werden, dass die Einzeldosis nicht unter 50 mg liegen sollte, damit die Schwellenkonzentration überschritten wird.

Ein idealer Ansatz wäre theoretisch die Gabe eines L-Dopa-Präparats, das verzögert freigesetzt wird. Als positiv hat sich dies teilweise bei beginnender End-of-dose-Akinese bewährt. Ein durchschlagender Erfolg bei fortgeschrittenen Verläufen zeigt sich jedoch nicht. Beim Ersatz von nicht-retardierten Formen durch die aktuell verfügbaren Präparate mit verzögerter Freisetzung ist zu beachten, dass diese um etwa ein Drittel, stellenweise sogar 50 % höher dosiert werden müssen. Außerdem ist der Wirkeintritt verzögert, weshalb bei erwünschtem schnellem Wirkeintritt, z.B. morgens, eine nicht-retardierte, evtl. wasserlösliche Formulierung zu empfehlen ist. Auch der Einfluss der Nahrung ist bei retardierten Präparaten wahrscheinlicher. Zur Therapie nächtlicher Akinesen hingegen kann der Einsatz eines Retard-Präparats sinnvoll sein. Die Erfahrungen mit IPX203 sind noch nicht ausreichend, um zu beurteilen, ob hiermit eine Lücke geschlossen werden kann.

Empfehlenswert ist die Zugabe eines Dopaminagonisten, sofern er nicht bereits eingesetzt wurde. Unter Umständen kann auch der Austausch des DA (zu bevorzugen ist eine längere HWZ) oder selten der Einsatz eines parenteral applizierbaren DA (Apomorphin) hilfreich sein. Apomorphin darf als sehr potent angesehen werden, ist jedoch durch die erforderliche parenterale Gabe, die möglichen unerwünschten Wirkungen sowie den hohen Preis belastet (☞ Kap. 6.).

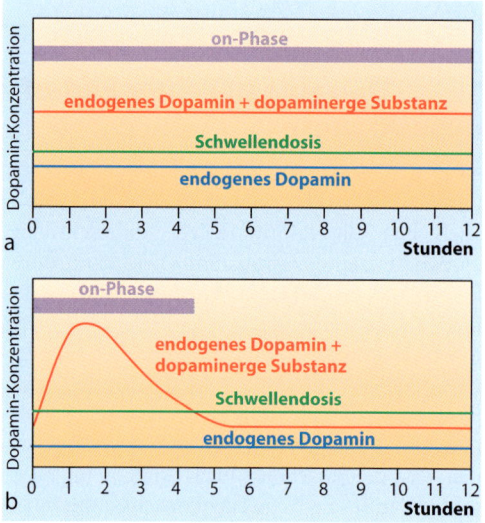

Abb. 13.2: Pathophysiologie der End-of-dose-Akinese. **a**: Parkinson-Krankheit in der Frühphase. **b**: Auftreten von Wirkfluktuationen.

Da die meisten Patienten bis zum Auftreten der Fluktuationen bereits L-Dopa und Dopaminagonisten erhalten, ist der Einsatz eines COMT-Hemmers oder eines MAO-B-Hemmers (falls nicht schon geschehen) zu empfehlen.

Durch MAO-B-Hemmer wird der Dopaminabbau durch die Monoaminooxidase gehemmt (zentral). Hierdurch wird die Wirkdauer des L-Dopa relativ

verlängert und gleichzeitig kann L-Dopa eingespart werden.

Alternativ können COMT-Hemmer eingesetzt werden, die den Abbau des L-Dopa zu 3-OMD blockieren (peripher). Hierdurch werden die Plasmakonzentrationen erhöht und die Eliminations-Halbwertzeit verlängert, wobei sich die Spitzenkonzentrationen nicht relevant verändern. Durch die daraus resultierende Verlängerung der Wirkdauer des L-Dopa können die On-Zeiten um bis zu 2 Stunden verlängert werden. Der Einsatz der Triple-Tablette (L-Dopa + DDC-Hemmer + Entacapon) hat sich bewährt und die Compliance in vielen Fällen verbessert. Durch Opicapon ist eine Einmalgabe des COMT-Hemmers möglich. Kommt es zu Dyskinesien, muss die L-Dopa-Dosis reduziert werden. In einigen Fällen kann es sinnvoll sein, morgens mit einer etwas höheren Dosis zu beginnen und dann mit einer niedrigeren Dosis fortzufahren, z.B. 125 – 100 – 100 mg [28]. Alternativ kann morgens auch zusätzlich eine wasserlösliche L-Dopa-Tablette gegeben werden. Selbstverständlich kann man auch COMT- und MAO-B-Hemmer kombinieren.

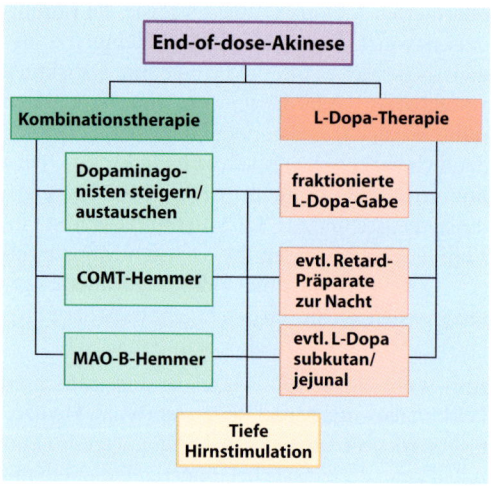

Abb. 13.3: Therapeutisches Vorgehen bei der End-of-dose Akinese.

13.6. Pumpentherapie und DBS

Wenn sich durch die orale Medikation keine ausreichend gleichmäßige Wirkung mehr erzielen lässt, ist die Applikation von Apomorphin oder L-Dopa mittels Pumpe zu erwägen [3]. Alternativ kommt natürlich auch die Tiefe Hirnstimulation in Betracht (☞ Kap. 11.). Dabei ist zu betonen, dass sich diese Verfahren gegenseitig nicht ausschließen, sie können nacheinander und sogar miteinander eingesetzt werden [62].

Apomorphin steht als subkutane Injektionslösung zur Verfügung. Mittlerweile sind drei Anbieter am Markt, mit verschiedenen Apomorphin-Präparaten, aber auch unterschiedlichen Pumpen [72]. Weiterhin werden zwei unterschiedliche Apomorphin-Pens angeboten (☞ Kap. 6.). Bei der Pumpe können nach langsamer Aufdosierung unter Domperidon-Schutz die oralen Dopaminagonisten ausgeschlichen und gegebenenfalls auch L-Dopa eingespart werden. Übliche stündliche Infusionsraten liegen zwischen 1 mg und maximal 10 mg (0,2 ml und 2 ml), d.h. bei ca. 0,015 bis 0,15 mg/kg/Stunde. Die Laufzeit der Pumpe beträgt in der Regel zwischen 12 und 16 Stunden, so dass nachts eine orale Medikation gegeben wird [72].

Beim Pen, der v.a. beim Auftreten plötzlicher Off-Phasen eingesetzt wird, werden die maximalen Wirkstoffspiegel nach subkutaner Applikation in knapp 10 Minuten erreicht. Die Eliminationshalbwertszeit liegt bei etwa 35 Minuten, die Wirkdauer bei 1-2 Stunden [20].

Die häufigsten unerwünschten Wirkungen sind lokale Knötchenbildung, die durch geeignete Maßnahmen, z.B. trockene Injektion, reduziert werden können (☞ auch Kap. 6.).

Alternativ kann L-Dopa jejunal (LCIG) appliziert werden (☞ auch Kap. 5.). Duodopa® ist ein Gel aus L-Dopa und Carbidopa (20 mg/5 mg/ml), das sich in einer Kassette (100 ml) befindet und mittels einer Pumpe über ein Gastrostoma ins Jejunum eingebracht wird [69]. Diese Therapie hat sich bei Patienten im fortgeschrittenen Stadium mittlerweile etabliert [59], ist jedoch invasiv und teuer [74]. Die L-Dopa-Dosen sind bei der Pumpe meist deutlich höher als oral. Alternativ kann auch LECIG eingesetzt werden, d.h. L-Dopa, Entacapon und Carbidopa [32]. Die neuste Therapie, seit 2024 verfügbar, ist die subkutane L-Dopa-Therapie [18].

Die LCIG-Therapie ist belastet mit möglichen axonalen Neuropathien, einem Guillain-Barré-like-Syndrom und auch gastrointestinalen und lokalen Komplikationen [69]. Bei der LECIG-Therapie

oder der subkutanen Gabe haben wir diesbezüglich noch keine Daten.

Bei der Entscheidung, welche der invasiven Maßnahmen eingesetzt werden, muss der Patient natürlich maximal eingebunden werden. Hier besteht aktuell sicher noch Nachholbedarf [45].

13.7. Paroxysmales On-off

Ein weiteres therapeutisches Problem stellt das On-off-Phänomen dar. Hierbei lassen sich die Phasen guter und schlechter Beweglichkeit nicht vorhersagen. Das heißt, gegenüber der End-of-dose-Akinese besteht kein strenger Zusammenhang zwischen der L-Dopa-Einnahme und den Wirkfluktuationen (☞ Abb. 13.4).

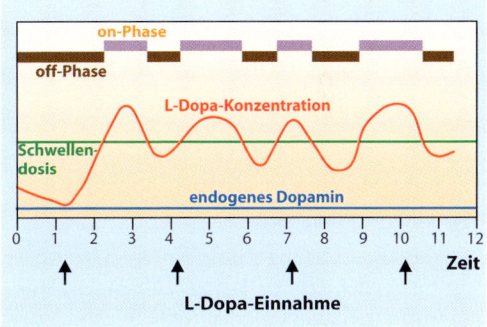

Abb. 13.4: Schematische Darstellung des Zusammenhangs zwischen Medikation, Plasmaspiegel und Beweglichkeit beim On-off-Phänomen.

Zwei Formen können abgegrenzt werden, die lediglich ein fehlendes oder verzögertes Ansprechen auf L-Dopa beschreiben (No-on- und Delayed-on-Phänomen).

Eine maßgebliche Rolle bei der Entstehung des paroxysmalen On-off spielt neben der fortschreitenden Neurodegeneration eine gestörte L-Dopa-Resorption (☞ auch Kap. 16.). Deshalb zielen die therapeutischen Ansätze auf deren Verbesserung. Dies wird beispielsweise durch die Gabe eines wasserlöslichen L-Dopa-Präparats erreicht. Als weitere Alternative ist der Einsatz von Apomorphin als Injektion oder mit einer Pumpe zu diskutieren. In besonders schweren Fällen sollte die subkutane oder intrajejunale Applikation von LCIG/LECIG diskutiert werden [18, 32, 46, 69].

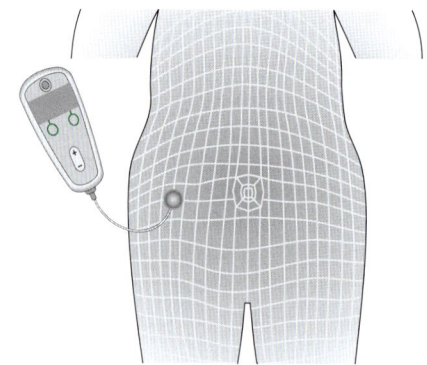

Abb. 13.5: Produodopa® Behandlungssystem.

Generell sollte L-Dopa mit einem zeitlichen Abstand zur Nahrungsaufnahme eingenommen werden, d.h. mindestens 30 Minuten vor oder 90 Minuten nach der Mahlzeit (☞ Kap. 5.). Im Spätstadium der Erkrankung und bei paroxysmalen On-off können diese Zeiten noch verlängert werden. Weiterhin hat eine proteinreiche Ernährung einen negativen Einfluss auf die L-Dopa-Resorption.

Durch eine Modifikation der Kombinationstherapie kann unter Umständen ebenfalls ein Effekt erzielt werden (lang wirksame Dopaminagonisten, Pflasterapplikation etc.).

Zur Vervollständigung häufig synonym benutzter Begriffe ist hier das "Yo-Yoing" zu nennen. Hiermit wird anschaulich der abrupte Wechsel zwischen guter Bewegungsfähigkeit (On) und Unbeweglichkeit (Off) beschrieben. In einigen Literaturstellen wird auch die Bezeichnung "zufällige Oszillationen" benutzt.

13.8. Dyskinesien/Dystonien

Bereits nach wenigen Jahren der L-Dopa-Therapie können Dyskinesien und Dystonien auftreten, die häufig schwer zu therapieren sind [14]. Eine zeitliche Beziehung zu den Fluktuationen kann bestehen. Bei jungen Patienten treten die Dyskinesien meist vor der End-of-dose-Akinese auf. Die Pathophysiologie ist noch nicht abschließend geklärt, eine Korrelation zu hohen L-Dopa-Dosen sowie frühem Erkrankungsalter ist jedoch evident [49, 65]. Unterschieden werden können:

- Peak-dose-Dyskinesien
- biphasische Dyskinesien
- Off-period-Dystonien

Nach ihrem zeitlichen Auftreten können On-dose- von Off-dose-Dyskinesien differenziert werden.

On-dose-Dyskinesien treten bei hohen L-Dopa-Plasmakonzentrationen und guter Beweglichkeit auf. Entsprechend findet man Off-dose-Dyskinesien bei niedrigen L-Dopa-Plasmakonzentrationen und schlechter Beweglichkeit. Insbesondere beim ersten Auftreten von Dyskinesien, aber auch im späteren Verlauf werden On-dose-Dyskinesien von den Patienten weniger belastend empfunden, als dies vom Untersucher und der Umwelt vermutet wird.

Bei Peak-dose-Dyskinesien, die den On-dose-Dyskinesien zuzurechnen sind, weisen die Patienten choreatiforme Dyskinesien auf. Es handelt sich hierbei um das häufigste Erscheinungsbild der Dyskinesien, das zumeist von mäßig bis deutlicher Ausprägung und schmerzlos ist. Zur Therapie empfiehlt sich, wie generell, eine kontinuierliche Stimulation postsynaptischer Rezeptoren. Zu vermeiden sind unphysiologische, pulsatile und hohe Dopaminkonzentrationen am Rezeptor.

Dementsprechend ist die L-Dopa-Dosis zu reduzieren und gegebenenfalls weiter zu fraktionieren. Unter Umständen sollte versucht werden, L-Dopa komplett zu ersetzen, was jedoch in den meisten Fällen nicht gelingt. Die Zugabe eines COMT-Hemmers und/oder MAO-B-Hemmers kann die Wirkspiegel glätten und die L-Dopa-Gesamtdosis helfen zu reduzieren (*Cave*: evtl. muss die L-Dopa-Dosis reduziert werden). Safinamid nicht nur "glätten", sondern auch kann die Dyskinesien reduzieren (☞ auch Kap. 9.). Weiterhin empfiehlt, falls möglich, sich die Erhöhung der Dopaminagonisten-Dosis.

Mit den herkömmlichen Tabletten gelingt eine Fraktionierung des L-Dopa nur in 25mg-Schritten. Durch das neue Suades®-Konzept kann einerseits in 5mg-Schritten und andererseits lösliches L-Dopa verabreicht werden [31]. Leider ist die Substanz in Deutschland nur über die internationale Apotheke zu beziehen und somit sehr begrenzt einsetzbar.

Als weitere Alternative ist die NMDA-Rezeptorblockade durch Amantadin zu nennen (☞ Kap. 7.). Hierdurch lassen sich häufig gute Ergebnisse erzielen, die sogar nach Absetzen anhalten [61, 76]. Die Gabe eines L-Dopa-Retard-Präparats kann zur Zunahme der Peak-dose-Dyskinesien führen. Im nächsten Schritt ist an den Einsatz einer Apomorphin- oder Produodopa®-LCIG-/LECIG-Pumpe zu denken. Die Möglichkeit einer operativen Therapie (THS) sollte nach dem Scheitern medikamentöser Therapieversuche erwogen werden (☞ Tab. 13.3).

Durch dieses Vorgehen lässt sich für eine beschränkte Zeit eine Besserung erzielen, jedoch treten die Dyskinesien nach einiger Zeit wieder erneut auf und begleiten den weiteren Krankheitsverlauf.

- L-Dopa so weit wie möglich reduzieren
- L-Dopa so weit wie möglich durch einen Dopaminagonisten ersetzen
- Gabe von Safinamid (statt Rasagilin oder Selegilin)
- Amantadin zugeben
- Apomorphin-Pumpe
- Produodopa®-Pumpe
- LCIG- oder LECIG-Pumpe
- Tiefe Hirnstimulation

Tab. 13.3: Therapie L-Dopa-induzierter Peak-dose-Dyskinesien.

Bei biphasischen Dyskinesien (beim Eintreten und Verlassen des therapeutischen Fensters treten Dyskinesien auf) kommt es in einer kurzen Phase des Wechsels zwischen guter und schlechter Beweglichkeit zu Dyskinesien. Hier wurde früher empfohlen, die L-Dopa-Einzeldosis zu erhöhen, damit die Dyskinesieschwelle ständig überschritten wird. Dies ist jedoch keine langfristige Perspektive. Stattdessen empfiehlt sich eher ein Vorgehen wie bei den Peak-dose-Dyskinesien. Neben einer Erhöhung der Dopaminagonisten können COMT- und/oder MAO-B-Hemmer und Amantadin eingesetzt werden. Die Gabe von retardierten L-Dopa-Präparaten kann unter Umständen zu einer Verlängerung der Dyskinesien führen, da der Anstieg und Abfall des Wirkspiegels langsamer sind.

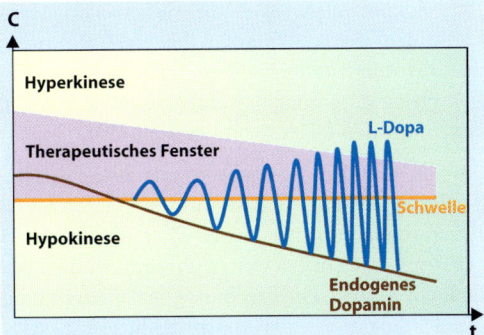

Abb. 13.6: Vereinfachtes Modell zur Entstehung von Hypo- und Hyperkinesen. Die endogene Dopaminproduktion nimmt ab, gleichzeitig werden das therapeutische Fenster enger und die Wirkdauer des L-Dopa kürzer.

Eine seltene Erscheinungsform der On-dose-Dyskinesien sind die sogenannten On-dose-Dystonien, bei denen die Patienten in Phasen guter Beweglichkeit und bei hohen L-Dopa-Plasmakonzentrationen über schmerzhafte, dystone Bewegungsstörungen klagen.

Von Off-period-Dystonien spricht man, wenn es in Phasen schlechter Beweglichkeit und niedrigen L-Dopa-Plasmakonzentrationen zu schmerzhaften, dystonen Verkrampfungen kommt. Diese betreffen vorwiegend die unteren Extremitäten (z.B. Fuß) und treten gehäuft nachts und früh morgens auf. Bei Off-period-Dystonien ist die L-Dopa-Dosis zu reduzieren und ggfs. die Dosis der Dopaminagonisten zu erhöhen. Auch hier ist der Einsatz von retardierten L-Dopa-Präparaten und lang wirksamen Dopaminagonisten sowie COMT-Hemmern bei nächtlichen Dystonien zu erwägen.

Bei frühmorgendlichen Dystonien kann die Gabe von wasserlöslichen L-Dopa-Präparaten sinnvoll sein. Auch der Einsatz von retardierten L-Dopa-Präparaten zur Nacht ist zu erwägen. In Einzelfällen hat sich die Gabe retardierter Anticholinergika bewährt. Positive Erfahrungen gibt es weiterhin mit Baclofen, Lithium und selten mit Injektionen von Botulinumtoxin.

Eine Besserung bei Dystonien kann eventuell durch den Einsatz atypischer Neuroleptika erreicht werden. Dies gilt insbesondere für Clozapin, für das bereits in niedriger Dosis gute Ergebnisse berichtet wurden [53]. Bedauerlicherweise ist Clozapin durch die vorgeschriebenen regelmäßigen

Blutbildkontrollen sowie die Gefahr von Myokarditiden belastet. Die anfänglichen Hoffnungen, dass sich durch andere neuere atypische Neuroleptika gleich gute oder bessere Ergebnisse erzielen lassen, wurden leider nicht bestätigt [50].

Ob sich Adenosin-Rezeptor-Antagonisten, Alpha-2-adrenerge Rezeptorantagonisten oder AMPA-Rezeptorantagonisten in der Therapie durchsetzen, muss noch durch weiterführende Studien untersucht werden. Die Ergebnisse bezüglich Cannabinol-Präparaten sind widersprüchlich [8, 42, 63].

13.9. On-demand Therapie

Da in letzter Zeit verschiedene On-demand-Therapien eingeführt wurden, sollten diese hier nochmals zusammengefasst werden. Bedauerlicherweise werden diese weniger eingesetzt als sinnvoll, da diese Therapien relativ teuer sind und berechtigte Angst vor Miss- bzw. Übergebrauch besteht. Trotzdem besteht Konsens, dass diese Therapien bei plötzlichen Off-Episoden sinnvoll sind [30].

Zu nennen wären:

- L-Dopa-Inhalation (Inbrija®)
- Apomorphin sublingual (Kynmobi®)
- Apomorphin subkutan
- Aber auch: L-Dopa, wasserlöslich (z.B. Madopar® LT)

13.10. Akinetische Krise

Die akinetische Krise ist mittlerweile erfreulicherweise sehr selten. Es handelt sich um eine akute Symptomverschlechterung bei Patienten im fortgeschrittenen Stadium, die lebensbedrohlich sein kann. Diese Patienten weisen, wie der Name bereits sagt, eine plötzlich einsetzende, schwerste Akinese auf, die bis zur völligen Bewegungsstarre gehen kann. Daneben besteht eine ausgeprägte Schluckstörung.

Eine Ursache kann das plötzliche Absetzen der dopaminergen Medikation sein, durch den Patienten oder iatrogen im Rahmen von Operationen. Viele der Patienten mit einer akinetischen Krise weisen neben der Grunderkrankung in der Regel noch schwere Begleiterkrankungen, wie beispielsweise schwere Infektionen auf. Häufig zeigt sich bei den Patienten auch eine ausgeprägte Exsikkose.

Die Wiederaufnahme der vorherigen Medikation reicht in den meisten Fällen nicht aus und ist außerdem durch die Schluckstörung behindert. Unter stationären Bedingungen kann in Wasser gelöstes L-Dopa über eine Magensonde gegeben werden. Weiterhin hat sich die parenterale Gabe von Amantadinsulfat (200-400 mg/d) bewährt. Hier sollte die Substanz nicht zu schnell infundiert werden, damit keine exogene Psychose auftritt. Eine weitere sinnvolle Maßnahme ist die Injektion von Apomorphin oder L-Dopa via Pumpe oder subkutan. Zusätzlich ist bei den Patienten auf eine ausreichende Flüssigkeitszufuhr und eine adäquate Therapie einer eventuell vorliegenden Begleiterkrankung zu achten. Alternativ könnte auch LCIG/LECIG eingesetzt werden, was jedoch meist nicht verfügbar ist.

13.11. Drug Holiday (obsolet)

Vor etlichen Jahren wurden vielerorts sogenannte Drug Holidays empfohlen. Es wurde vermutet, dass sich durch eine bis zu 3 Wochen dauernde, komplette L-Dopa-Pause eine Wirkungsverstärkung des L-Dopa nach dem erneuten Einsatz ergeben würde. Theoretische Grundlage war die Vorstellung einer Hochregulation der Rezeptoren. Dies sollte dazu führen, dass danach geringere L-Dopa-Dosen notwendig wären und seltener Fluktuationen und Dyskinesien sowie psychische Komplikationen auftreten würden [56].

Dieses Vorgehen wurde aus verschiedenen Gründen eingestellt. Im Vordergrund stand die Gefahr eines L-Dopa-Entzugssyndroms, das innerhalb der ersten beiden Tage auftrat und lebensbedrohlich sein konnte. Der pflegerische Aufwand war erheblich, da die Patienten hospitalisiert wurden, einer Thrombose-Prophylaxe und sonstiger vorbeugender Maßnahmen bedurften und die akinetischen Patienten häufig künstlich ernährt werden mussten. Der psychologische Effekt, nachdem der Patient erkannte, wie stark die Erkrankung fortgeschritten war, wirkte sich ebenfalls negativ aus. Außerdem erwiesen sich diese L-Dopa-Pausen nur in etwa der Hälfte der Fälle für wenige Wochen bis Monate als hilfreich. Die theoretischen Ansätze für den Sinn einer solchen Maßnahme wurden bisher nicht sicher belegt.

Eine Medikamentenpause ist unter heutigen Gesichtspunkten obsolet (!). Selbst bei Verdacht auf eine Überdosierung sollte nur kurzfristig die Medikation reduziert oder abgesetzt werden. Weiterhin macht auch die Empfehlung von "Weekend Holidays" oder einer Medikation jeden zweiten Tag wenig Sinn. Patienten sollten vor einer gezielten Medikamentenpause gewarnt werden. Dopaminagonisten sollten ebenfalls, wegen der Gefahr eines DAWS (Dopamine Agonist Withdrawal Syndrome), nicht plötzlich abgesetzt werden [58].

13.12. Priming

Es wird allgemeinhin angenommen, dass eine einmalige Gabe von L-Dopa nicht zur Auslösung von Dyskinesien führt [44, 56]. Jedoch wird spekuliert, dass L-Dopa bereits nach kurzer Behandlungsdauer einen Prozess anstößt, der für später auftretende Dyskinesien mitverantwortlich ist. Es ist bisher noch nicht geklärt, ob dieses Priming [29] zeitlich limitiert und somit reversibel ist oder unbegrenzt fortdauert, es dürfte aber eher eine geringe Relevanz haben.

Ob dieses als Priming beschriebene Phänomen bereits nach einmaliger Gabe auftritt, ist mehr als fraglich. Mancherorts wird bei jungen Patienten aus diesem Grund vor der Dopaminagonisten-Therapie evtl. kein L-Dopa-Test, sondern ein Apomorphin-Test durchgeführt.

Zeitweise war es üblich, bei berufstätigen jungen Patienten mit L-Dopa zu beginnen und bei gutem klinischem Zustand L-Dopa gegen Dopaminagonisten auszutauschen. Aufgrund eines möglichen Priming wurde dieses Vorgehen kritisch gesehen, mittlerweile aber wieder großzügiger angewandt. Priming ist somit eher historisch zu sehen und spielt aktuell keine Rolle mehr.

13.13. Freezing-Phänomen

Das Freezing-Phänomen gehört nicht zu den L-Dopa induzierten motorischen Spätkomplikationen und ist auch nicht Ausdruck einer erhöhten Bradykinese. Es wird fälschlicherweise aber meist darunter subsumiert. Das Freezing-Phänomen korreliert mit der Dauer der Erkrankung und ist bei Tremordominanz seltener [49]. Es wird vermutet, dass es sich um ein noradrenerges Problem handeln könnte (Locus coeruleus).

Das Freezing-Phänomen ist eine sowohl für den Patienten, als auch den Arzt sehr beeindruckende Symptomatik. Sie imponiert meist als sogenannte Starthemmung. Besonders beim Losgehen ist der Patient "blockiert", so dass er die Bewegung nicht initiieren kann. Es findet sich eine gleichzeitige Innervation agonistischer und antagonistischer Muskeln, so dass die Patienten am Boden "kleben" und sich nicht bewegen können. Besonders häufig kommt es zu einem Freezing-Phänomen in Räumen sowie bei Türdurchgängen (Engpass-Syndrom). Das Freezing-Phänomen ist häufig mit Festinationen vergesellschaftet. Auch eine starke psychische Belastung kann auslösend sein, beispielsweise wenn der Patient etwas schnell erledigen soll.

Das Freezing-Phänomen tritt meist erst im späteren Verlauf der Erkrankung auf und ist kein dopaminerges Problem, weshalb die übliche medikamentöse Therapie nur begrenzte Wirkung zeigt [1, 38, 47]. Meist handelt es sich hier um ein Off-dose-Freezing. Das On-state-Freezing ist deutlich seltener und noch schwieriger zu behandeln [17, 38]. Eine Rarität sind die SUPRA-ON-Freezer, die unter hohen L-Dopa-Dosen ein Freezing entwickeln und sich mit weiterer Dosissteigerung verschlechtern [17].

Die einfachste therapeutische Maßnahme ist der Einsatz sensorischer Tricks. Der Patient gibt sich selbst Aufforderungen, wie lautes Zählen, Schlagen auf den Oberschenkel, oder bekommt von der Umwelt Stimuli. Dies können Aufforderungen wie "Los", lautes Zählen ("1, 2, 3 – 1, 2, 3"), Taktgeber, Anti-Freezing-Stock oder -Schuh, Lichtreize oder das Führen speziell abgerichteter Hunde sein. Sehr eindrucksvoll ist immer, wie leicht sich, insbesondere bei frühem Freezing-Phänomen, die Blockierung lösen lässt. So genügt es häufig, den eigenen Fuß quer vor den Fuß des Patienten zu stellen. Der Patient kann einen großen Schritt ausführen und danach problemlos weiter gehen. Im späteren Verlauf helfen diese Maßnahmen meist nur noch unzureichend.

Eine in den meisten Fällen wirksame medikamentöse Therapie gibt es nicht [26, 38]. Medikamentös wird man versuchen, durch vorsichtiges Umstellen eine Besserung zu erzielen. Der Einsatz von Thymoleptika (z.B. Amitriptylin, Mirtazapin, Venlafaxin) sowie selektiver Noradrenalin-Wiederaufnahmehemmer (z.B. Reboxetin) wurde passager diskutiert, hat sich aber nur beim PAGF, einer Subform der PSP, bewährt. Ein Therapieversuch kann berechtigt sein (z.B. 3-4x 1 mg). Für den Einsatz von L-Threo-DOPS wird insbesondere in der japanischen Literatur ein guter Effekt beschrieben [22].

Schwieriger zu behandeln ist das On-dose-Freezing, bei dem ein Freezing auftritt, die oberen Extremitäten aber gut beweglich sind (nicht zu verwechseln mit dem sogenannten Lower-body-Parkinson). Hier muss L-Dopa eher reduziert werden.

Für die Zukunft bleibt zu untersuchen, ob verschiedene medikamentöse Ansätze unterschiedliche Häufigkeiten aufweisen. So konnte zumindest für Selegilin, aber auch für Rasagilin gegenüber L-Dopa eine geringere Häufigkeit festgestellt werden [24].

13.14. Axiale Störungen

In letzter Zeit wird auch den axialen Störungen vermehrt Beachtung geschenkt, insbesondere da ihnen eine prognostische Aussagekraft zugeschrieben wird [19, 37]. Gemeinsam ist den axialen Symptomen, dass sie nicht wesentlich auf die dopaminerge Stimulation ansprechen [52]. Auf die posturale Instabilität wurde schon eingegangen. Weiter zu nennen sind vor allem:

13.14.1. Dropped-Head-Syndrom und Anterocollis

Dropped head [35] und Anterocollis (☞ Abb. 13.7) lassen sich klinisch nicht immer sicher differenzieren, obwohl man dies erwarten dürfte. Dropped Head kennen wir eher bei Myopathien, Myasthenia gravis, Motoneuron-Erkrankungen und Myositiden. Tritt bei Parkinson-Patienten ein Dropped Head auf, muss entsprechend auch an Myopathien und Myositiden im Rahmen der Grunderkrankung, aber auch als Zweiterkrankung gedacht werden. Neben der klinischen Untersuchung ist das EMG hilfreich.

Von einem Dropped Head ist der Anterocollis, also eine Dystonie, abzugrenzen. Schwerer zu behandeln ist ein Anterocaput. Ein Anterocollis tritt eher bei der Multisystematrophie auf. Wenn er beim IPS auftritt, kann er mit Botulinumtoxin behandelt werden (meist Injektion in den M. levator scapulae beidseits). Klinisch kann man den Erfolg einer Botulinumtoxintherapie abschätzen, indem

man den Patienten bittet die Arme zu heben. Wird die Symptomatik deutlich besser und ist der M. levator scapulae vorher angespannt, ist ein Therapieerfolg möglich (☞ Abb. 13.8a+b).

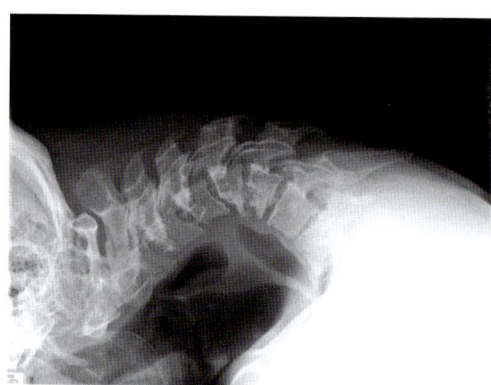

Abb. 13.7: Patient mit Anterocollis bei Parkinson-Krankheit.

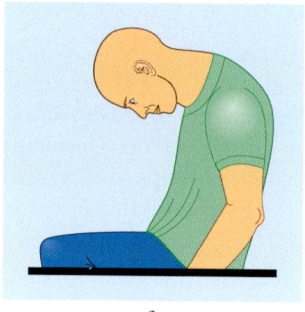

a

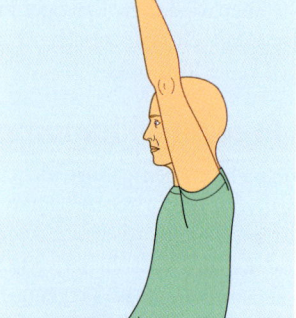

b

Abb. 13.8a+b: Anheben der Arme verbessert einen Anterocollis, wenn der M. levator scapulae mitverantwortlich ist.

13.14.2. Kamptokormie

Die Kamptokormie [3, 65] ist ein häufiges Therapieproblem bei Parkinson-Patienten, da sie die Bewegungsmöglichkeiten erheblich einschränkt und nur gering auf die medikamentöse Therapie anspricht. Auch hier wird immer wieder diskutiert, ob es eher eine Schwäche, z.B. im Rahmen einer Myopathie [13], oder eher ein erhöhter Tonus im Rahmen einer Dystonie ist. Auch die Möglichkeit einer eigenständigen Krankheitsentität oder einer Medikamentennebenwirkung werden diskutiert [7, 55]. Eine Kombination mit einem Dropped Head ist möglich, eine Differenzierung zum Pisa-Syndrom manchmal schwierig.

Eine Kamptokormie darf nicht mit der üblichen Rumpfbeugung beim Parkinson-Syndrom verwechselt werden. Es handelt sich um eine ausgeprägte Anteflexion mit Seitneigung, die häufig ein normales Stehen und Sitzen nahezu unmöglich macht. Liegt eine Dystonie mit erhöhtem Muskeltonus vor, kann diese u.a. sowohl die Muskulatur der Bauchwand als auch die Hüftbeuger betreffen [4]. Folge sind u.a. erheblich spondylarthrotische Veränderungen. Die Therapie ist schwierig, die Therapieerfolge sind begrenzt. Es wird diskutiert, ob Dopaminagonisten (DA) mitverantwortlich sein könnten, weshalb DA reduziert oder abgesetzt werden [21]. Bei eindeutiger Dystonie (selten!), z.B. der Bauchwandmuskulatur, kann der Einsatz von Botulinumtoxin erwogen werden. Ansonsten ist eine gezielte Physiotherapie indiziert [73]. Über den positiven Effekt einer DBS bei der Kamptokormie wird noch kontrovers diskutiert [11, 41, 43]. Ein Erfolg von Istradefyllin wurde berichtet [21].

Orthopädische Operationen sollten sehr zurückhaltend erwogen werden.

13.15. Progression der Erkrankung

Lange Zeit wurde sich vor allem auf die symptomatische Wirkung konzentriert und die Beeinflussung der Prognose in Frage gestellt. Dies begründet teilweise die heftige Diskussion, wann L-Dopa eingesetzt werden soll. Dabei wissen wir schon lange, dass durch Einführung der L-Dopa-Therapie die Prognose und Lebenserwartung deutlich verlängert wurden [54]. Leider ist die L-Dopa-Therapie mit Dyskinesien belastet. Viele Studien konnten zeigen, dass wir durch den Einsatz von Dopamin-

agonisten das Auftreten von Dyskinesien zumindest verzögern können [57]. Die Progression der Erkrankung ist auch von vielen anderen Faktoren abhängig. So ist die Erkrankung bei Beginn im höheren Lebensalter schneller progredient als bei einer Erkrankung im jüngeren Lebensalter [12]. Außerdem gilt, dass Patienten die in einer regelmäßigen neurologischen Betreuung sind, eine bessere Prognose haben [6, 75].

An der grundsätzlichen Aussage, dass die moderne und differenzierte Parkinson-Therapie prognostisch von Vorteil ist, ändern auch nichts verschiedene pessimistische Studien, die den Endpunkt betrachten und keine Unterschiede finden [27, 36]. Sie stehen auch etwas im Widerspruch zu der sehr interessanten Definition von sog. Milestones, welche die Endstrecke der Erkrankung definieren und unabhängig vom vorherigen Verlauf sind [19, 37]. Derzeit wäre meines Erachtens die Vorstellung zu präferieren, dass wir mit der aktuellen Therapie in der Endphase der Erkrankung nur wenig beeinflussen können, in der Phase davor durch die differenzierte Therapie jedoch die Lebensqualität erheblich steigern und diese Phase eventuell sogar verlängern können (☞ Abb. 13.9).

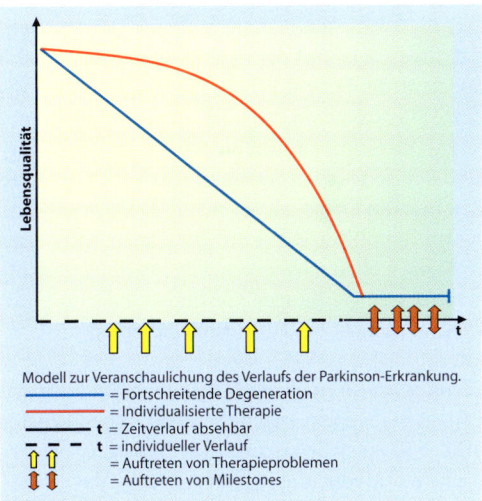

Modell zur Veranschaulichung des Verlaufs der Parkinson-Erkrankung.
— = Fortschreitende Degeneration
— = Individualisierte Therapie
— t = Zeitverlauf absehbar
- - - t = individueller Verlauf
⇑⇑ = Auftreten von Therapieproblemen
⇑⇑ = Auftreten von Milestones

Abb. 13.9: Einfaches Modell zur Veranschaulichung des Verlaufs der Parkinson-Krankheit.

L-Dopa Standard	x 1
L-Dopa Retard	x 0,75
Entacapon	x 0,33
Tolcapon	x 0,4
Opicapon	x 0,4
Duodopa	x 1,11
Pramipexol (Salz)	x 100
Ropinirol	x 20
Rotigotin	x 30
Selegilin	x 10
Rasagilin	x 100
Amantadin	x 1
Apomorphin	x 10

Tab. 13.4: LED (L-Dopa-Äquivalenzdosis) für wichtige Parkinson-Medikamente (nach [65]). Siehe hierzu auch [33].

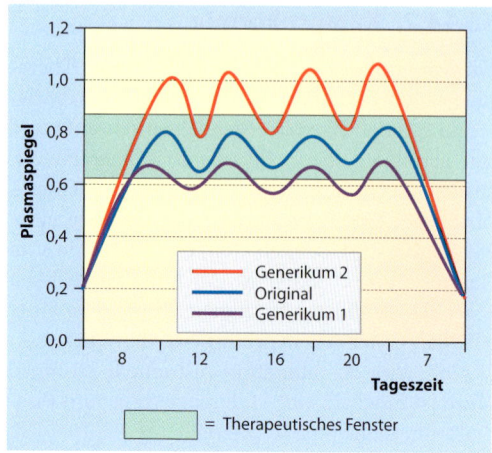

Abb. 13.10: Mögliche Schwankungen durch Wechsel einer generischen Substanz.

13.16. Austausch von generischen Substanzen

Beim Austausch von generischen Substanzen, der in Deutschland gesetzlich geregelt ist, können Probleme auftreten. Wenn wir beispielsweise 100 mg L-Dopa verordnen, entscheiden Preistabellen, Rabattverträge und damit der Apotheker, welche Substanz der Patient erhält. Dabei bleiben wir als Ärzte aber trotzdem in der Pflicht und Verantwortung. Die Gruppenmittelwerte der Bioverfügbarkeit, der maximalen Serumkonzentration und die Zeit bis zum Erreichen der maximalen Serumkonzentration dürfen dabei um 20 % nach unten und 25 % nach oben schwanken. Die Messungen erfolgen bei wenigen jungen Gesunden, bei nur einer Dosis und nicht bei Parkinson-Patienten.

Wenn wir also im fortgeschrittenen Stadium die Patienten in einem engen therapeutischen Fenster mühevoll einstellen, kann es sein, dass er bei der nächsten Medikamentenverordnung das therapeutische Fenster nach oben (Dyskinesien) oder nach unten verlässt und wir nicht verstehen, weshalb der Patient sich wieder verschlechtert. Durch das billigere (nicht günstigere) Medikament hat man wenige Cent gespart, die Einstellung kostet viele Euro und Lebensqualität für den Patienten. Insbesondere bei Patienten im fortgeschrittenen Stadium kann dies problematisch werden.

13.17. Literatur

1. Amarell M, Cepuran F, Timmermann L, et al. Diagnostik und Therapie von "Freezing of Gait" bei Patienten mit Morbus Parkinson. Fortschr Neurol Psychiatr 2014; 82: 593-605

2. Anderson E, Nutt J. The long-duration response to levodopa: phenomenology, potential mechanisms and clinical implications. Parkinsonism Relat Disord 2011; 17: 587-592

3. Antonini A, Jost WH. Intrajejunale Levodopa - und Apomorphin-Infusion zur Therapie motorischer Komplikationen bei fortgeschrittener Parkinson-Krankheit. Fortschr Neurol Psychiatr 2018; 86; S5-S9

4. Azher SN, Jankovic J. Camptocormia: pathogenesis, classification and response to therapy. Neurology 2005; 63: 355-359

5. Balash Y, Peretz C, Leibovich G, et al. Falls in outpatients with Parkinson's disease. J Neurol 2005; 252: 1310-1315

6. Bjornestad A, Tysnes OB, Larsen JP, Alves G. Loss of independence in early Parkinson disease: A 5-year population-based incident cohort study. Neurology 2016; 87: 1599-1606

7. Bloch F, Houeto JL, Tezenas du Montcel S, et al. Parkinson's disease with camptocormia. J Neurol Neurosurg Psychiatry 2006; 77: 1223-1228

8. Carroll CB, Bain PG, Teare L, et al. Cannabis for dyskinesia in Parkinson's disease. Neurology 2004; 63: 1245-1250

9. Cattaneo C, Ferla RL, Bonizzoni E, Sardina M. Long-term effects of safinamide on dyskinesia in mid to late stage Parkinson's disease: A post-hoc analysis. J Parkinsons Dis 2015; 5: 475-481

10. Chaudhuri KR, Healy DG, Schapira AH, NICE. Non-motor symptoms of Parkinson's disease: diagnosis and management. Lancet Neurol 2006; 5: 235-245

11. Chieng LO, Madhavan K, Wang MY. Deep brain stimulation as a treatment for Parkinson's disease related camptocormia. J Clin Neurosci 2015; 22: 1555-1561

12. de la Fuente-Fernández R, Schulzer M, Kuramoto L, et al. Age specific progression of nigrostriatal dysfunction in Parkinson's disease. Ann Neurol 2011; 69: 803-810

13. Deuschl G, Margraf N, Spuler S, et al. Camptocormia and myopathy. Mov Disord 2010; 25: 2689-2690

14. di Biase L, Pecoraro PM, Simona Paola Carbone SP, et al. Levodopa-induced dyskinesias in Parkinson's disease: an overview on pathophysiology, clinical manifestations, therapy management strategies and future directions. J Clin Med 2023; 12: 4427.

15. Doherty KM, Davagnanam I, Molloy S, et al. Pisa syndrome in Parkinson's disease: a mobile or fixed deformity? J Neurol Neurosurg Psychiatry 2013; 84: 1400-1403

16. Eggert KM, Oertel WH, Reichmann H, et al. Parkinson-Syndrome: Diagnostik und Therapie. In: Diener HC, Weimar C, et al. Leitlinien für Diagnostik und Therapie in der Neurologie (5. Auflage). Thieme-Verlag, Stuttgart 2012, S. 124-162

17. Espay AJ, Fasano A, van Nuenen BF, et al. "On" state freezing of gait in Parkinson disease: a paradoxical levodopa-induced complication. Neurology. 2012; 78: 454-457

18. Espay AJ, Stocchi F, Pahwa R, et al. Safety and efficacy of continuous subcutaneous levodopa-carbidopa infusion (ND0612) for Parkinson's disease with motor fluctuations (BouNDless): a phase 3, randomised, double-blind, double-dummy, multicentre trial. Lancet Neurol 2024: S1474-4422(24)00052-8.

19. Evans JR, Mason SL, Williams-Gray CH, et al. The natural history of treated Parkinson's disease in an incident, community based cohort. J Neurol Neurosurg Psychiatry 2011; 82: 1112-1118

20. Factor SA. Intermittent subcutaneous apomorphine therapy in Parkinson's disease. Neurology 2004; 62 (Suppl. 4): S12-S17

21. Fujioka S, Yoshida R, Nose K, et al. A new therapeutic strategy with istradefylline for postural deformities in Parkinson's disease. Neurol Neurochir Pol 2019; 53: 291-295

22. Fukada K, Endo T, Yokoe M, et al. L-threo-3,4-dihydroxyphenylserine (L-DOPS) co-administered with entacapone improves freezing of gait in Parkinson's disease. Med Hypotheses 2013; 80: 209-212

23. Garcia Ruiz PJ, Meseguer E, Del Val J, et al. Motor complications in Parkinson disease: a prospective follow-up study. Clin Neuropharmacol 2004; 27: 49-52

24. Giladi N, McDermott MP, Fahn S et al. Freezing of gait in PD. Neurology 2001; 56: 1712-1721

25. Grandas F, Galiano ML, Tabernero C. Risk factors for levodopa-induced dyskinesias in Parkinson's disease. J Neurol 1999; 246: 1127-1133

26. Grimbergen YAM, Munneke M, Bloem BR. Falls in Parkinson's disease. Curr Opin Neurol 2004; 17: 405-415

27. Hely MA, Reid WGJ, Adena MA, et al. The Sydney multicenter study of Parkinson's disease: the inevitability of dementia at 20 years. Mov Disord 2008; 23: 837-844

28. Ingman K, Naukkarinen T, Vahteristo M, et al. The effect of different dosing regimens of levodopa/carbidopa/entacapone on plasma levodopa concentrations. Eur J Clin Pharmacol 2012; 68:281-289

29. Iravani MM, McCreary AC, Jenner P. Striatal plasticity in Parkinson's disease and L-dopa induced dyskinesia. Parkinsonism Relat Disord 2012; 18 Suppl 1: S123-215

30. Isaacson SH, Achari M, Bhidayasir R, et al. Expert consensus on the use of on-demand treatments for OFF episodes in Parkinson's disease: a modified Delphi panel. Mov Disord Clin Pract 2023; 10: 652-657

31. Jost WH, Ebersbach G, Kassubek J, et al. Neue Therapieoption zur individualisierten Titration von Levodopa. Fortschr Neurol Psychiatr 2020; 88: DOI: 10.1055/a-1158-9281

32. Jost WH. Apprends-moi l'art des petits pas: levodopa, carbidopa intestinal gel plus entacapone. J Neural Transm 2023; 130: 1379-1382

33. Jost ST, Kaldenbach MA, Antonini A, et al. Levodopa dose equivalency in Parkinson's disease: updated systematic review and proposals. Mov Disord 2023; 38: 1236-1252

34. Kakimoto A, Kawazoe M, Kurihara K, et al. Impact of non-motor fluctuations on QOL in patients with Parkinson's disease. Front Neurol 2023; 14: 1149615. doi: 10.3389/fneur.2023.1149615.

35. Kashihara K, Manabu O, Susumu T. Dropped head syndrome in Parkinson's disease. Mov Disord 2006; 21: 1213-1216

36. Katzenschlager R, Head J, Schrag A, et al. Fourteen-year final report of the randomized PDRG-UK trial comparing three initial treatments in PD. Neurology. 2008; 71: 474-480

37. Kempster PA, O'Sullivan SS, Holton JL, et al. Relationships between age and late progression of Parkinson's disease: a clinic-pathological study. Brain 2010; 133: 1755-1762

38. Klucken J, Winkler J, Krüger R, Jost WH. Freezing-of-Gait: Vom Phänomen zum Behandlungsziel. Fortschr Neurol Psych 2020; 88

39. Ku S, Glass GA. Age of Parkinson's disease onset as a predictor for the development of dyskinesia. Mov Disord 2010; 25: 1177-1182

40. Kumagai T, Nagayama H, Ota T, et al. Sex differences in the pharmacokinetics of levodopa in elderly patients with Parkinson disease. Clin Neuropharmacol 2014; 37: 173-176

41. Lai Y, Song Y, Su D, et al. Pallidal stimulation as treatment for camptocormia in Parkinson's disease. NPJ Parkinsons Dis 2021; 7: 8

42. Liu Y, Bainbridge J, Sillau S, et al. Short-term cannabidiol with Δ-9-tetrahydrocannabinol in Parkinson's disease: a randomized trial. Mov Disord 2024: doi: 10.1002/mds.29768

43. Lizarraga KJ, Fasano A. Effects of deep brain stimulation on postural trunk deformities: a systematic review. Mov Disord Clin Pract 2019; 6: 627-638

44. Mones RJ, Elizan TS, Siegel GJ. Analysis of L-dopa induced dyskinesias in 51 patients with parkinsonism. J Neurol Neurosurg Psychiatry 1971; 34: 668-673

45. Nijhuis FAP, van den Heuvel L, Bloem BR, et al. The patient's perspective on shared decision-making in advanced Parkinson's disease: a cross-sectional survey study. Front Neurol 2019; 10: 896

46. Nilsson D, Nyholm D, Aquilonius SM. Duodenal levodopa infusion in Parkinson's disease – long-term experience. Acta Neurol Scand 2001; 104: 343-348

47. Okuma Y. Practical approach to freezing of gait in Parkinson's disease. Pract Neurol 2014; 14: 222-230

48. Olanow CW, Agid Y, Mizuno Y, et al. Levodopa in the treatment of Parkinson's disease: Current controversies. Mov Disord 2004; 19: 997-1005

49. Oliveri RL, Annesi G, Zappia M, et al. Dopamine D2 receptor gene polymorphism and the risk of levodopa induced dyskinesias in PD. Neurology 1999; 53: 1425-1430

50. Ondo WG, Levy JK, Dat Vuong K, et al. Olanzapine treatment for dopaminergic-induced hallucinations. Mov Disord 2002; 17: 1031-1035

51. Paus, Gadow F, Knapp M, et al. Motor complications in patients from the German Competence Network on Parkinson's disease and the DRD3 Ser9Gly polymorphism. Mov Disord 2009; 24; 1080-1084

52. Pavese N, Evans AH, Tai YF, et al. Clinical correlates of levodopa-induced dopamine release in Parkinson disease. Neurology 2006; 67: 1612-1617

53. Pierelli F, Adipietro A, Soldati G, et al. Low dosage clozapine effects on L-dopa induced dyskinesias in parkinsonian patients. Acta Neurol Scand 1998; 97: 295-299

54. Poewe WH, Wenning GK. The natural history of Parkinson's disease. Neurology 1996; 47 (Suppl. 3): S146-S152

55. Ponfick M, Gdynia HJ, Ludolph AC, Kassubek J. Camptocormia in Parkinson's disease: a review of the literature. Neurodegener Dis 2011; 8: 283-288

56. Rascol O. L-Dopa-induced peak-dose dyskinesias in patients with Parkinson's disease: a clinical pharmacologic approach. Mov Disord 1999; 14 (Suppl. 1): 19-32

57. Rascol O, Brooks DJ, Korczyn AD, et al. Development of dyskinesias in a 5-year trial of ropinirole and L-dopa. Mov Disord 2006; 21: 1844-1850

58. Ray Chaudhuri K, Todorova A, Nirenberg M, et al. A pilot prospective, multicenter observational study of dopamine agonist withdrawal syndrome in Parkinson's disease. Mov Disord Clin Pract 2015; 2: 170-174

59. Reddy P, Martinez-Martin P, Rizos A, et al. Intrajejunal levodopa versus conventional therapy in Parkinson disease: motor and nonmotor effects. Clin Neuropharmacol 2012; 35: 205-207

60. Sato K, Hatano T, Yamashiro K, et al. Prognosis of Parkinson's disease: Time to stage III, IV, V, and to motor fluctuations. Mov Disord 2006; 21: 1384-1395

61. Sawada H, Oeda T, Kuno S, et al. Amantadine for dyskinesias in Parkinson's disease: a randomized controlled trial. PLosOne 2010; 5: e15298

62. Schröter N, Jost WH, Rijntjes M, et al. Synergien statt Rivalitäten - die missverstandenen Rollen von kontinuierlicher intrajejunaler Levodopatherapie und Tiefer Hirnstimulation in der Behandlung des Morbus Parkinson - eine Expertenmeinung. Fortschr Neurol Psych 2024; DOI: 10.1055/a-2238-1641

63. Sierazdan KA, Fox SH, Hill M, et al. Cannabinoids reduce levodopa-induced dyskinesia in Parkinson's disease: A pilot study. Neurology 2001; 57: 2108-2111

64. Silver D. Impact of functional age on the use of dopamine agonists in patients with Parkinson disease. Neurologist 2006; 12: 214-223

65. Souques A, Rosanoff–Saloff M. La camptocormie; incurvation du tronc consécutive au traumatisme du dos et des lombes; considérations morphologiques. Rev Neurol (Paris) 1914–1915; 22:937–939

66. Stacy M, Hauser R, Oertel W, et al. End-of-dose wearing off in Parkinson disease: A 9-question survey assessment. Clin Neuropharmacol 2006; 29: 312-321

67. Stocchi F, Rascol O, Kieburtz K, et al. Initiating levodopa/carbidopa therapy with and without entacapone in early Parkinson disease: the STRIDE-PD study. Ann Neurol 2010; 68: 18-27

68. Storch A, Schneider CB, Wolz M, et al. Nonmotor fluctuations in Parkinson disease: Severity and correla-

tion with motor complications. Neurology 2013; 80: 800-809

69. Südmeyer M, Ebersbach G, Holtmann M, et al. Praktische Anwendung der Levodopa-Pumpe. Fortschr Neurol Psychiatr 2016; 84: 404-410

70. Swarzttrauber K, Koudelka C, Brodsky MA. Initial pharmacotherapy in a population of veterans with Parkinson disease. Neurology 2006; 66: 1425-1426

71. Tomlinson CL, Stowe R, Patel S, et al. Systematic review of levodopa dose equivalency reporting in Parkinson's disease. Mov Disord. 2010; 25: 2649-2653

72. Tönges L, Ceballos-Baumann A, Honig H, et al. Praktische Anwendung der kontinuierlichen Apomorphin-Pumpentherapie. Fortschr Neurol Psychiatr 2017; 85: 516-535

73. Trutt E. Parkinson – Das Übungsbuch. TRIAS Verlag, Stuttgart, 2017

74. Vijiaratnam N, Sue CM. Levodopa-carbidopa intestinal gel: 'dismantling the road blocks of a journey'. Intern Med J 2018; 48: 472-474

75. Willis AW, Schootman M, Tran R, et al. Neurologist-associated reduction in PD-related hospitalizations and health care expenditures. Neurology 2012; 79: 1774-1780

76. Witjas T, Kaphan E, Azulay JP, et al. Nonmotor fluctuations in Parkinson's disease: frequent and disabling. Neurology 2002; 59: 408-413

77. Wolf E, Seppi K, Katzenschlager R, et al. Long-term antidyskinetic efficacy of amantadine in Parkinson's disease. Mov Disord 2010; 25: 1357-1363

14. Neuropsychiatrische Probleme, Schlafstörungen und Schmerz

Neuropsychiatrische Symptome sind sehr häufig bei der Parkinson-Krankheit (und auch beim Parkinson-Syndrom), sowohl im Frühstadium als auch im Verlauf. In der GEPAD-Studie wiesen die Hälfte Schlafstörungen, ein Viertel eine Depression und 29 % eine Demenz auf [98]. In der PRIAMO-Studie waren Fatigue und Angst in über der Hälfte der untersuchten Patienten am häufigsten [8]. In einer Studie von Gallagher und Schrag [34] fanden sich in 35 % eine Depression, in 20-49 % Angst und in bis zu 60 % Apathie. Hatten wir früher kognitive Störungen seltener diagnostiziert, wird zumindest eine MCI im Verlauf in den meisten Fällen gesehen [39].

14.1. Exogene Psychose

Die häufigsten psychiatrischen Komplikationen sind medikamentös induzierte (exogene) Psychosen [29, 82]. Diese können in allen Krankheitsstadien auftreten, nehmen im Krankheitsverlauf zu und finden sich bevorzugt bei älteren Patienten und bei einer Demenz [28, 37, 38]; eine Beteiligung der weißen Substanz wird diskutiert [58]. Die Daten zur Häufigkeit schwanken, meist werden 40-50 % genannt [29], wobei 60 % wahrscheinlicher sind. Beide Symptome – Demenz und Halluzinationen – werden als Meilensteine der Erkrankung bezeichnet und gelten als prognostisch ungünstig [50]. Bei bislang unauffälligen Patienten und Auftreten einer Psychose sollten akute Erkrankungen ausgeschlossen werden.

Initial zeigen sich v.a. Schlafstörungen, mit lebhaften Träumen und/resp. Albträumen. Die RBD (REM-Schlaf-Verhaltensstörungen) gelten als Frühsymptom der Erkrankung. Unter der Therapie zeigen sich zu Beginn häufig kurzdauernde visuelle Verkennungen. So werden normale Gegenstände, z.B. ein Mantel über der Stuhllehne als Person wahrgenommen. Im weiteren Verlauf stehen Präsenz-Halluzinationen und visuelle, v.a. figürliche Halluzinationen im Vordergrund, wobei hier Erwachsene häufiger als Kinder, und diese häufiger als Haustiere, wahrgenommen werden [28]. Die meisten Patienten berichten, dass die Halluzinationen nicht bedrohlich seien, sie sich meist davon distanzieren können und eine nur geringe bis mäßige emotionale Betroffenheit bestehe. Die Halluzinationen sind von variabler Frequenz, meist kurzer Dauer (unter einer Stunde) und treten überwiegend in den Abend- und Nachtstunden auf [28, 82]. Im Verlauf nimmt die Symptomatik an Schwere zu und führt bis zur Notwendigkeit einer stationären Einweisung. Relativ häufig ist der Eifersuchtswahn, der unter Dopaminagonisten verstärkt werden kann [86]. Akustische Halluzinationen treten seltener auf.

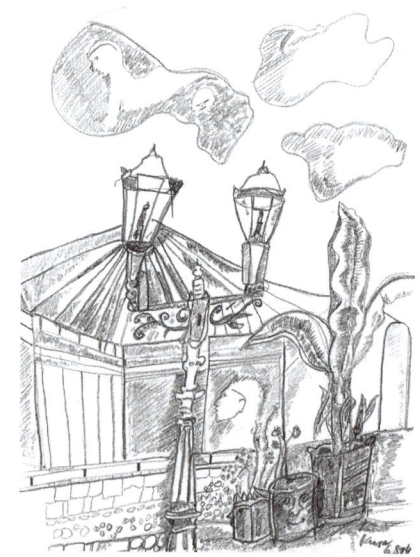

Abb. 14.1: Zeichnung eines Patienten, der überall Gesichter sah.

Alle Medikamente, die bei der Parkinson-Krankheit eingesetzt werden, können zu einer exogenen Psychose führen. Es zeigen sich zwischen den einzelnen Substanzgruppen jedoch deutliche Unterschiede, Dopaminagonisten haben diesbezüglich eine relativ hohe Potenz. Bevor die medikamentöse Therapie verändert wird, sollten zuerst eine eventuell bestehende Begleiterkrankung behandelt und eine eventuell bestehende Exsikkose ausgeglichen werden. Außerdem wird auch die Meinung vertreten, dass die Psychose unabhängig von der Medikation auftritt, wodurch der Einfluss der

Medikation relativiert würde und generell antipsychotisch behandelt werden sollte [70].

Entwickeln Patienten mit Anticholinergika eine Psychose oder delirante Symptome, ist die Substanz abzusetzen. Auf Anticholinergika sollte bei gefährdeten Patienten generell verzichtet werden. Im nächsten Schritt sind Amantadin und Selegilin zu reduzieren oder, falls erforderlich, abzusetzen. Erst danach sollte über eine vorsichtige Reduktion der Dopaminagonisten und des L-Dopa nachgedacht werden (zuerst Dopaminagonisten reduzieren, dann retardierte L-Dopa-Präparate und zuletzt L-Dopa).

Eine Verschlechterung der motorischen Symptomatik ist zu vermeiden, da dies eventuell zu einer deutlichen Verschlechterung der Gesamtsituation führen könnte. Vor einer deutlichen Reduktion der dopaminergen Medikation sollte zuerst antipsychotisch behandelt werden. Hier ist vor allem das atypische Neuroleptikum Clozapin in niedriger Dosierung [33, 85, 87] zu nennen (ab 6,25 mg). Clozapin ist den anderen atypischen Neuroleptika überlegen, hat als einzige Substanz eine ausreichende Evidenz [107] und ist außerdem als einzige Substanz zugelassen (nur Leponex® zugelassen). Aufgrund möglicher Blutbildveränderungen sind jedoch engmaschige Blutbildkontrollen notwendig (wöchentlich in den ersten 18 Wochen, danach 4-wöchentlich). Lehnt der Patient Clozapin wegen der Blutbildkontrollen ab, kann alternativ auch Quetiapin verordnet werden (25 mg/d bis über 100 mg/d erforderlich (off-label)). Hierbei sind Agranulozytosen sehr selten, trotzdem sind Blutbildkontrollen zu empfehlen. Die Datenlage bei Quetiapin ist bescheiden [33, 55, 107]. Klassische hochpotente Neuroleptika sind zu vermeiden. Der Einsatz von Pimavanserin (inverser Agonist auf den Serotoninrezeptor 5-HT2a) wird schon länger diskutiert [33, 51, 68], die Wirksamkeit wurde mittlerweile auch in einer kontrollierten Studie belegt [17, 64] und eine Zulassung wurde im Mai 2016 in den USA erteilt (Nuplazid®); rezente Bewertungen sehen den Einsatz bei der Parkinson-Krankheit stellenweise kritisch. Eine neue Studie [27] sieht hingegen einen positiven Effekt nicht nur auf die psychotische Symptomatik, sondern auch beispielsweise die ADL. Das Medikament kann zu einem relativ hohen Preis über die internationale Apotheke bezogen werden.

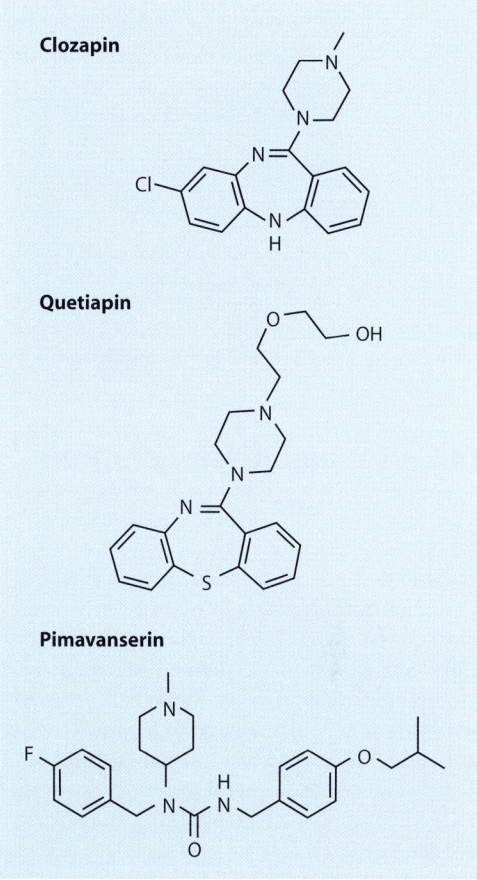

Abb. 14.2: Chemische Strukturen von Clozapin, Quetiapin und Pimavanserin.

Insgesamt ist das Auftreten von Halluzinationen ein prognostisch ungünstiges Zeichen. Auch der Einsatz von Neuroleptika ist prognostisch ungünstig, mit erhöhter Mortalität und Morbidität belastet [127].

Es wird immer wieder der Einsatz von Cholinesterasehemmern empfohlen. Der Beleg durch kontrollierte Studien steht aber aus [33].

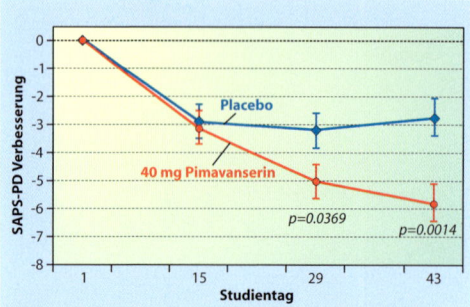

Abb. 14.3: Verbesserung der Psychose-Skala SAPS (scale for assessment of positive symptoms) unter Pimavanserin [14].

14.2. Dopamindysregulationssyndrom/Impulskontrollstörungen

Neuerdings finden verschiedene Verhaltensstörungen bei der Parkinson-Krankheit vermehrt Beachtung. Hat man sich früher eher auf die Persönlichkeitsstrukturen der Patienten fokussiert und angenommen, dass sie eher zwanghaft, introvertiert sowie anhedonistisch und wenig für "Novelty Seeking" und Suchterkrankungen anfällig sind [101], werden jetzt vermehrt unter der dopaminergen Medikation Verhaltensstörungen registriert [96]. Zu nennen sind:

- Dopamindysregulationssyndrom
- Zwangshandlungen
- Impulskontrollstörungen

Das Dopamindysregulationssyndrom (Hedonistic Homeostatic Dysregulation) wird eher unter einer L-Dopa-Therapie im fortgeschrittenen Stadium der Erkrankung, d.h. parallel zu den motorischen Komplikationen gesehen. Die Häufigkeit wird mit 3-4 % angegeben [79]. Neben der Reduktion der Medikation und Vermeidung schnell wirksamer Substanzen, sind vor allem verhaltenstherapeutische Maßnahmen indiziert [15].

Unter den Impulskontrollstörungen (ICD) sind vor allem zu nennen:

- Hypersexualität
- Pathologisches Spielen
- Kaufsucht
- Binge eating

Die Häufigkeit jedes einzelnen Suchtverhaltens wird auf 4-6 % bis zu 13,6 % [100, 123, 125] angegeben, wobei vor allem jüngere Patienten unter der Medikation mit langwirksamen Dopaminagonisten (DA) betroffen sind. Aber auch unter L-Dopa kann Hypersexualität auftreten [6]. ICD nehmen im Krankheitsverlauf stark zu, so dass über 40% betroffen sind [16]. Deshalb sollte nicht nur zu Beginn der dopaminergen Therapie, sondern regelmäßig im Verlauf nach ICD gefragt werden.

Am häufigsten sollen die ICD durch die nichtergolinen DA Pramipexol und Ropinirol ausgelöst werden [35, 112], in der Metaanalyse von Soileau et al. [112] bei PPX 25,3% und ROP 21,8% versus 7,3% bei Rotigotin [112]. Ein belastender Faktor sind Suchtverhalten in der Vorgeschichte oder familiäre Belastung [125]. ICD sind assoziiert mit Depression, Angst und Zwangssymptomen [123] und gleichzeitig zeigen diese eine Überlappung mit L-Dopa induzierten Dyskinesien. Die Ursachen sind vielgestaltig und können direkt und/oder indirekt der dopaminergen Medikation zugeordnet werden. Neben der genetischen Vulnerabilität kommt der Überstimulation mesokortikolimbischer Regelkreise eine wesentliche Bedeutung zu. Durch die lang wirksamen D_2-Rezeptoragonisten kann das Belohnungssystem über D1 weiter aktiviert, über D_2-Rezeptoren aber nicht mehr inaktiviert werden [95]. Zur Diagnostik hat sich der QUIP bewährt [124]. Therapeutisch kann man sich aktuell noch nicht auf kontrollierte Studien verlassen [135]. Primär wird man den DA reduzieren oder absetzen. Ein Therapieversuch mit Amantadin [120] und/oder Clozapin ist gerechtfertigt [15]. Der Einsatz von Methylphenidat wurde diskutiert, positive Ergebnisse liegen aber nicht vor. Entscheidend sind eine psychosoziale Betreuung, eine engmaschige Verlaufskontrolle sowie die Konsequenzen mit Patient und Angehörigen zu besprechen. Grundsätzlich muss jeder Patient vor der Verordnung eines Dopaminagonisten über diese mögliche Nebenwirkung aufgeklärt werden.

Ein weiteres Problem sind Zwangshandlungen, die eher im Spätstadium der Erkrankung auftreten. Zu nennen sind Punding [92], Hobbyism und Bewegungsdrang. Validierte Therapieansätze gibt es nicht. Der naheliegende Einsatz hochdosierter SSRI zeigte sich nicht wirksam [26].

14.3. Depressive Symptome

Eine depressive Symptomatik tritt bei der Parkinson-Krankheit bei bis zur Hälfte der Patienten auf, wobei es sich bei deutlich weniger als 10 % um eine "Major-Depression" handelt. Die Depression ist am ehesten durch die Degeneration monoaminerger Neurotransmitter-Systeme und eine frontokortikale Dysfunktion bedingt. Zur Diagnostik haben sich vor allem der BDI (Beck-Depressions-Inventar), BRMS (Bech-Rafaelsen-Melancholia Scale) und MADRS (Montgomery-Åsberg Depression Rating Scale) bewährt [114]. Eine Überlegenheit eines speziellen Tests zeigt sich nicht [40, 65]. Als Screening-Test setzen wir regelmäßig den WHO-5-Test ein [137], der bei der Aufnahmeuntersuchung sehr schnell durchführbar ist und sich im klinischen Alltag bewährt hat.

In vielen Fällen – bis zu 30 % – handelt es sich sogar um ein Erstsymptom. Die Depression reicht von einer leichten Symptomatik bis zu schweren Verläufen, einschließlich Suizid, wobei Suizidgedanken wesentlich häufiger sind als deren Vollzug [54, 63, 73]. Eine große Metaanalyse, in der mehr als 500.000 Patienten mit einer Parkinson-Krankheit eingeschlossen wurden, ergab, dass 22,2 % bzw. 1,25 % der Patienten mit Parkinson Suizidgedanken und Suizidverhalten hatten. Patienten mit Parkinson hatten ein 2-mal höheres Risiko für suizidales Verhalten als Kontrollen [63]. Eine Beziehung zum Stadium oder der Schwere der Erkrankung besteht nicht. Auf depressive Symptome als Ausdruck nicht-motorischer Fluktuationen ist zu achten [116, 130], so können Suizide und Suizidversuche verhindert werden [63]. Als Besonderheit sind Off-dose-Depressionen zu nennen. Dysphorie, Gereiztheit, Irritabilität, Traurigkeit und Pessimismus sowie Entmutigung [53] stehen im Vordergrund. Seltener sind Schuld-, Bestrafungs- und Versagensgefühle. Die häufig zu beobachtende Anhedonie sollte nicht mit einer Depression gleichgesetzt werden [72]. Die Prävalenz an Panikattacken und anderen Angstsymptomen ist relativ hoch, diese sollten gemeinsam mit der Depression behandelt werden. Generell wird dem Symptom Angst derzeit noch zu wenig Bedeutung geschenkt [88], es darf sogar als Frühsymptom der Parkinson-Krankheit angesehen werden [9]. Es darf als sehr häufiges Symptom bewertet werden, welches die Lebensqualität erheblich beeinträchtigt [8, 91].

Initial sollte immer eine gute medikamentöse Einstellung der motorischen Symptome erfolgen. Einige Substanzen, beispielsweise Dopaminagonisten, haben auch eine antidepressive Wirkung (☞ unten). Bei ausgeprägter Symptomatik sind moderne Antidepressiva wie SSRI oder SSNRI zu bevorzugen. Alternativ können auch NARI, Tri- und Tetrazyklika eingesetzt werden [115, 131]. Hier sind jedoch auch mögliche medikamentöse Interaktionen zu berücksichtigen (☞ Kap. 16.). Bupropion spielt bei Parkinson-Patienten mit dopaminerger Medikation eine geringe Rolle. Eine hohe Evidenz liegt für Nortriptylin (in Deutschland nicht mehr am Markt) vor [69]. Mittlerweile haben sich auch Venlafaxin (Cave: Interaktionen) und vor allem Duloxetin bewährt [11, 97]. Der Noradrenalinaufnahmehemmer Atomoxetin hat sich als nicht überlegen erwiesen [126]. Milnacipran ist ein SRNI am deutschen Markt, ausreichende Daten bei der Parkinson-Krankheit liegen nicht vor [66]. In der Bewertung der MDS wird allen Antidepressiva eine unzureichende Evidenz attestiert [107].

Eine leichte antidepressive Wirkung ist bei den nicht-ergolinen Dopaminagonisten Pramipexol und Ropinirol zu erwarten, da diese eine Affinität zum D3-Rezeptor haben [7, 118]. Seitens der MDS wurde Pramipexol sogar als einzige Substanz eingestuft, die durch Studiendaten eine antidepressive Wirkung belegt hat [107]. Das heißt aber nicht, dass DA Mittel der Wahl bei einer Depression sind [57].

Neben der medikamentösen Therapie ist selbstverständlich auch die Verhaltenstherapie zu erwähnen [19, 130].

14.4. Demenz

Eine demenzielle Entwicklung lässt sich bei Parkinson-Patienten häufig feststellen. Die Literaturdaten schwanken erheblich und geben Häufigkeiten bis 78 % an [23]. Eine Häufigkeit zwischen 20 und 40 % scheint realistisch. In einem großen Kollektiv (n=1.346) wurde ein MCI (mild cognitive impairment) bei einem Viertel der untersuchten nicht dementen Parkinson-Patienten diagnostiziert [2], in einer weiteren Untersuchung bei 219 Patienten sogar bei über 42,5 % [133]. Eine Untersuchung bei 123 De-novo-Patienten wies eine MCI bei einem Drittel nach [12]. In der Landscape-Studie [49] ergaben sich bei den 269 Parkinson-Patienten mit MCI Defizite in den exekutiven Funktionen bei 65,3 %, den visuell-räumlichen Funktionen bei 36,3 %, dem Gedächtnis bei 33,5 % und der Aufmerksamkeit bei 25,8 %. Eine rezente Multizenterstudie geht eher von einer geringeren Prävalenz aus [119]. Patienten mit einer Tremordominanz scheinen ein deutlich geringeres Risiko zu haben [119].

Andere Auslöser (z.B. vaskuläre Demenz) sowie andere Erkrankungen (z.B. Demenz mit Lewy-Körperchen) sind auszuschließen [23]. Tritt innerhalb des ersten Jahres der Parkinson-Erkrankung oder bereits zuvor eine Demenz auf, ist differenzialdiagnostisch zuerst an eine Demenz mit Lewy-Körperchen zu denken. Die 1-Jahres-Regel gilt aber nur noch bedingt [90].

Beim Auftreten einer Demenz ist die Prognose deutlich schlechter und die Mortalität deutlich erhöht [50, 129].

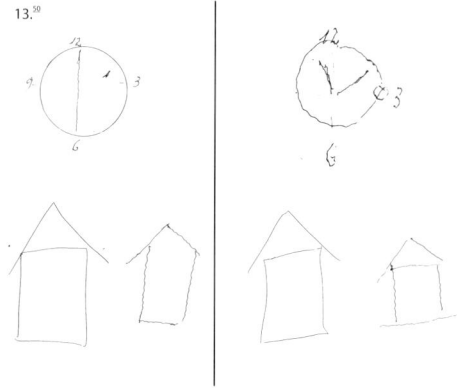

Abb. 14.4: **Links**: 75-jähriger Patient, L-Dopa-Monotherapie, 400 mg. Aufgabe: Zeichnen einer Uhr, Uhrzeit 13:50 Uhr, Zeichnen eines Hauses. Nachdem weder die Uhr noch das Haus gezeichnet wurden, wurden ein Kreis sowie ein Haus vorgegeben.
Rechts: 6 Wochen später. Steigerung der L-Dopa-Dosis um 200 mg. Die gleiche Aufgabe wird relativ gut gelöst.

Die Demenz unterscheidet sich zwar klinisch von den anderen Demenzformen [1], trotzdem sollte die Diagnose einer Demenz dem erfahrenen Arzt überlassen werden, der differenzierte neuropsychologische Tests hinzuziehen wird. So kann der erfahrene Arzt im Beispiel (☞ Abb. 14.4) erken-

nen, dass keine Demenz vorliegt, der unerfahrene könnte den CLOX-Test (Uhrentest) fehlinterpretieren.

Klinisch imponieren Beeinträchtigungen der exekutiven Funktionen und der Aufmerksamkeit, Bradyphrenie, Gedächtnisstörungen (beim Abruf), Beeinträchtigungen der räumlich-visuellen Funktionen, Störungen des Wortflusses, Persönlichkeitsveränderungen und Verhaltensauffälligkeiten (Apathie, Depressionen, Halluzinationen). Daraus resultiert, dass die Patienten Schwierigkeiten haben, das Alltagsleben selbständig zu bewältigen.

Diagnostisch ist selbstverständlich eine Ausschlussdiagnostik durchzuführen. Dazu gehören bildgebende Verfahren wie eine MRT. Wichtig ist eine differenzierte neuropsychologische Testung, wobei viele der eingesetzten Kurztests bei der Parkinson-Krankheit nicht spezifisch sind, da diese z.B. Defizite der exekutiven Funktion nicht erfassen [111]. Der MoCA hat sich in vielen Kliniken durchgesetzt [18], ggf. könnte sich die Aussage durch eine differente Wichtung verbessern lassen [30]. Neben dem Mini Mental Status wird auch der PANDA-Test eingesetzt, dessen genauer Stellenwert noch evaluiert werden muss. Auch für die Erfassung kognitiver Störungen im Verlauf ist noch kein Test ausreichend [103, 106].

Therapie der Wahl ist auch hier im ersten Schritt die optimale Behandlung motorischer Symptome sowie ein Absetzen eventuell auslösender oder verstärkender Medikamente, wie beispielsweise Anticholinergika [22]. In Einzelfällen erweisen sich vermeintlich schwere kognitive Einbußen als "Pseudodemenz" (☞ Abb. 14.3). Bei kognitiven Schwankungen muss natürlich auch an nichtmotorische Fluktuationen gedacht und zuerst eine Therapieoptimierung durchgeführt werden [116, 130]. Zudem wird auch für dopaminerge Substanzen ein positiver Effekt auf kognitive Leistungen postuliert [67].

Viele Ansätze bei der Demenz verbieten sich bei der Parkinson-Krankheit wegen der negativen Beeinflussung der Grunderkrankung. Auf die Gabe von Ca-Antagonisten und Nootropika sollte verzichtet werden. Wirkungsvoll erweist sich der Einsatz zentraler Cholinesteraseinhibitoren [24, 94, 128, 131]. Eine Zulassung und auch eine ausreichende Evidenz liegen nur für Rivastigmin (Exelon®) vor; leider nur die Gabe als Tablette, nicht als Pflaster. Unter Donepezil sind zwar positive Effekte berichtet, der primäre Endpunkt wurde jedoch bei einer kontrollierten Studie verfehlt [20]. Auch für Amantadin wurden positive Daten publiziert [45]. Bezüglich des Einsatzes von Memantin fehlen ausreichende Daten, bzw. liegen widersprüchliche Daten vor [25, 38, 59, 107]. Unter Memantin wurde in den Studien vor allem eine Besserung der Sekundärparameter gesehen [38].

Eine zunehmende Bedeutung könnte auch das kognitive Training bekommen [48, 60, 78].

14.5. Schlaf

Schlafstörungen bei der Parkinson-Krankheit sind häufig und können sehr komplex sein [10]. Sie beeinträchtigen die Lebensqualität erheblich [44]. Ein sehr großes Problem ist, dass die Angaben der Patienten häufig unzureichend sind [10]. Neben der Akinese, Halluzinationen, RLS und PLMS sowie medikamentösen Einflüssen spielen unter anderem auch Angst, Depression und Schmerz eine wesentliche Rolle. Der Einfluss des autonomen Nervensystems ist sicherlich bedeutsam [102], aber noch nicht ausreichend untersucht. Ob sich aufgrund des degenerativen Prozesses innerhalb des Gesamtkollektivs der Parkinson-Patienten eine Subgruppe herausfinden lässt [81], müssen weitere Untersuchungen zeigen. Auch der Stellenwert von Hypocretin (Orexin) ist einer besonderer Beachtung wert.

- Nächtliche Schlafstörungen
  - Einschlafstörungen
  - Durchschlafstörungen
  - Nächtliche Akinese/Dyskinesien/Dystonien
  - Periodische Beinbewegungen, RLS
  - REM-Schlaf-Verhaltensstörungen
  - Halluzinationen (v.a. hypnagog), Albträume, Depression
- Schlafstörungen infolge der Therapie
  - L-Dopa
  - Dopaminagonisten
  - MAO-B-Hemmer
  - Amantadin
  - Andere Medikamente
- Sonstige Ursachen von Schlafstörungen
  - Nykturie

- Schmerz
- Schlaf-Apnoe/Atemstörungen
- Störungen der Tag-Nacht-Rhythmik
- Kardiovaskuläre Störungen
- Schlafstörungen des Tages
  - Fatigue
  - Starke Tagesmüdigkeit
  - Plötzliche Schlafattacken

Die Frage nach Schlafstörungen, Tagesmüdigkeit und medikamentös induzierten Schlafattacken wird intensiv diskutiert. Generell ist zu bemerken, dass erhöhte Tagesmüdigkeit bei vielen Parkinson-Patienten auch vor der Therapie sowie unabhängig von der Medikation auftritt [4, 99] und eine erhöhte Tagesmüdigkeit sogar als Risikofaktor für die Entwicklung einer Parkinson-Krankheit angesehen werden kann [3]. Im Verlauf der Erkrankung nimmt diese Problematik zu [36, 76]. Über 40 % der Patienten haben einen ESS (Epworth Sleepiness Scale) über 10 Punkte [71] und etwa die Hälfte der Patienten eine Tagesmüdigkeit [52]. Plötzliche Schlafattacken können bei allen dopaminergen Substanzen und auch unabhängig von Tagesmüdigkeit und Schlafstörungen auftreten [76, 83]. Evtl. sind diese unerwünschten Wirkungen besonders häufig bei hoher D3-Affinität (evtl. haben hierbei generell die D3-Rezeptoren eine besondere Bedeutung [80]). Die Häufigkeit bei den verschiedenen Substanzen ist nicht signifikant unterschiedlich [76]. Die eingeschränkte Fahrtauglichkeit lediglich bei nicht-ergolinen Dopaminagonisten wurde deshalb zurückgenommen. Etwa ein Viertel der Patienten beklagt Müdigkeit innerhalb einer Stunde nach Medikamenteneinnahme [71]. Modafinil hat sich zur Therapie der Tagesmüdigkeit nur begrenzt bewährt [77, 135].

Die Bedeutung der obstruktiven Schlafapnoe ist einerseits noch nicht ausreichend untersucht und wird andererseits wahrscheinlich unterschätzt [43].

Ein Ansatz zur Therapie der Tagesmüdigkeit und Verbesserung der Vigilanz ist ein indirekte noradrenerge Wirkung entweder durch Noradrenalinwiederaufnahmehemmer [126] oder antagonistische Wirkung auf noradrenerge α_2-Rezeptoren [21]. Im Alltag können natürlich auch einfache Maßnahmen wie der Genuss von Espresso eingesetzt werden [31].

Durch eine gründliche Anamnese ist die Ursache und Form der Schlafstörung zu eruieren. Zur Erfassung und Dokumentation kann auch die PDSS (Parkinson's Disease Sleep Scale) eingesetzt werden [14, 121].

Generell gilt bei Schlafstörungen als erstes Prinzip die optimale Einstellung der Erkrankung und das Vermeiden auslösender Ursachen (Meiden von Koffein, Amantadin abends etc.), danach gegebenenfalls Änderung der Schlafgewohnheiten und Schlafhygiene. Sollte ein Schlafapnoe-Syndrom (SAS) vorliegen, sollte dies behandelt werden. Eine neue Therapieoption wäre die Hypoglossusstimulation, die wegen ihrer Invasivität auf wenige schwere Fälle begrenzt sein dürfte.

Bei Akinese empfehlen sich retardierte L-Dopa-Präparate oder langwirksame Dopaminagonisten (beim Einsatz von Opicapon zur Nacht kann ein nicht-retardiertes L-Dopa-Präparat eingesetzt werden). Im Falle von psychiatrischen Symptomen sollte eine spezifische Therapie erfolgen. Als schlafanstoßende Medikation können z.B. Benzodiazepinrezeptor-Agonisten (Zolpidem, Zopiclon), sedierende Thymoleptika (Amitriptylin, Mirtazapin), Quetiapin, Chloralhydrat und vergleichbare Substanzen eingesetzt werden. Von Neuroleptika (außer Quetiapin) als "Schlafmittel" ist abzuraten. Der Stellenwert von Melatonin ist noch nicht geklärt, in zwei Studien wurden keine Verbesserungen erzielt [135, 136].

Etwa ein Drittel aller Parkinson-Patienten beklagen bereits bei Diagnosestellung Fatigue, häufig vergesellschaftet mit Depression und Angst [8, 41, 105]. In der PRIAMO-Studie waren es zu Beginn der Erkrankung bereits 52 % [8]. Im Verlauf sind über die Hälfte der Patienten betroffen [8, 32]. Fatigue beeinflusst insbesondere bei unbehandelten Patienten die Lebensqualität am meisten [8]. Bei Fatigue wird auch Methylphenidate diskutiert [135]. Aktuell haben wir keine wirksame zugelassene Medikation [30]. Bavisant, ein H_3-Rezeptor-Antagonist, wird in klinischen Studien getestet (ClinicalTrials.gov: NCT03194217). Pitolisant (Wakix®) ist bei Narkolepsie, nicht aber bei der Parkinson-Krankheit zugelassen.

Häufig treten REM-Schlaf-Verhaltensstörungen (RBD) auf ("motorisches Ausleben" der Träume), die ein Frühsymptom der Erkrankung darstellen [113], aber auch eine prognostische Aussage erlau-

ben [89]. Sie nehmen mit dem Alter und der Krankheitsdauer zu [109], wobei viele Patienten auch berichten, dass die RBD im Krankheitsverlauf nachlassen würden. Diese Schlafstörungen sind besonders häufig bei Synukleinopathien, bei MSA > DLB > IPS und wahrscheinlich Ausdruck einer Dysfunktion im Hirnstamm. Bei Parkinson-Patienten mit REM-Schlaf-Verhaltensstörungen sollte die kognitive Leistungsfähigkeit untersucht werden [5]. Bei REM-Schlaf-Verhaltensstörung empfiehlt sich Clonazepam 0,5-2 mg vor dem Schlafengehen [114]. Auch für den Einsatz von Melatonin gibt es eine gewisse Evidenz [62, 136], im klinischen Einsatz ist es jedoch Clonazepam deutlich unterlegen.

	Efficacy	Safety	Practice implications
Methyl-phenidat	Insuffi-cient evidence	Insuffi-cient evidence	Investiga-tional
Modafinil	Insuffi-cient evidence	Insuffi-cient evidence	Investiga-tional

Tab. 14.1: Medikamentöse Therapie von Vigilanzstörungen beim PS (nach [107]).

14.6. Schmerz

Schmerz ist ein bisher zu wenig beachtetes Problem bei der Parkinson-Krankheit. Meist wird der Schmerz von Patient und Arzt gar nicht in Zusammenhang mit der Erkrankung gesehen und auch entsprechend getrennt diagnostiziert und therapiert [47]. Dies führt häufig zu einer Mitbehandlung durch Orthopäden und Schmerztherapeuten, nicht selten mit Verordnung von Opioiden, stellenweise sogar mit operativen Maßnahmen. Hier muss der Neurologe die Kontrolle und Steuerung der Therapie behalten. Es ist nach wie vor nicht sicher geklärt, welche Bedeutung zentrale und periphere Schmerzen spielen [47, 134].

Wir können u.a. unterscheiden:

- Muskuloskelettal
- Artikulär/arthritisch
- Neuropathisch
- Schmerz wegen einer Dystonie
- Schmerz wegen Rigor/Bradykinese
- Zentralen Schmerz

Wichtiger als die genannten Ursachen dürfte jedoch die reduzierte Schmerzwahrnehmung resp. Schmerzschwelle sein [117].

Eine gewisse Beachtung fand der Schmerz in letzter Zeit als Frühsymptom, ein großes Therapieproblem stellt es im fortgeschrittenen Stadium der Parkinson-Krankheit dar [74, 84]. Patienten mit Schmerzen haben häufiger ein junges Erkrankungsalter, Depression als Komorbidität und mehr motorische Spätkomplikationen [74].

Aktuell wird von einer Prävalenz von 40-85 % (im Mittel über zwei Drittel) ausgegangen [8, 13, 43, 56, 84]. Bei etwa zwei Drittel der Patienten liegt ein chronischer Schmerz vor [74].

Problematisch ist sowohl die Erfassung, als auch die Therapie des Schmerzes. Derzeit wird der King's PD Pain Quest am häufigsten eingesetzt (deutsche Version sprachlich validiert [46]). Der Schmerz betrifft anfänglich vor allem Rücken und Schultergelenk der betroffenen Seite, im Verlauf eher die unteren Extremitäten. Da die Parkinson-Patienten häufig älter sind, bestehen darüber hinaus auch viele Komorbiditäten, die zum Schmerz beitragen können [56]. Sicherlich steht ein wesentlicher Anteil der geklagten Schmerzen auch im Zusammenhang mit einer Brady- resp. Akinese, aber eben nur etwa die Hälfte [56, 116], vor allem in der Nacht und in Off-Phasen. Im fortgeschrittenen Stadium sind auch Schmerzen durch dystone Bewegungen häufig [43]. Etwa zwei Drittel der betroffenen Patienten haben einen Schmerz ganz oder teilweise unabhängig von der Grundkrankheit [56], etwa ein Viertel einen Schmerz unabhängig (non-PD pain) von der Parkinson-Krankheit [74]. Interessanterweise wird der "Parkinson-Schmerz" stärker als der "Nicht-Parkinson-Schmerz" empfunden, dieser aber seltener dem Arzt berichtet und auch seltener mit Analgetika behandelt [74]. Sicherlich spielen auch nicht-dopaminerge Ursachen und eine reduzierte Schmerzhemmung eine Rolle [61, 74]. So wird bei Auftreten einer Osteoarthritis von Parkinson-Patienten doppelt so häufig über Schmerz berichtet wie bei Nicht-Parkinson-Patienten [74].

Die Therapie gestaltet sich häufig schwierig, nur knapp über die Hälfte der Patienten nehmen Schmerzmittel ein [13, 47, 84]. Die Datenlage ist sehr bescheiden, stellenweise wurden nur wenige Patienten behandelt [93]. Die besten Studiendaten gibt es für Dopaminagonisten [93]. Meist empfiehlt sich eine multimodale Schmerztherapie [110]. Bei Schmerzen im Rahmen der Akinese empfiehlt sich eine Therapiemodifikation der dopaminergen Medikation, bei schweren akinetischen Phasen auch Apomorphin [84, 93], ansonsten bedarfsgerecht NSAR, gegebenenfalls COX-2-Hemmer oder bei unzureichendem Effekt auch

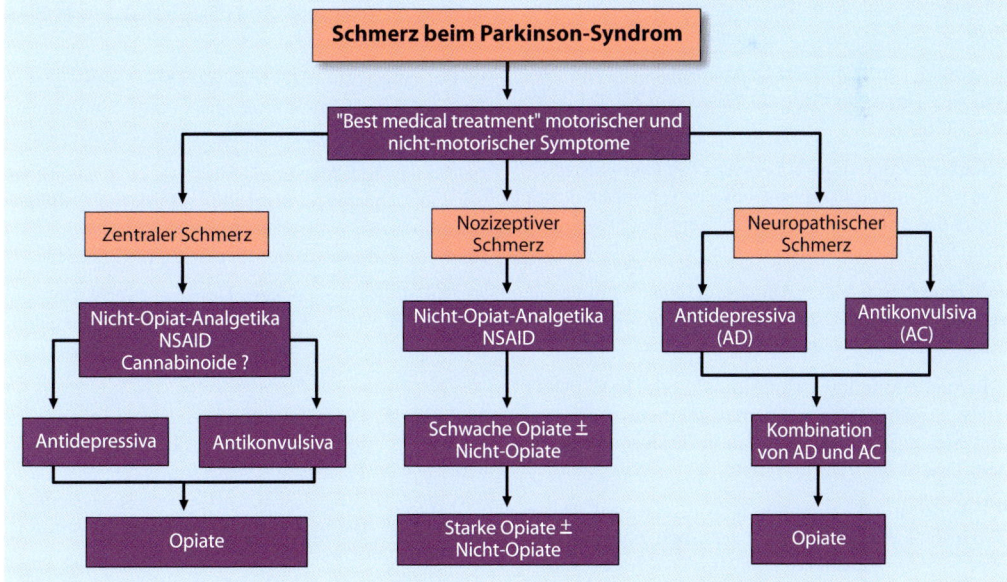

Abb. 14.5: Algorithmus der Schmerztherpie bei der Parkinson-Krankheit (modifiziert nach [47]).

Oxycodon [13, 84, 93] (☞ Abb. 14.5). Eine Studie mit Oxycodon/Naloxan zeigte bedauerlicherweise nicht die gewünschten Ergebnisse [122]. Die Erfolge mit Amitriptylin und Duloxetin sind bescheiden [84], am ehesten ist noch Duloxetin zu empfehlen [93], da es neben dem Effekt auf den Schmerz auch antidepressiv wirkt und die Motorik verbessert [75]. Es ist zu beachten, dass Duloxetin die Wirkung von Tramadol reduziert (CYP2D6).

Der Stellenwert der Cannabinoide wird kontrovers diskutiert [108]. Bezüglich der repetitiven transkraniellen Magnetstimulation kann noch keine Aussage getroffen werden [84]. Ist eine Dystonie Ursache des Schmerzes, kann auch der Einsatz von Botulinumtoxin erwogen werden [93].

14.7. Literatur

1. Aarsland D, Brønnick K, Ehrt U, et al. Neuropsychiatric symptoms in patients with Parkinson's disease and dementia: frequency, profile and associated care giver stress. J Neurol Neurosurg Psychiatry 2007; 78: 36-42

2. Aarsland D, Bronnick K, Williams-Gray C, et al. Mild cognitive impairment in Parkinson disease: a multicenter pooled analysis. Neurology 2010; 75: 1062-1069

3. Abbott RD, Ross GW, Tanner CM, et al. Excessive daytime sleepiness and subsequent development of Parkinson disease. Neurology 2005; 65: 1442-1446

4. Arnulf I, Konofal E, Merino-Andreu M et al. Parkinson's disease and sleepiness. Neurology 2002; 58: 1019-1024

5. Arnulf I, Leu S, Oudiette D. Abnormal sleep and sleepiness in Parkinson's disease. Curr Opin Neurol 2008; 21: 472-477

6. Barbosa PM, Grippe T, Lees AJ, et al. Compulsive sexual behaviour in Parkinson's disease is associated with higher doses of levodopa. J Neurol Neurosurg Psychiatry 2018; 89: 1121-1123

7. Barone P, Scarzella L, Marconi R, et al. Pramipexole versus sertraline in the treatment of depression in Parkinson's disease. J Neurol 2006; 253: 601-607

8. Barone P, Antonini A, Colosimo C, et al. The PRIAMO study. A multicenter assessment of nonmotor symptoms and their impact on quality of life in Parkinson's disease. Mov Disord 2009; 24: 1641-1649

9. Bazo-Alvarez JC, Nimmons D, Walters K, et al. Risk of Parkinson's disease in people with new onset anxiety over 50 years - incidence and associated features. Br J Gen Pract 2024: BJGP.2023.0423. doi: 10.3399/BJGP.2023.0423.

10. Bhidayasiri R, Sringean J, Trenkwalder C. Mastering nocturnal jigsaws in Parkinson's disease: a dusk-to-dawn review of night-time symptoms. J Neural Transm (Vienna) 2020; 127: 763-777

11. Bonuccelli U, Meco G, Fabbrini G, et al. A non-comparative assessment of tolerability and efficacy of duloxetine in the treatment of depressed patients with Parkinson's disease. Expert Opin Pharmacother 2012; 13: 2269-2280

12. Broeders M, de Bie RM, Velseboer DC, et al. Evolution of mild cognitive impairment in Parkinson disease. Neurology 2013; 81: 346-352

13. Broen MP, Braaksma MM, Patijn J, Weber WE. Prevalence of pain in Parkinson's disease: a systematic review using the modified QUADAS tool. Mov Disord 2012; 27: 480-484

14. Chaudhuri KR, Pal S, DiMarco A, et al. The Parkinson's disease sleep scale: a new instrument for assessing sleep and nocturnal disability in Parkinson's disease. J Neurol Neurosurg Psychiatry 2002; 73: 629-635

15. Cilia R, Siri C, Canesi M, et al. Dopamine dysregulation syndrome in Parkinson's disease: from clinical and neuropsychological characterisation to management and long-term outcome. J Neurol Neurosurg Psychiatry 2014; 85: 311-318

16. Corvol JC, Artaud F, Cormier-Dequaire F, et al. Longitudinal analysis of impulse control disorders in Parkinson disease. Neurology 2018; 91: e189-e201

17. Cummings J, Isaacson S, Mills R, et al. Pimavanserin for patients with Parkinson's disease psychosis: a randomised, placebo-controlled phase 3 trial. Lancet 2014; 383: 533-540

18. Dalrymple-Alford JC, MacAskill MR, Nakas CT, et al. The MoCA: well-suited screen for cognitive impairment in Parkinson disease. Neurology 2010; 75: 1717-1725

19. Dobkin RD, Menza M, Allen LA, et al. Cognitive-behavioral therapy for depression in Parkinson's disease: A randomized, controlled trial. AJP 2011; 168: 1066-1074

20. Dubois B, Tolosa E, Katzenschlager R, et al. Donepezil in Parkinson's disease dementia: a randomized, double-blind efficacy and safety study. Mov Disord 2012; 27: 1230-1238

21. Eggert K, Öhlwein C, Kassubek J, et al. Influence of the nonergot dopamine agonist piribedil on vigilance in patients with Parkinson disease and excessive daytime sleepiness (PIVICOG-PD) An 11-week randomized comparison trial against pramipexole and ropinirole. Clin Neuropharmacol 2014; 37: 116-122

22. Ehrt U, Broich K, Larsen JP. Use of drugs with anticholinergic effect and impact on cognition in Parkin-

son's disease: a cohort study. J Neurol Neurosurg Psychiatry 2010; 81: 160-165

23. Emre M. Dementia in Parkinson's disease: cause and treatment. Curr Opin Neurol 2004; 17: 399-404

24. Emre M, Aarsland D, Albanese A, et al. Rivastigmine for dementia associated with Parkinson's disease. N Engl J Med 2004; 351: 2509-2518

25. Emre M, Tsolaki M, Bonuccelli U, et al. Memantine for patients with Parkinson's disease dementia or dementia with Lewy bodies: a randomized, double-blind, placebo-controlled trial. Lancet Neurol 2010; 9: 969-977

26. Evans AH, Katzenschlager R, Paviour D, et al. Punding in Parkinson's disease: its relation to the dopamine dysregulation syndrome. Mov Disord 2004; 19: 397-405

27. Evidente VGH, DeKarske D, Coate B, Abler V. The effects of treatment with pimavanserin on activities of daily living in patients with Parkinson's disease psychosis: a 16-week, single-arm, open-label study. Ther Adv Neurol Disord 2024: 17: doi: 10.1177/17562864241228350.

28. Fenelon G, Mahieux F, Huon R, Ziegler M. Hallucinations in Parkinson's disease: Prevalence, phenomenology and risk factors. Brain 2000; 123: 733-745

29. Fénelon G, Alves G. Epidemiology of psychosis in Parkinson's disease. J Neurol Sci 2010; 289: 12-17

30. Fengler S, Kessler J, Timmermann L, et al. Screening for cognitive impairment in Parkinson's disease: Improving the diagnostic utility of the MoCA through subtest weighting. PLoS One 2016; 11: e0159318. doi: 10.1371

31. Ferreira JJ, Mestre T, Correia Guedes L, et al. Espresso coffee for the treatment of somnolence in Parkinson's disease: reaults of n-of-1 trials. Front Neurol 2016; 7: 27. doi: 3389/fneur 2016.00027

32. Franssen M, Winward C, Collett J, et al. Interventions for fatigue in Parkinson's disease: a systemic review and meta-analysis. Mov Disord 2014; 29: 1675-1678

33. Friedman JH. Parkinson's disease psychosis 2010: a review article. Parkinsonism Rel Disord 2010; 16: 553-560

34. Gallagher DA, Schrag A. Psychosis, apathy, depression and anxiety in Parkinson's disease. Neurobiol Dis 2012; 46: 581-589

35. Garcia-Ruiz PJ, Martinez Castrillo JC, Alonso-Canovas A, et al. Impulse control disorder in patients with Parkinson's diesase under dopamine agonist therapy: a multicentre study. J Neurol Neurosurg Psychiatry 2014; 85: 840-844

36. Gjerstad MD, Aarsland D, Larsen JP. Development of daytime somnolence over time in Parkinson's disease. Neurology 2002; 58: 1544-1546

37. Goetz CG, Leurgans S, Pappert EJ, et al. Prospective longitudinal assessment of hallucinations in Parkinson's disease. Neurology 2001; 57: 2078-2082

38. Goetz CG, Ouyang B, Negron A, Strebbins GT. Hallucinations and sleep disorders in PD. Neurology 2010; 75: 1773-1779

39. Goldman JG, Holden SK, Litvan I, et al. Evolution of diagnostic criteria and assessments for Parkinson's disease mild cognitive impairment. Mov Disord 2018; 33: 503-510

40. Goodarzi Z, Mrklas KJ, Roberts DJ, et al. Detecting depression in Parkinson disease. Neurology 2016; 87: 426-437

41. Hagell P, Brundin L. Towards an understanding of fatique in Parkinson disease. J Neurol Neurosurg Psychiatry 2009; 80: 489-493

42. Hahne M, Jost WH, Hartmann D, et al. Schlafstörungen bei der Parkinson-Krankheit. Nervenheilkunde 2017; 36: 541-549

43. Hanagasi HA, Akat S, Gurvit H, et al. Pain is common in Parkinson's disease. Clin Neurol Neurosurg 2011; 113: 11-13

44. Havlikova E, van Dijk JP, Nagyova I, et al. The impact of sleep and mood disorders on quality of life in Parkinson's disease patients. J Neurol 2011; 258: 2222-2229

45. Inzelberg R, Bonuccelli U, Schechtman E, et al. Association between amantadine and the onset of dementia in Parkinson's disease. Mov Disord 2006; 21: 1375-1379

46. Jost WH, Rizos A, Odin P, et al. King's Parkinson's Disease Pain Scale: Interkulturelle Adaption in deutscher Sprache. Nervenarzt 2018; 89: 178-183

47. Jost WH, Buhmann C. The challenge of pain in the pharmacological management of Parkinson's disease. Expert Opin Pharmacother 2019; 20: 1847-1854

48. Kalbe E, Folkerts AK. Kognitives Training bei Parkinson-Patienten – eine neue Therapieoption? Fortschr Neurol Psychiatr. 2016; 84 Suppl 1: S24-35

49. Kalbe E, Rehberg SP, Heber I, et al. Subtypes of mild cognitive impairment in patients with Parkinson's disease: evidence from the LANDSCAPE study. J Neurol Neurosurg Psychiatry. 2016; 87: 1099-1105

50. Kempster PA, O'Sullivan SS, Holton JL, et al. Relationships between age and late progression of Parkinson's disease: a clinic-pathological study. Brain 2010; 133: 1755-1762

51. Kitten AK, Hallowell SA, Saklad SR, et al. Pimavanserin: a novel drug approved to treat Parkinson's disease psychosis. Innov Clin Neurosci 2018; 15: 16–22

52. Knie B, Mitra MT, Logishetty K, Ray Chaudhuri K. Excessive daytime sleepiness in patients with Parkinson's disease. CNS Drugs 2011; 25: 203-212

53. Koo BB, Chow CA, Shah DR, et al. Demoralization in Parkinson disease. Neurology 2018; 90: e1613-e1617

54. Kummer A, Cardoso F, Teixeira AL. Suicidal ideation in Parkinson's disease. CNS Spectr 2009; 14: 431-436

55. Kurlan R, Cummings J, Raman R, et al. Quetiapine for agitation or psychosis in patients with dementia and parkinsonism. Neurology 2007; 68: 1356-1363

56. Lee MA, Walker RW, Hildreth TJ, Prentice WM. A survey of pain in idiopathic Parkinson's disease. J Pain Symptom manage 2006; 32: 462-469

57. Leentjens AF. The role of dopamine agonists in the treatment of depression in patients with Parkinson's disease: a systematic review. Drugs 2011; 71: 273-286

58. Lenka A, Ingalhalikar M, Shah A, et al. Abnormalities in the white matter tracts in patients with Parkinson disease and psychosis. Neurology 2020; 94: e1876-e1884

59. Leroi I, Overshott R, Byrne EJ, et al. Randomized controlled trial of memantine in dementia associated with Parkinson's disease. Mov Disord 2009; 24: 1217-1240

60. Leung IH, Walton CC, Hallock H, et al. Cognitive training in Parkinson disease: A systematic review and meta-analysis. Neurology 2015; 85: 1843-1851

61. Lim SY, Farrell MJ, Evans AH. Parkinson's disease and pain—nondopaminergic mechanisms are likely to be important too. Mov Disord 2011; 26: 1353-1354

62. Litvinenko IV, Krasakov IV, Tikhomirova OV. [Sleep disorders in Parkinson's disease without dementia: a comparative randomized controlled study of melatonin and clonazepam]. Zh Nevrol Psikhiatr Im S S Korsakova 2012; 112: 26-30

63. Mai AS, Chao Y, Xiao B, et al. Risk of suicidal ideation and behavior in individuals with Parkinson disease: a systematic review and meta-analysis. JAMA Neurol 2024; 81: 10-18

64. Markham A. Pimavanserin: First global approval. Drugs 2016; 76: 1053-1057

65. Martinez-Martin P, Leentjens AF, de Pedro-Cuesta J, et al. Accuracy of screening instruments for detection of neuropsychiatric syndromes in Parkinson's disease. Mov Disord 2016; 31: 270–279

66. Maruyama T. New treatment of depression in Parkinson's disease. Int J Psychiatry Clin Pract 2003; 7 Suppl 1: 25-27

67. Mattis PJ, Tang CC, Ma Y, et al. Network correlates of the cognitive response to levodopa in Parkinson disease. Neurology 2011; 77: 858-865

68. Meltzer HY, Mills R, Revell S, et al. Pimavanserin, a serotonine(2A) receptor inverse agonist for the treatment of Parkinson's diseases psychosis. Neuropsychopharmacology 2010; 35: 881-892

69. Menza M, Dobkin RD, Marin H, et al. A controlled trial of antidepressants in patients with Parkinson disease and depression. Neurology 2009; 72: 886-892

70. Merims D, Shabtai H, Korczyn AD, et al. Antiparkinsonian medication is not a risk factor for the development of hallucinations in Parkinson's disease. J Neural Transm 2004; 111: 1447-1453

71. Monaca C, Duhamel A, Jacquesson JM, et al. Vigilance troubles in Parkinson's disease: a subjective and objective polysomnographic study. Sleep Med 2006; 7: 448-453

72. Nagayama H, Maeda T, Uchiyama T, et al. Anhedonia and its correlation with clinical aspects in Parkinson's disease. J Neurol Sci 2017; 372: 403-407

73. Nazem SN, Siderowf AD, Duda JE, et al. Suicidal and death ideation in Parkinson's disease. Mov Disord 2008; 23: 1573-1579

74. Nègre-Pagès L, Regragui W, Bouhassira D, et al. Chronic pain in Parkinson's disease: The cross-sectional French DoPaMIP survey. Mov Disord 2008; 23: 1361-1369

75. Nishijima H, Ueno T, Kon T, et al. Effects of duloxetine on motor and mood symptoms in Parkinson's disease: An open-label clinical experience. J Neurol Sci 2017; 375: 186-189

76. Ondo WG, Dat Vuong K, Khan H, et al. Daytime sleepiness and other sleep disorders in Parkinson's disease. Neurology 2001; 57: 1392-1396

77. Ondo WG, Fayle R, Atassi F, Jankovic J. Modafinil for daytime somnolence in Parkinson's disease: double blind, placebo controlled parallel trial. J Neurol Neurosurg Psychiatry 2005; 76: 1636-1639

78. Ophey A, Giehl K, Rehberg S, et al. Effects of working memory training in patients with Parkinson's disease without cognitive impairment: A randomized controlled trial. Parkinsonism Relat Disord 2020; 72: 13-22

79. O'Sullivan, SS. Dopamine Dysregulation Syndrome: An overview of its epidemiology, mechanisms and management. CNS Drugs 2009; 23: 157-170

80. Pagano G, Molloy S, Bain PG, et al. Sleep problems and hypothalamic dopamine D3 receptor availability in Parkinson disease. Neurology 2016; 87: 2451-2456

81. Pal PK, Thennarasu K, Fleming J, et al. Nocturnal sleep disturbances and daytime dysfunction in patients with Parkinson's disease and in their caregivers. Parkinsonism Rel Disorders 2004; 10: 157-168

82. Papapetropoulos S, Mash DC. Psychotic symptoms in Parkinson's disease. From description to etiology. J Neurol 2005; 252: 753-764

83. Paus S, Brecht HM, Koster J, et al. Sleep attacks, daytime sleepiness, and dopamine agonists in Parkinson's disease. Mov Disord 2003; 18: 659-667

84. Perez-Lloret S, Rey MV, Dellapina E, et al. Emerging analgesic drugs for Parkinson's disease. Expert Opin Emerging Drugs 2012; 17: 157-171

85. Pierelli F, Adipietro A, Soldati G, et al. Low dosage clozapine effects on L-dopa induced dyskinesias in parkinsonian patients. Acta Neurol Scand 1998; 97: 295-299

86. Poletti M, Perugi G, Logi C, et al. Dopamine agonists and delusional jealousy in Parkinson's disease: A cross-sectional prevalence study. Mov Disord 2012; 27: 1679-1682

87. Pollak P, Tison F, Rascol O, et al. Clozapine in drug induced psychosis in Parkinson's disease: a randomised, placebo controlled study with open follow up. J Neurol Neurosurg Psychiatry 2004; 75: 689-695

88. Pontone GM, Williams JR, Anderson KE, et al. Prevalence of anxiety disorders and enxiety subtypes in patients with Parkinson's disease. Mov Disord 2009; 24: 1333-1338

89. Postuma RB, Gagnan JF, Vendette, et al. REM sleep behaviour disorder in Parkinson's disease is associated with specific motor features. J Neurol Neurosurg Psychiatry 2008; 79: 1117-1121

90. Postuma RB, Berg D, Stern M, et al. MDS clinical diagnostic criteria for Parkinson's disease. Mov Disord 2015; 30: 1591-1601

91. Quelhas R, Costa M. Anxiety, depression, and quality of life in Parkinson's disease. J Neuropsychiatry Clin Neurosci 2009; 21: 413-419

92. Rajalingam R, Fasano A. Punding in Parkinson's disease: an update. Mov Disord Clin Pract 2023; 10: 1035-1047

93. Rana AQ, Qureshi D, Sabeh W, et al. Pharmacological therapies for pain in Parkinson's disease - a review paper. Expert Rev Neurother 2017; 17: 1209-1219

94. Ravina B, Putt M, Siderowf A, et al. Donepezil for dementia in Parkinson's disease: a randomised, double blind, placebo controlled, crossover study. J Neurol Neurosurg Psychiatry 2005; 76: 934-939

95. Ray N, Strafella AP. Dopamine, reward, and frontostriatal circuitry in impulse control disorders in Parkinson's disease: insights from functional imaging. Clin EEG Neurosci 2010; 41: 87-93

96. Reiff J, Jost WH. Drug-induced impulse control disorders in Parkinson's disease. J Neurol 2011; 258 (Suppl.2): S323-S327

97. Richard IH, McDermott MP, Kurlan R, et al. A randomized, double-blind, placebo-controlled trial of anti-depressants in Parkinson disease. Neurology 2012; 78: 1229-1236

98. Riedel O, Klotsche J, Spottke A, et al. Frequency of dementia, depression, and other neuropsychiatric symptoms in 1.449 outpatients with Parkinson's disease. J Neurol 2010; 257: 1073-1082

99. Roth T, Rye DB, Borchert LD, et al. Assessment of sleepiness and unintended sleep in Parkinson's disease patients taking dopamine agonists. Sleep Med 2003; 4: 275-280

100. Santangelo G, Barone B, Trojano L, Vitale C. Pathological gambling in Parkinson's disease. A comprehensive review. Parkinsonism Relat Disord 2013; 19: 645-653

101. Santangelo G, Garramone F, Baiano C, et al. Personality and Parkinson's disease: A meta-analysis. Parkinsonism Relat Disord 2018; 49: 67-74

102. Schaller S, Anderer P, Dorffner G, et al. Autonomic dysfunction in PD during sleep. Mov Disord 2012; 27: 454

103. Scheffels JF, Fröhlich L, Kalbe E, Kessler J. Concordance of Mini-Mental State Examination, Montreal Cognitive Assessment and Parkinson Neuropsychometric Dementia Assessment in the classification of cognitive performance in Parkinson's disease. J Neurol Sci 2020; 412: 116735. doi: 10.1016/j.jns.2020.116735.

104. Schenck CH, Mahowald MW. Polysomnographic, neurologic, psychotic, and clinical outcome report on 70 consecutive cases with the REM sleep behaviour disorder (RBD). Clev Clin J Med 1990; 57: 19-24

105. Schifitto G, Friedman JH, Oakes D, et al. Fatique in levodopa-naïve subjects with Parkinson disease. Neurology 2008; 71: 481-485

106. Schneider JS, Elm JJ, Parashos SA, et al. Predictors of cognitive outcomes in early Parkinson disease patients: The national institutes of health exploratory trials in Parkinson disease (NET-PD) experience. Parkinsonism Rel Disord 2010; 16: 507-512

107. Seppi K, Weintraub D, Coelho M, et al. The Movement Disorder Society Evidence-Based Medicine Review Update: Treatments for the non-motor symptoms of Parkinson's disease. Mov Disord 2011; 26 (S3): S42-80

108. Shohet A, Khlebtovsky A, Roizen N, et al. Effect of medical cannabis on thermal quantitative measurements of pain in patients with Parkinson's disease. Eur J Pain 2017; 21: 486-493

109. Sixel-Döring F, Trautmann E, Mollenhauer B, Trenkwalder C. Associated factors for REM sleep behavior disorder in Parkinson disease. Neurology 2011; 77: 1048-1054

110. Skogar O, Lokk J. Pain management in patients with Parkinson's disease: challenges and solutions. J Multidiscip Healthc 2016; 9: 469-479

111. Skorvanek M, Goldman JG, Jahanshahi M, et al. Global scales for cognitive screening in Parkinson's disease: Critique and recommendations. Mov Disord 2018; 33: 208-218

112. Soileau LG, Talbot NC, Storey NR, et al. Impulse control disorders in Parkinson's disease patients treated with pramipexole and ropinirole: a systematic review and meta-analysis. Neurol Sci 2024; 45: 1399-1408

113. Stiasny-Kolster K, Doerr Y, Möller JC, et al. Combination of "idiopathic" REM sleep behaviour disorder and olfactory dysfunction as possible indicator for a-synucleinopathy demonstrated by dopamine transporter FP-CIT-SPECT. Brain 2005; 128: 126-137

114. Storch A, Ebersbach G, Fuchs G, et al. Depression bei Morbus Parkinson – Epidemiologie, Klinik, Pathophysiologie und Diagnostik. Fortschr Neurol Psych 2008, 76: 715-724

115. Storch A, Schneider C, Ebersbach G, et al. Depression beim idiopathischen Parkinson-Syndrom Teil 2: Therapie und Management. Fortschr Neurol Psych 2010, 78: 456-467

116. Storch A, Schneider CB, Wolz M, et al. Nonmotor fluctuations in Parkinson disease: Severity and correlation with motor complications. Neurology 2013; 80: 800-809

117. Sung S, Vijiaratnam N, Chan DWC, et al. Pain sensitivity in Parkinson's disease: Systematic review and meta-analysis. Parkinsonism Relat Disord 2018; 48: 17-27

118. Szegedi A, Hillert A, Wetzel H, et al. Pramipexole, a dopamine agonist, in major depression: antidepressant effects and tolerability in an open-label study with multiple doses. Clin Neuropharmacol 1997; 20: 536-545

119. Szeto JYY, Walton CC, Rizos A, et al. Dementia in long-term Parkinson's disease patients: a multicentre retrospective study. NPJ Parkinson Dis 2020; 6: 2. doi: 10.1038/s41531-019-0106-4.

120. Thomas A, Bonanni L, Gambi F, et al. Pathological gambling in Parkinson disease is reduced by amantadine. Ann Neurol 2010; 68: 400-404

121. Trenkwalder C, Kohnen R, Högl B, et al. Parkinson's disease sleep scale - validation of the revised version PDSS-2. Mov Disord 2011; 26: 644-652

122. Trenkwalder C, Chaudhuri KR, Martinez-Martin P, et al. Prolonged-release oxycodone-naloxone for treatment of severe pain in patients with Parkinson's disease (PANDA): a double-blind, randomised, placebo-controlled trial. Lancet Neurol 2015; 14: 1161-1170

123. Voon V, Mehta AR, Hallet M. Impulse control disorders in Parkinson's disease: recent advances. Curr Opin Neurol 2011; 24: 324-330

124. Weintraub D, Stewart S, Shea JA, et al. Validation of the questionnaire for impulsive-compulsive disorders in Parkinson's disease (QUIP). Mov Disord 2009; 24: 1461-1467

125. Weintraub D, Koester J, Potenza MN, et al. Impulse control disorders in Parkinson disease: a cross-sectional study of 3090 patients. Arch Neurol 2010; 67: 589-595

126. Weintraub D, Mayandadi S, Mamikonyan E, et al. Atomoxetine for depression and other neuropsychiatric symptoms in Parkinson disease. Neurology 2010; 75: 448-455

127. Weintraub D, Chiang C, Kim HM, et al Association of antipsychotic use with mortality risk in patients with Parkinson disease. JAMA Neurol 2016; 73: 535-541

128. Wesnes KA, McKeith I, Edgar C, et al. Benefits of rivastigmine on attention in dementia associated with Parkinson disease. Neurology 2005; 65: 1654-1656

129. Willis AW, Schootman M, Knug N, et al. Predictors of survival in patients with Parkinson disease. Arch Neurol 2012; 69: 601-607

130. Witjas T, Kaphan E, Azulay JP, et al. Nonmotor fluctuations in Parkinson's disease: frequent and disabling. Neurology 2002; 59: 408-413

131. Wood LD, Neumiller JJ, Setter SM, Dobbins EK. Clinical review of treatment options for select nonmotor symptoms of Parkinson's disease. Am J Geriatr Pharmacother 2010; 8: 294-315

132. Yang S, Sajatovic M, Walter BL. Psychosocial interventions for depression and anxiety in Parkinson's disease. J Geriatr Psychiatry Neurol 2012; 25: 113-121

133. Yarnall AJ, Breen DP, Duncan GW, et al. Characterizing mild cognitive impairment in incident Parkinson disease. Neurology 2014; 82: 308-316

134. Zambito-Marsala S, Erro R, Bacchin R, et al. Abnormal nociceptive processing occurs centrally and not peripherally in pain-free Parkinson disease patients: A study with laser-evoked potentials. Parkinsonism Relat Disord 2017; 34: 43-48

135. Zesiewicz TA, Sullivan KL, Arnulf I, et al. Practice parameter: treatment of nonmotor symptoms of Parkinson disease: report of the quality standards subcommittee of the American academy of Neurology. Neurology 2010; 74: 924-931

136. Zhang W, Chen XY, Su SW, et al. Exogenous melatonin for sleep disorders in neurodegenerative diseases: a meta-analysis of randomized clinical trials. Neurol Sci 2016; 37: 57-65

137. Schneider CB, Pilhatsch M, Rifati M, et al. Utility of the WHO-five well-being index as a screening tool for depression in Parkinson's disease. Mov Disord 2010: 25: 777-783

15. Autonome Regulationsstörungen bei der Parkinson-Krankheit

Autonome Regulationsstörungen wurden lange Zeit als Spätsymptome der Parkinson-Krankheit resp. Komorbiditäten angesehen, was jedoch nicht bzw. nur teilweise zutreffend ist. Sie treten vor der Diagnosestellung und in allen Phasen der Erkrankung auf [57, 62, 72]. James Parkinson [112] hat bereits Symptome für fast alle Bereiche des autonomen Nervensystems bei seinen Patienten beschrieben. Auch Walter Birkmayer hatte nicht nur erkannt, dass bei der Parkinson-Krankheit autonome Funktionsstörungen bestehen, sondern auch, dass das periphere autonome Nervensystem beteiligt ist. Zuerst ging er davon aus, dass Serotonin der entscheidende Neurotransmitter sein könnte. Genaugenommen kam er sogar durch seine Beschäftigung mit dem autonomen Nervensystem zur Parkinson-Krankheit [48]. Wäre man diesen Beobachtungen gefolgt, wäre die Erkrankung von Beginn an als Multisystemdegeneration und nicht als rein nigrostriatale Degeneration angesehen worden. Sicherlich war auch der große Erfolg der L-Dopa-Therapie mitverantwortlich für unseren eingeschränkten Blickwinkel mit Fokus auf die motorischen Symptome und deren Therapie.

15.1. Wo beginnt die Erkrankung?

Mittlerweile ist weitgehend Konsens, dass die Parkinson-Krankheit weder eine rein nigrostriatale Degeneration ist, noch in der Substantia nigra beginnt. Ob die Erkrankung in der Peripherie beginnt und nach zentral aufsteigt [110], wie von etlichen Autoren postuliert wird (☞ Abb. 15.1 und

15.3), oder der periphere und zentrale Krankheitsprozess parallel ablaufen, ist ungeklärt [17, 45, 130]. Klinisch kann zumindest bestätigt werden, dass das gesamte autonome Nervensystem betroffen sein kann (☞ Abb. 15.3.). Die Beschäftigung mit der *brain-first* vs. *body-first* Frage wird diesbezüglich sicherlich noch viele neue Erkenntnisse erbringen [54].

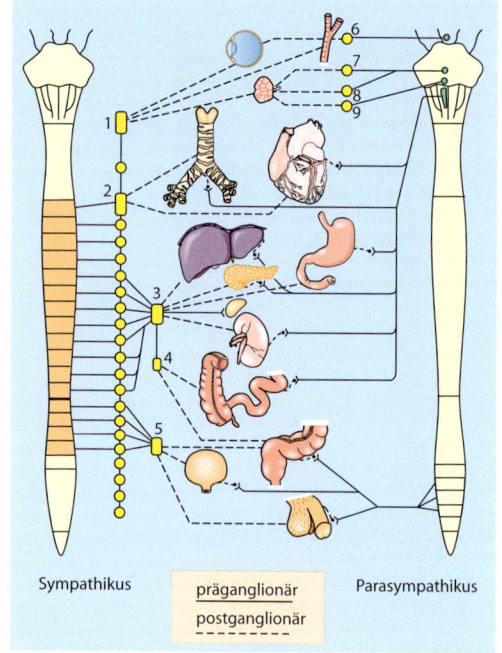

Abb. 15.2: Schematische Darstellung des Autonomen Nervensystems.

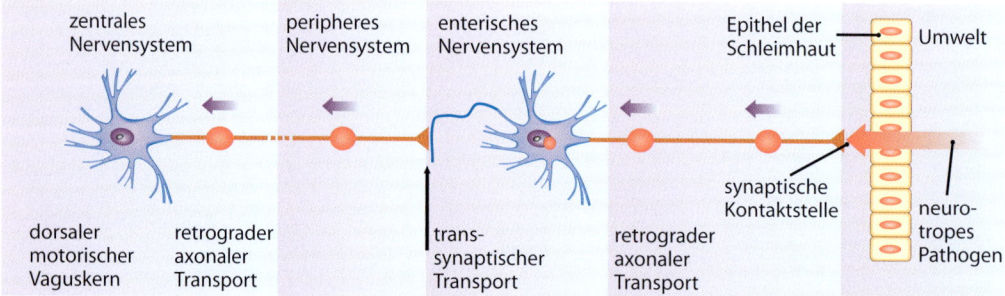

Abb. 15.1: Modell eines neurotoxischen Agens, das via Darm ins Nervensystem gelangt, nach Braak et al. [17].

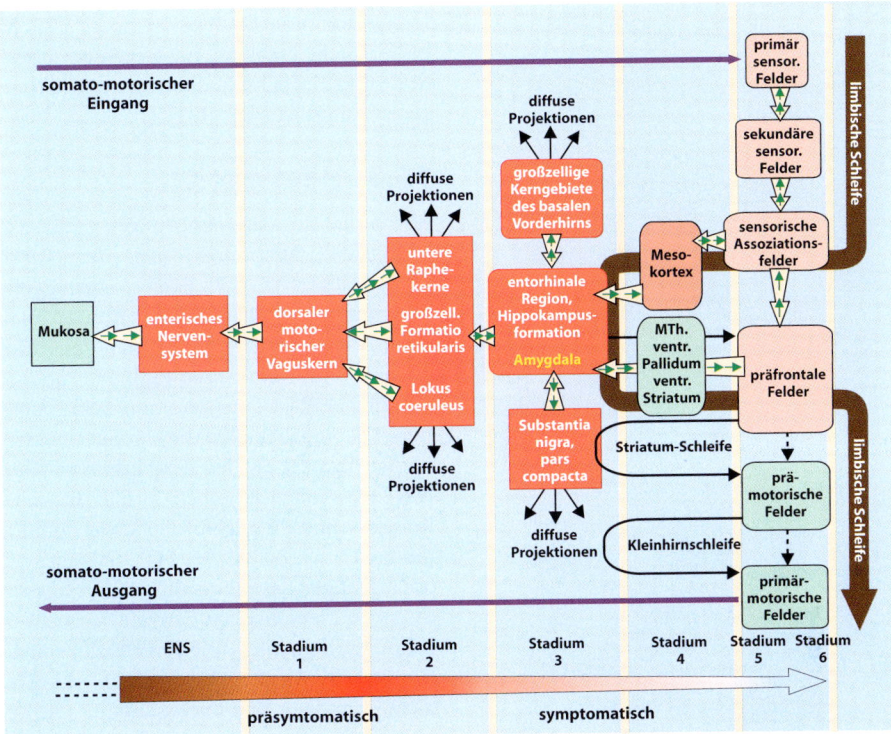

Abb. 15.3: Modell eines aszendierenden neuro-degenerativen Prozesses, nach Braak et al. [17]. Siehe hierzu auch Abb. 2.2.

Ursächlich für die Symptome ist eine Beteiligung sowohl des zentralen, als auch peripheren, postganglionären autonomen Nervensystems im Rahmen der Grunderkrankung, was auch schon seit über 60 Jahren bekannt ist [31]. Morphologische Studien konnten Lewy-Körperchen zerebral, spinal, in sympathischen Grenzstrangganglien, kardial, der Gl. submandibularis und den Darmplexus sowie weiteren Bereichen des peripheren autonomen Nervensystems nachweisen [3, 18, 31, 39, 57]. Die genaue Erfassung und Differenzierung sowie die Abgrenzung zu vegetativen Beschwerden bei der MSA sind schwierig [57]. Erst der Zusammenhang der Lewy-Körperchen mit α-Synuclein erlaubte auch die obengenannte Hypothesenbildung zur Pathogenese der Erkrankung.

15.2. Frühdiagnostik

Wichtig für die Beurteilung des klinischen Status und die Therapie der Parkinson-Krankheit ist die Erkenntnis, dass erste motorische Symptome erst nach Verlust von ca. 60 % der dopaminergen Neurone und einem Verlust von über 70 % der ursprünglichen Dopaminkonzentration auftreten. Daraus resultiert, dass eine Frühdiagnose der Parkinson-Krankheit nicht allein mit dem klinischen Nachweis motorischer Symptome erfolgen kann. Da die Dauer der präklinischen Phase etliche Jahre betragen dürfte, könnte die Erfassung autonomer Funktionsstörungen als "Prodromalsymptome" hilfreich sein [130]. Aktuell gehen wir von autonomen Störungen bei den Parkinson-Syndromen mit alpha-Synuklein aus. Dabei zeigen sich deutliche Unterschiede zwischen MSA und PK, aber auch innerhalb der Subtypen der Parkinson-Krankheit [85].

In der Differenzialdiagnostik bewährt hat sich bereits seit Jahrzehnten die ^{123}I-meta-iodobenzylguanidin (MIBG)-Szintigrafie (☞ Abb. 15.4a+b), bei der die periphere, postganglionäre Degeneration indirekt nachgewiesen wird. Neuere Untersuchungen zeigen sogar, dass der Befund mit dem Krankheitsstadium korreliert [43], leider aber im Stadium Hoehn & Yahr 1 nicht sicher genug ist [58]. Diese Untersuchung wird leider nur an wenigen Zentren differentialdiagnostisch genutzt.

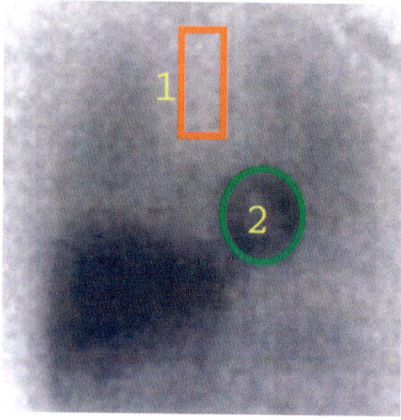

a

b

Abb. 15.4a+b: MIBG. **a**) Normalbefund (1: Mediastinum; 2: Herz). **b**) Parkinson-Krankheit, fehlende Darstellung des Herzens.

Unter klinischen Gesichtspunkten können folgende Beschwerden und Symptome als Frühzeichen angesehen werden:

• Rücken- und Gelenkschmerz (v.a. Schulter)

• Riechstörungen

• Depressive Stimmung

• REM-Schlaf-Verhaltensstörung [96], Tagesmüdigkeit

• Feinmotorische Störungen

• Gleichgewichtsprobleme [29], Benommenheitsgefühl

• Autonome Störungen (Nykturie, Pollakisurie, Obstipation, orthostatische Dysregulation)

• Freiwilliges Aufhören mit dem Rauchen [93]

Der "Autonomic Dysfunction Score" [73] hat sich bisher nicht etabliert, im Gegensatz dazu NMS Scale und NMSQuest, die auch in deutscher Sprache evaluiert wurden [131].

15.3. Häufigkeit

Autonome Regulationsstörungen gehören zu den häufigsten Symptomen bei der Parkinson-Krankheit [13, 57, 149]. Es gibt keinen Bereich des autonomen Nervensystems (☞ Abb. 15.3), für den nicht Auffälligkeiten im Rahmen der Parkinson-Krankheit gezeigt wurden [57]. Die Patienten haben in der Regel mehrere autonome Störungen [55]. Die Angaben über die Häufigkeit einer autonomen Insuffizienz bei der Parkinson-Krankheit (PK) schwanken zwischen 14 und 80 %, je nach Kollektiv und durchgeführter Untersuchungsmethode [13, 57, 84, 90, 91, 141]. Subjektive Beeinträchtigungen des Alltags durch Störungen des autonomen Nervensystems treten bei mehr als der Hälfte der Patienten mit einer Parkinson-Krankheit auf [84]. Ausprägung und Schwere korrelieren nicht mit dem Krankheitsstadium [72]. Nichtmotorische Störungen werden von Patienten stärker wahrgenommen als von Ärzten [2]. Die Lebensqualität wird durch nicht-motorische Fluktuationen sogar stärker beeinträchtigt als durch motorische Fluktuationen [67].

15.4. Kardiovaskuläre Symptome

Unter den vegetativen Beschwerden finden kardiovaskuläre Störungen bisher das größte klinische und wissenschaftliche Interesse. Einerseits, da sie häufig zu schwerwiegenden Symptomen führen, andererseits da verschiedene gut standardisierte, nicht-invasive Untersuchungsmethoden zur Verfügung stehen. Es gibt keinen Test, mit dem alle kardiovaskulären Störungen erfasst werden könnten [57, 105], doch darf der Kreislauftest (modifizierter Schellong-Test) als Screeningmethode angesehen werden. Als wichtige differenzialdiagnostische Methode ist die MIBG-Szintigraphie (☞ Abb. 15.4a+b) zu nennen [58]. Ob spezifische EKG-Analysen in der Frühdiagnostik hilfreich sein könnten, wie seit Jahren diskutiert, müssen weitere Untersuchungen zeigen.

Kardiovaskuläre Symptome treten in allen Krankheitsphasen, also auch bei De-novo-Patienten auf

[62, 134]. Etwa die Hälfte der Patienten klagen über unspezifische Symptome wie Benommenheit, passagere Sehstörungen, Übelkeit, Kopfleere und Schwindel. Zu einem Bewusstseinsverlust kommt es nur sehr selten, wobei in diesen Fällen auch schwere Verletzungen resultieren können. Die Hypotonieneigung wird durch die Nahrungsaufnahme etwas verstärkt [57, 73].

Die häufigste Symptomatik ist die orthostatische Hypotonie, die bei über der Hälfte der Patienten festgestellt werden kann [4]. Auch über postprandiale Hypotonie wird geklagt [142]. In etlichen Fällen ist die orthostatische Hypotonie auch mit arterieller Hypertonie im Liegen vergesellschaftet [27] und vor allem auch mit erhöhtem Blutdruck in der Nacht (non-dipper, s.u.). Daneben sind aber auch alle anderen kardiovaskulären Regulationsmechanismen gestört. So fanden wir in einer Untersuchung mit 5 nicht-invasiven kardiovaskulären Funktionstests bei 100 Parkinson-Patienten in nur 3 Fällen einen komplett unauffälligen Befund [57]. 72 Patienten wiesen mindestens zwei pathologische Tests auf. Insgesamt ergaben sich pathologische oder auffällige Befunde in 84 %.

Aufgrund zahlreicher Untersuchungen darf als gesichert gelten, dass der Ruheblutdruck der Parkinson-Patienten tendenziell niedriger ist, sich vom Normalkollektiv jedoch nicht relevant unterscheidet. Es fällt jedoch auf, dass Parkinson-Patienten seltener einen Hypertonus aufweisen [57]. Wir haben festgestellt, dass bei vielen Parkinson-Patienten mit Hypertonie im Verlauf der Parkinson-Krankheit die antihypertensive Medikation reduziert und manchmal sogar abgesetzt werden muss.

Bei Parkinson-Patienten muss berücksichtigt werden, dass sie sogenannte Non-dipper sind [104, 126]. Das heißt, es kommt nicht zu einer nächtlichen Blutdruckabsenkung (☞ Abb. 15.5).

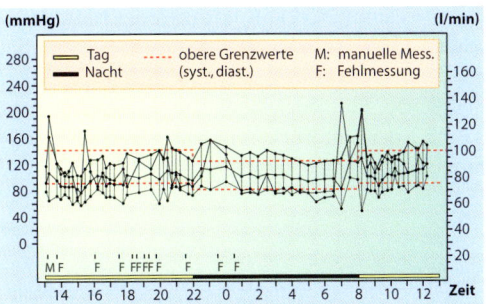

Abb. 15.5: 24-Stunden-Blutdruckmessung bei einem Parkinson-Patienten. Es kommt nicht zu der physiologischen Nachtabsenkung (Non-dipper).

Dies ist von klinischer Relevanz und sollte bei der Blutdruckeinstellung unbedingt beachtet werden (bei der Blutdruckeinstellung empfiehlt sich u.a. deshalb eine Langzeit-Blutdruckmessung vorab). Kardiovaskuläre Störungen korrelieren weder mit dem dopaminergen Defizit, noch den motorischen Fluktuationen [104, 132].

Verschiedene Studien [25, 139, 142] stellten fest, dass die Nahrungsaufnahme bei Patienten mit einer Parkinson-Krankheit sowohl zu einer Verschlechterung der kardiovaskulären Anpassung bzw. einem Auftreten einer ansonsten subklinischen orthostatischen Dysregulation, als auch der motorischen Symptomatik (insbesondere im fortgeschrittenen Stadium der Erkrankung) führt. Es gibt jedoch eine Vielzahl anderer Untersuchungen, die keinen relevanten Einfluss der Nahrungsaufnahme auf den Ruheblutdruck zeigten [57].

Neben der Dysautonomie, die zu kardiovaskulären Symptomen führen kann, muss natürlich berücksichtigt werden, dass in der Altersgruppe der Parkinson-Patienten kardiovaskuläre Erkrankungen und auch entsprechende Medikation häufig sind und diese die Parkinson-Krankheit beeinflussen und mit der Medikation interagieren können [51].

15.4.1. Blutdruck- und Herzfrequenzreaktion bei Orthostase

Ein deutlicher Blutdruckabfall bei aktiver Orthostase lässt sich bei vielen Patienten nachweisen und wird häufig symptomatisch. Bei unseren Untersuchungen konnten wir bei 37 der 100 untersuchten Patienten einen Blutdruckabfall um mindestens 30 mmHg systolisch sowie bei 35 Patienten einen Abfall zwischen 10 und 30 mmHg nachweisen. So-

mit wiesen nur 28 % eine normwertige Blutdruckreaktion bei aktiver Orthostase auf [57]. Auffällig
bei den Patienten war, dass es nicht nur zu einem
deutlichen Blutdruckabfall kam, sondern auch,
dass sich der Blutdruck innerhalb der ersten 10 Minuten nicht normalisierte (☞ Abb. 15.6).

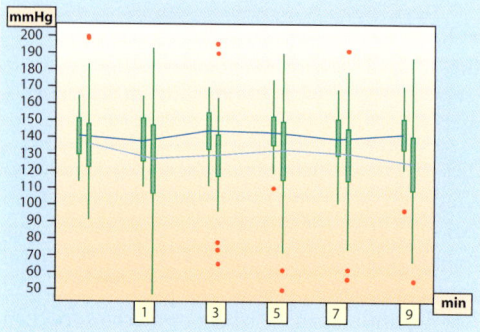

Abb. 15.6: Änderung des systolischen Blutdrucks (in
mmHg) von Kontrollen (obere Linie) und Parkinson-
Patienten (untere Linie) nach aktiver Orthostase.

Eine Beziehung zu Ausprägungsgrad und Dauer
der Erkrankung wird in der Literatur kontrovers
diskutiert [57]. Die Orthostase korreliert mit einem niedrigen BMI [98]. Eine orthostatische Hypotonie kann zeitgleich zum oder vor dem Auftreten motorischer Symptome auftreten [47, 62, 72].
In unseren Untersuchungen war bereits bei vielen
de novo-Patienten der Blutdruckabfall patholo-
gisch und es zeigte sich keine signifikante Zunahme des Blutdruckabfalls im Verlauf [62]. Auch
eine vermeintlich asymptomatische orthostatische
Hypotonie schränkt die Lebensqualität erheblich
ein [89].

Die Ursache der orthostatischen Hypotonie ist
wahrscheinlich multifaktoriell. Es tritt eine verminderte Blutdruckanpassung bei Belastung auf.
Häufig wird eine mangelnde Aktivität, d.h. mangelndes Kreislauftraining als Ursache der Hypotonieneigung angeschuldigt. Als wesentlicher Faktor
wird auch die medikamentöse Therapie angesehen
(☞ unten). Insgesamt dürfte es sich jedoch um ein
der Primärerkrankung zuzuordnendes Symptom
handeln [57], das durch andere Einflüsse verstärkt
wird. Sehr wahrscheinlich sind die kardiovaskulären Symptome auch unabhängig von dem striatalen Dopamindefizit [104].

Neben der Degeneration im nigrostriatalen System sind bei der Parkinson-Krankheit auch eine
Degeneration des zentralen und peripheren autonomen Nervensystems nachgewiesen worden [16,
57]. Die daraus resultierende Beeinflussung der
hormonellen Regulation darf als eine wesentliche
Ursache der autonomen Funktionsstörungen angesehen werden [57]. Daneben ist zu diskutieren,
ob auch die Schädigung der postganglionären
sympathischen Efferenzen bedeutsam ist [58]. So
lässt sich infolge der ausgeprägten Degeneration
noradrenerger Systeme bei Parkinson-Patienten
eine verminderte Noradrenalinkonzentration in
den betreffenden Hirnregionen nachweisen. Bei
aktiver Orthostase kommt es zu einem deutlich er-
niedrigten Noradrenalin-Anstieg im Serum [57].
Mittlerweile wird von einer systemischen sympathischen Denervation unterschiedlicher Ausprägung und Verteilung ausgegangen [46].

15.4.2. Einfluss der Parkinson-Therapie auf die kardiovaskuläre Regulation

Als Erklärung der häufigen kardiovaskulären Störungen bei der Parkinson-Krankheit wird immer
wieder der Einfluss der Medikation angesehen.
Eine ausgeprägte Hypotonieneigung wurde insbesondere bei der Therapie mit L-Dopa und/oder
Dopaminagonisten gesehen [57]. Dabei wird häufig vergessen, dass die Hypotonieneigung der Patienten bei der Orthostase bereits vor Einführung
der Medikamente, insbesondere des L-Dopa (in
den 1960er Jahren) und bei unbehandelten Patienten beschrieben wurde [57, 62, 112]. Weiterhin
wurde bei frühen Arbeiten, die eine deutliche blutdrucksenkende Wirkung des L-Dopa nachwiesen,
entweder noch kein Decarboxylasehemmer hinzugegeben oder eine sehr hohe L-Dopa-Dosis im
Grammbereich gewählt [57]. Auch bei kritischer
Würdigung vieler Medikamentenstudien konnte
kein sicherer Zusammenhang zu L-Dopa oder Dopaminagonisten gefunden werden [102]. Nach
heutigem Stand zeigt sich die hypotone Wirkung
insbesondere zu Beginn der L-Dopa-Therapie
[57]. Bei einer längeren Therapie gleichen sich die
Blutdruckwerte wieder an [57]. In unseren Untersuchungen zeigten sich im Schellong-Test eines
größeren Kollektivs keine Unterschiede ob die Patienten L-Dopa erhalten hatten oder nicht [65]. Es
gibt aber auch einzelne Patienten mit einer deutli-

chen Beeinflussung der Blutdruckreaktion durch die dopaminerge Medikation. In einer rezenten Arbeit von Earl et al. [34] zeigte sich eine blutdrucksenkende Wirkung des L-Dopa, aber keine Beeinflussung der Blutdruckreaktion nach Orthostase.

Neben einer möglichen Hypotonieverstärkung unter L-Dopa wurde ein ähnlicher Effekt auch bei Dopaminagonisten gesehen. Insbesondere bei ergolinen Substanzen darf ein negativer Einfluss auf die Noradrenalin-Ausschüttung vermutet werden, wobei sich die verschiedenen Substanzen deutlich unterscheiden. Ob sich der geringere Einfluss der nicht-ergolinen Dopaminagonisten [57] auf die Noradrenalin-Ausschüttung bestätigt, müssten weitere Untersuchungen klären. Ein wesentlicher Einfluss der COMT-Hemmer ist unwahrscheinlich [82].

Auch für die Therapie mit Anticholinergika und die weiteren Parkinson-Medikamente ist ein negativer Einfluss auf den Blutdruck und die kardiovaskulären Funktionstests beschrieben [57, 80], der auch relevant sein dürfte.

Viele Hochdruckpatienten benötigen im Verlauf weniger Blutdruckmedikamente. Dies dürfte ebenfalls auf den degenerativen Prozess (zentral und peripher) zurückzuführen sein.

15.4.3. Therapeutische Möglichkeiten bei kardiovaskulären Problemen

Treten bei Parkinson-Patienten orthostatische Probleme auf, empfehlen sich primär konservative Therapiemaßnahmen [81]. Diese umfassen die Hochlagerung des Kopfes beim Schlafen (hierdurch wird die vermehrte Natrium-Ausscheidung im Liegen vermindert) sowie ausreichende Flüssigkeitszufuhr (2-3 l/d) und gegebenenfalls eine natriumreiche Diät (bis zu 3 × 1,2 g/d). Patienten sollten sich langsam aus dem Liegen aufrichten (nur bedingt hilfreich, siehe oben). Der Einsatz von Stützstrümpfen ist sinnvoll, der Effekt reicht jedoch häufig nicht aus. Hilfreich ist evtl. auch ein umfangreiches balneologisches und physiotherapeutisches Kreislauftraining. Klagen die Patienten vor allem über eine postprandiale Hypotonie, empfehlen sich mehrere kleine Mahlzeiten. Die Studienlage zum Effekt nicht-medikamentöser Maßnahmen ist überschaubar [81, 108, 120].

Eine Veränderung der Parkinson-spezifischen Medikation sollte gründlich überdacht werden, da eine Verringerung der Dosis die Symptome und somit die Gesamtsituation verschlechtern kann. Jedoch sollten Medikamente, bei denen ein erheblicher Einfluss auf den Blutdruck angenommen wird, ausgetauscht werden. Der positive Einfluss von Domperidon darf als gering angesehen werden [9], eine Dauerverordnung ist kritisch zu sehen (u.a. wegen der QTc-Zeit-Verlängerung). Nur im Ausnahmefall, das heißt wenn die Patienten deutlich unter der Hypotonie leiden und die oben genannten Maßnahmen zu keiner Besserung führen, empfiehlt sich die Verordnung von Fludrokortison (0,05 bis 0,2 mg/d) oder Midodrin (Alpha-Rezeptoragonist, ☞ Tab. 15.1). Yohimbin gilt mittlerweile wegen zentraler Nebenwirkungen als obsolet, Dihydroergotamin ist unzureichend wirksam. Pyridostigmin, Octreotide und Atomoxetin werden diskutiert [27, 81, 123]. Insbesondere wird bei Pyridostigmin ein positiver Einfluss auf den Blutdruckabfall ohne Anstieg des Blutdrucks postuliert [64]. Die therapeutischen Möglichkeiten sind begrenzt, die meisten Patienten erhalten keine medikamentöse Therapie der kardiovaskulären Symptome [55].

* nach Therapiemodifikation
* Domperidon
* Mineralokortikoide
* Midodrin (2,5-5 mg alle 2-3 h; bis max. 40 mg/d)
* Etilefrin (25 mg alle 3-4 h; bis max. 100 mg/d)
* Dihydroergotamin
* Indometacin
* Droxidopa (100-600 (900) mg/d)

Tab. 15.1: Diskutierte medikamentöse Therapien der orthostatischen Hypotonie beim IPS [123].

Am effektivsten darf der Einsatz von Midodrin eingestuft werden [53, 81]. Für Domperidon und Fludrokortison liegen positive Studiendaten vor [120].

Fludrokortison (0,1-0,3 mg/d) ist das potenteste synthetische Mineralkortikoid und wirkt primär über eine Erhöhung der Natrium-Rückresorption zur Erhöhung des intravasalen Volumens und Erhöhung des kardialen Output sowie sekundär durch einen Einfluss auf den Elektrolythaushalt und gleicht somit einen Hypoaldosteronismus aus.

Als hilfreich hat sich der Einsatz von Droxidopa (L-Threo-DOPS) erwiesen (☞ Anhang). In Deutschland ist die Substanz nicht zugelassen, kann aber über die internationale Apotheke bezogen werden (Northera®, 100/200/300 mg). Abschließende Untersuchungen stehen noch aus [49].

Wichtig ist, dass bei Patienten mit einer Parkinson-Krankheit die Hypotonieneigung berücksichtigt und alle Hypotonie-fördernden Medikamente vermieden werden (☞ Kap. 16.). So sind nach Möglichkeit Betablocker und Diuretika zu meiden [64]. Bedauerlicherweise werden beide Substanzen immer noch bei älteren Menschen häufig als antihypertensve Therapie unkritisch eingesetzt.

Es wurde wiederholt beschrieben, dass die Tiefe Hirnstimulation einen positiven Einfluss auf die autonomen Regulationsstörungen haben kann. Dies wurde auch für die orthostatische Dysregulation gezeigt [128].

15.5. Schweißreaktion

Bei der Parkinson-Krankheit wird eine Störung der Schweißregulation bei einem Drittel bis zur Hälfte der Patienten angenommen [57]. Diese Symptome treten ebenfalls vor den motorischen Symptomen auf [107].

Es sind sowohl eine gesteigerte [40, 57, 106] als auch eine reduzierte [5, 57] Schweißneigung beschrieben. Am häufigsten beklagen die Patienten profuse Schweißanfälle.

Ein episodenhaftes starkes Schwitzen ohne Auslöser, wie z.B. körperliche Belastung, erhöhte Außentemperatur, Fieber o.ä., kommt bei bis zu der Hälfte der Patienten vor [57, 106]. Das Schwitzen betrifft vorwiegend das Gesicht und den Oberkörper. Die Attacken treten gehäuft in der Nacht auf. Die Patienten beklagen außer dem Schwitzen Hitzegefühl, Angst und Müdigkeit. In vielen Fällen ist das Schwitzen so ausgeprägt, dass ein Kleiderwechsel erforderlich ist [57, 106, 137]. Bei zirka zwei Dritteln treten diese Schweißanfälle gleichzeitig mit einer schweren Akinese resp. einem Off-Zustand auf [116, 137, 146]. Eine verminderte Schweißneigung und stellenweise sogar fehlende Schweißsekretion wurde ebenfalls von verschiedenen Arbeitsgruppen berichtet [5, 57].

Ursache dieser ausgeprägten Störung der Schweißsekretion könnte eine Mitbeteiligung des Hypo-thalamus, also des Zentrums der Thermoregulation, sein.

Durch die Störung des thermoregulatorischen Schwitzens fühlen sich Parkinson-Patienten insbesondere bei hohen Temperaturen unwohl. Neben den Schweißsekretionsstörungen wurde auch eine erniedrigte Körpertemperatur, vorwiegend in den Nacht- und frühen Morgenstunden, beschrieben [86].

15.5.1. Therapie bei Schweiß-sekretionsstörungen

Kommt es bei PK-Patienten zu ausgeprägten Schweißsekretionsstörungen, können therapeutisch Anticholinergika, z.B. Pirenzepin 25-100 mg (da cholinerge Transmission), und eventuell auch Betarezeptorenblocker hilfreich sein. Wir haben bei einigen Patienten gute Erfahrungen mit Glycopyrrolat gesammelt. Insbesondere bei episodisch profusem Schwitzen soll durch Gabe von Propranolol eine Besserung erzielt werden. Bei fokalen Hyperhidrosen, die jedoch eher selten auftreten, können der Einsatz von topischen Externa auf Aluminiumbasis oder Injektionen von Botulinumtoxin diskutiert werden. Die konservative Therapie mit Salbeitee oder Salbeiextrakten (3-4 × 100 mg) ist nur sehr selten erfolgreich.

Selbstverständlich muss zuallererst darauf geachtet werden, dass die dopaminerge Stimulation ausreichend ist, da es sich auch um eine nicht-motorische Fluktuation handeln könnte (non-motor-off, NMOS).

15.6. Gastrointestinale Symptome

The bowels, which had been all along torpid, now, in most cases, demand stimulating medicines of very considerable power: the expulsion of the fæces from the rectum sometimes requiring mechanical aid.

J. Parkinson (1817)

Gastrointestinale Beschwerden gelten neben den kardiovaskulären Störungen als die häufigsten vegetativen Symptome bei der Parkinson-Krankheit [33, 35, 57, 73, 86]. Ursächlich dürften Parkinson-typische Veränderungen mit Nachweis von Lewy-Körperchen vom oberen Ösophagus bis zum Rektum im Plexus myentericus Auerbach und Plexus submucosus Meissner sein [18, 31, 57, 130]. Die Funktionsstörungen können also den gesamten Gastrointestinaltrakt betreffen. So kommt es zu Schluckstörungen, verzögerter Magenentleerung und verlängerter Darmpassage. Die Obstipation und die Schluckstörungen werden von den Patienten als besonders belastend angegeben.

15.6.1. Sialorrhoe

Ein Speichelfluss gehört zum klassischen Bild der Parkinson-Krankheit und tritt bei der Hälfte bis drei Viertel der Patienten auf [33, 35, 86, 106, 112], was fälschlicherweise häufig als erhöhte Speichelproduktion interpretiert wird. Es handelt sich hierbei um die Schlussfolgerung aus der klinischen Beobachtung des Herauslaufens von Speichel aus dem Mundwinkel, bei leicht geöffnetem Mund.

Viele Untersuchungen zeigten jedoch, dass diese Hypersalivation Folge einer Schluckstörung und nicht einer erhöhten Speichelproduktion ist [26, 33, 54, 121]. Es konnte sogar nachgewiesen werden, dass bei Parkinson-Patienten sowohl die Speichelproduktion in Ruhe als auch unter Provokation gegenüber einem jugendlichen Normalkollektiv vermindert ist, und dass sich bei Parkinson-Patienten mit Speichelfluss gegenüber Patienten ohne Speichelfluss keine Unterschiede in der Speichelproduktion zeigen. Bei Parkinson-Patienten dürfte sich neben den Schluckstörungen auswirken, dass durch die nach vornübergebeugte Körperhaltung auch der Kopf nach vorne geneigt ist und der Mund häufig leicht geöffnet ist. Erschwerend kommt bei Parkinson-Patienten ein reduzierter Tonus des M. orbicularis oris hinzu. Rezente Untersuchungen zeigten auch neuropathologische Veränderungen in der Speicheldrüse [3, 30].

Therapeutisch werden bisher bei den Patienten Anticholinergika empfohlen. Diese vermindern den Speichelfluss und sollen nach wenigen Wochen den klinischen Befund normalisieren, sind jedoch mit erheblichen Nebenwirkungen belastet [95]. Nach Absetzen der Anticholinergika soll es zu einer überschießenden Speichelproduktion kommen. Sinnvoller ist es, die ursächlich verantwortlichen Schluckstörungen zu behandeln und mit dem Einsatz von Anticholinergika zurückhaltender zu sein [95].

Zu empfehlen wäre Glycopyrrolat, das jedoch in Deutschland nur bedingt zugelassen ist. Das Medi-

kament kann auch über die internationale Apotheke bezogen werden [7].

Als sinnvolle therapeutische Option darf die Injektion von Botulinumtoxin angesehen werden [63, 66]. Dabei empfiehlt es sich sowohl in die Gl. submandibularis als auch Gl. parotis zu injizieren [61, 63]. In Deutschland ist aktuell Xeomin® (100 Einheiten) zugelassen [63, 66]. Die Injektion sollte unter Ultraschallkontrolle erfolgen [61].

15.6.2. Schluckstörungen

Bereits James Parkinson beschrieb bei seinen Patienten ausgeprägte Schluckstörungen, so dass z.B. nur noch die Einnahme flüssiger Nahrung möglich war [112]. Schwab und England [121] erwähnten bei Parkinson-Patienten jegliche Art von Schluckstörung. Insbesondere das spontane Schlucken sei vermindert, wodurch es zu einer Hypersalivation komme. Schluckstörungen werden bei 50 bis 75 % aller Parkinson-Patienten gefunden [21, 22, 33, 35, 114], von einzelnen Autoren sogar bei bis zu 95 % beschrieben [103]. Die Schluckstörungen können nur teilweise durch das dopaminerge Defizit erklärt werden [38]. Zu beachten ist auch, dass etliche Parkinson-Medikamente die Schluckstörungen verstärken können. Hier müssen insbesondere die Anticholinergika genannt werden [80], die ja bei der PK fast nicht mehr eingesetzt werden.

Bereits Eadie und Mitarbeiter [33] fanden bei ihren Untersuchungen bei 72 Parkinson-Patienten eine signifikant erhöhte Anzahl von Hiatushernien, gastroösophagealem Reflux, segmentalen Spasmen des Ösophagus und eine verlängerte Ösophaguspassage. Bei vielen Patienten soll die Dysphagie asymptomatisch bleiben [103], jedoch auch bei diesen lassen sich Schluckstörungen nachweisen [21]. Eine Beziehung zur Achalasie wurde beschrieben [103 109].

Der gesamte Schluckvorgang ist gestört [21, 38, 114, 121]. Das Schlucken wird erschwert durch ein unzureichendes Kauen infolge einer Schwäche der Muskulatur bzw. einer "Steifigkeit" der Kaumuskulatur [33]. Die Nahrung wird beim Schluckvorgang nicht adäquat zum Rachen geschoben und nur verlangsamt durch die Speiseröhre weitertransportiert. Verantwortlich hierfür wird einerseits eine verminderte Peristaltik [33], andererseits eine inadäquate Koordination mit mangelnder

Erschlaffung des Ösophagussphinkters gemacht [109].

Die häufigsten Komplikationen sind chronische Laryngitis, akute und chronische Tracheobronchitis und eine Aspirationspneumonie. Schwere Pneumonien, Abszesse und Bronchiektasien sind eher die Seltenheit [109], aber im fortgeschrittenen Stadium der Erkrankung relevant. Über ausgeprägte Formen bis hin zur therapeutisch erforderlichen Ösophagusdilatation und Gastrostomaanlage wurde ebenfalls berichtet [57]. Eine Erklärung hierfür könnte ein reduzierter Tonus des Ösophagus oder eine mangelnde Erschlaffung und Koordination des unteren Ösophagussphinkters sein [33].

Therapeutisch lassen sich Schluckstörungen nur schlecht beeinflussen [114]. Im Vordergrund stehen eine optimierte dopaminerge Therapie und eine logopädische Schlucktherapie. Den Patienten kann eine Dysphagie- oder Breikost empfohlen werden bzw. die Vermeidung großer Essensstücke. Dies führt jedoch selten zu einer wesentlichen Besserung [109]. Medikamentös kann die Gabe von Prokinetika hilfreich sein. Bei mangelnder Erschlaffung des Ösophagussphinkters kann durch Bougierung des Sphinkters aufgedehnt oder eine posteriore cricopharyngeale Sphinkterotomie (extrem selten) durchgeführt werden [103, 109]. Alternativ kann auch eine Injektion von Botulinumtoxin in den Sphinkter empfohlen werden. Als ultima ratio ist in Einzelfällen ein Gastrostoma zu erwägen.

Bei den Schluckstörungen ist zu berücksichtigen, dass auch Medikamente oftmals nicht geschluckt werden können, wenn sie nicht aufgelöst oder in einem Mörser zerkleinert werden. In Einzelfällen bleibt die Tablette im Rezessus liegen (☞ Abb. 15.7). Weiterhin sollten die Patienten nur im on-Zustand essen (woran sich in Krankenhäusern nicht immer gehalten wird), da die Gefahr des Verschluckens im Off-Zustand sehr groß ist (☞ Abb. 15.7). Viele Patienten sind sich der Dysphagie nicht bewusst und merken stellenweise sogar nicht die Essensreste (fehlender Hustenreiz) [125].

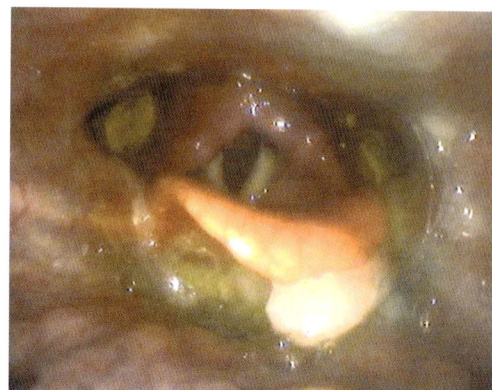

Abb. 15.7: Video-Schluckendoskopie bei einem Parkinson-Patienten.

15.6.3. Magenentleerung

Häufig klagen Parkinson-Patienten über Sodbrennen [33]. Ursache kann einerseits eine verminderte Peristaltik, andererseits ein gastroösophagealer Reflux sein. Eine verzögerte Magenentleerung bei Parkinson-Patienten ist unstrittig [139]. Daneben ist die erhöhte Wahrscheinlichkeit von Hiatushernien beschrieben [33]. Am wahrscheinlichsten für diese Störungen ist eine Dyskoordination zwischen Ösophagus- und Magenmotilität mit dem unteren Ösophagussphinkter [33].

Infolge einer verzögerten Magenentleerung beklagen die Patienten ein epigastrisches Druckgefühl nach den Mahlzeiten und ein frühes Sättigungsgefühl. Auch hier können die Parkinson-Medikamente die Symptomatik verschlechtern [74]. Durch die verzögerte Magenentleerung kommt es zu einer gestörten Resorption des L-Dopa (L-Dopa wird im Dünndarm resorbiert) [24] und somit schlechterer Steuerbarkeit der Therapie. Diese Motilitätsstörung ist mitverantwortlich für die paroxysmale On-off-Symptomatik (☞ Kap. 13.). Kurlan et al. [74] konnten schon zeigen, dass durch Gabe von L-Dopa über Duodenalsonden die Akinese und insbesondere die Fluktuationen deutlich gebessert und die On-off-Phasen vermindert werden. Dieser Effekt verschwand, sobald die Sonden zurück in den Magen rutschten [74]. Entsprechend positive Effekte sehen wir auch bei der intrajejunalen L-Dopa-Applikation [60]. Ein wesentlicher Vorteil von L-Dopa-Präparaten, die den Wirkstoff erst im Dünndarm freisetzen, ist nicht zu erwarten, da zwar eine Beeinträchtigung durch die Magensäure vermieden, die gestörte Magenmotilität aber nicht beeinflusst wird.

Häufig wird angenommen, dass 30 Minuten Abstand zum Essen genügen würden. Im fortgeschrittenen Stadium kann die Motilität jedoch so stark herabgesetzt sein, dass die Tabletten auch nach einer Stunde noch im Magen liegen [39].

Metoclopramid (Paspertin®) ist zur Behandlung einer verzögerten Magenentleerung bei der Parkinson-Krankheit **kontraindiziert**, da es aufgrund seiner zentralen Wirkung die Parkinson-Symptomatik verschlechtern kann. Weiterhin kann es Früh- und Spätdyskinesien, vor allem auch ein Parkinsonoid verursachen.

Therapeutisch ist Domperidon, ein peripherer Dopaminantagonist, zu empfehlen, welcher nicht die Blut-Hirn-Schranke passiert [24, 111] und somit keine zentralnervösen Wirkungen hat. Es führt im Frühstadium der Erkrankung zu einer beschleunigten Magenentleerung und somit Bereitstellung des L-Dopa im Dünndarm zur Resorption und Erhöhung des L-Dopa-Plasmaspiegels [24]. Es kann als Zusatztherapie bei einer L-Dopa-Medikation gegeben werden, da es die unerwünschten peripheren Wirkungen, v.a. Übelkeit, des L-Dopa reduziert (Wirkung auf Area postrema), ohne einen zentralen Einfluss auf die Parkinson-Symptomatik zu haben [24, 111]. Domperidon erhöht geringfügig die L-Dopa-Plasmaspiegel [24]. Es sollte in einer Dosierung von $3 \times$ täglich 10 mg oral verordnet werden (*Cave*: QTc-Zeit). Im fortgeschrittenen Stadium dürfte Domperidon keinen Einfluss auf die Magenmotilität haben, eine Dauermedikation ist obsolet.

Viele Substanzen, u.a. Nizatidin werden untersucht [41].

15.6.4. Obstipation

Obstipation gilt seit der Erstbeschreibung als ein sehr häufiges Symptom (bis zu 80 %) bei der Parkinson-Krankheit [33, 35, 57, 86, 1112, 121]. Häufig wird die Obstipation sogar als häufigste autonome Symptomatik beschrieben [57, 72, 72, 86]. Interessanterweise fanden Abbott et al. [1] bei Patienten mit einer Obstipation im Verlauf auch eine deutlich höhere Wahrscheinlichkeit an einer Parkinson-Krankheit zu erkranken. Ähnliche Ergebnisse wurden bei einer Untersuchung in Dänemark erhoben [78, 129, 135]. Dies steht auch im Einklang mit den Untersuchungen von Braak et al. [16]. Obstipation gilt als wichtiges Frühsymptom der Parkinson-Krankheit.

Es stellt sich dabei die Frage, ob die Obstipation primär oder sekundär auftritt, außerdem ob das veränderte Mikrobiom primär oder sekundär zu sehen ist [110, 119].

Die Obstipation kann bis zu einem Megakolon, zur Pseudoobstruktion oder zum Volvulus führen [57]. Ein Megakolon bleibt meist bis auf das Symptom Obstipation asymptomatisch, jedoch sind auch ein Ileus mit daraus resultierender Operation [73] und eine Kolonperforation beschrieben. Interessanterweise zeigt sich, dass Patienten in der Frühphase der Erkrankung dieses Symptom trotz erheblicher Obstipation nur selten spontan berichten, weshalb es unterdiagnostiziert sein dürfte [69, 70]. Erst bei sehr ausgeprägter Obstipation wird es auch entsprechend geklagt, die therapeutischen Erfolge sind dann aber auch limitiert.

Edwards et al. [35] konnte eine Beziehung der Symptome zur Ausprägung der Parkinson-Krankheit herstellen. Bei unseren Untersuchungen fanden wir keine Korrelation.

Als Ursache der Obstipation wurden immer wieder die Medikation, verminderte körperliche Bewegung, reduzierter Tonus von Diaphragma und Abdominalmuskulatur sowie reduzierte Ballaststoff- und Wasserzufuhr angeschuldigt. Insbesondere den Anticholinergika wurde schon frühzeitig eine ausgeprägte obstipierende Wirkung mit der Entstehung eines Megakolons zugeschrieben. Die Obstipation bei der Parkinson-Krankheit wurde jedoch bereits beschrieben, lange bevor es eine spezifische Therapie gab [112], und unsere Untersuchungen sowie andere Studien ohne Medikation konnten ebenfalls einen verzögerten Transit nachweisen [35, 57, 73, 86]. Es dürfte vielmehr so sein, dass bei Parkinson-Patienten maßgeblich ein verzögerter Transit besteht und die Obstipation zusätzlich durch die Medikation verschlimmert werden kann.

Eadie und Tyrer [33] fanden, dass eine Obstipation häufiger bei der Parkinson-Krankheit als bei den anderen Formen, d.h. Parkinson-Syndromen auftritt. Dies zeigten auch unsere Untersuchungen. Wir stellten fest, dass Patienten mit einem "nicht-idiopathischen Parkinson-Syndrom" keinen signifikanten Unterschied in der Darmpassagezeit

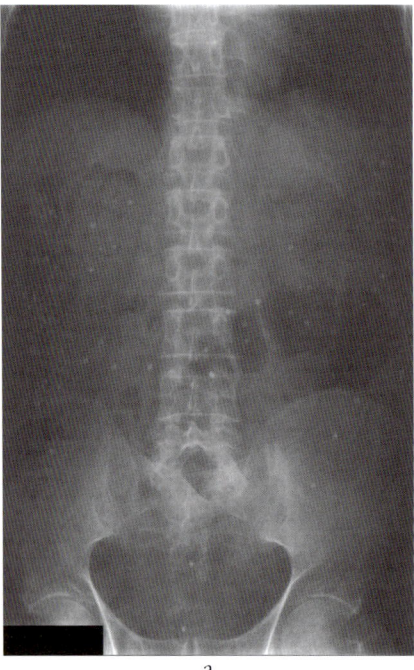
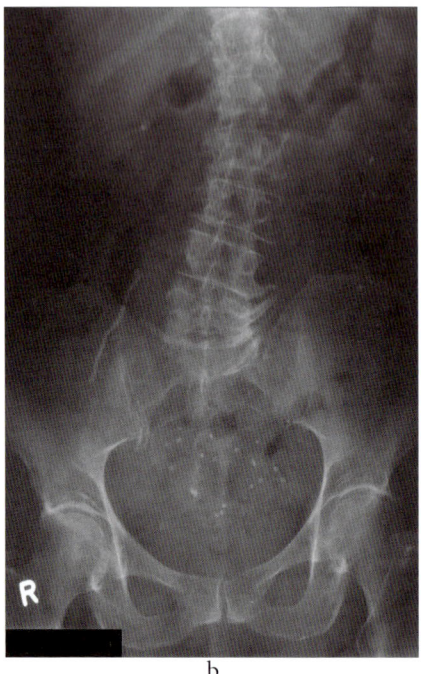

a   b

Abb. 15.9a+b: a) Röntgen-Abdomenübersicht mit deutlich verzögerter Kolontransitzeit. **b**) Röntgen-Abdomenübersicht bei Outlet-Obstipation.

zu einem Kontrollkollektiv aufwiesen [57]. Die Tendenz der Patienten mit einem Non-IPS zu grenzwertigen Passagezeiten dürfte Folge des Alters und der mangelnden Mobilität sein oder einer geringer ausgeprägten Motilitätsstörung (☞ Abb. 15.8).

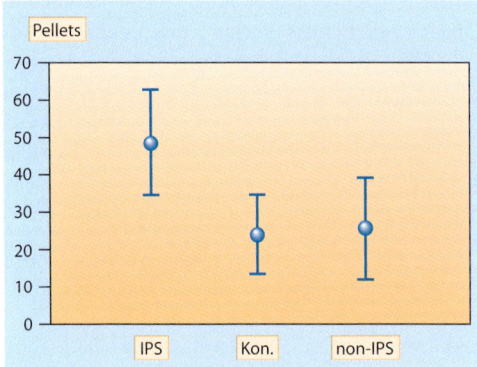

Abb. 15.8: Gegenüberstellung der Mittelwerte und Standardabweichungen für die Anzahl der Pellets in den drei untersuchten Kollektiven.

Ursächlich für den verzögerten Transit dürften degenerative Veränderungen mit Nachweis von

Lewy-Körperchen zentral [16] und außerdem vom oberen Ösophagus bis zum Rektum im Plexus myentericus Auerbach und Plexus submucosus Meissner, als auch im Nucl. intermediolateralis sein [18, 31].

Als eine weitere Erklärung für die Obstipation fanden Mathers et al. [87] bei Parkinson-Patienten eine paradoxe Kontraktion der willkürlichen Sphinkteren bei der Defäkation. Die Autoren gehen davon aus, dass es sich hierbei um eine fokale Dystonie handelt [87]. Weiterhin konnte diese Arbeitsgruppe einen reduzierten Defäkationsreflex nachweisen. Dies bestätigten auch die Untersuchungen der Arbeitsgruppe um Pfeiffer [8], die weiterhin eine Abhängigkeit der anorektalen Parameter von den On-off-Zeiten nachwiesen [8]. Wir fanden bei unseren Untersuchungen ein ähnliches Phänomen [57]. Jedoch war eine solche "outlet obstruction" nur in sehr geringer Anzahl Ursache für eine Obstipation, vielmehr handelte es sich in den meisten Fällen um einen verzögerten Transit durch das gesamte Kolon (☞ Abb. 15.9a+b). Ein Anismus tritt extrem selten auf.

In unserem De-novo-Kollektiv konnten wir einen Anismus, d.h. unwillkürliche Kontraktionen des

Analsphinkters im Sinne einer Dystonie, bisher lediglich bei einem Patienten feststellen [57].

Zur Diagnostik hat sich die Gabe von röntgendichten Markern als eine einfache Methode bewährt (☞ Abb. 15.10).

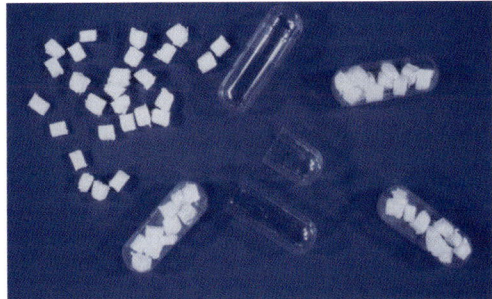

Abb. 15.10: Gelatinekapseln und röntgendichte Marker (Pellets).

Therapeutisch empfehlen sich bei der Obstipation neben einer ballaststoffreichen Kost und ausreichend Flüssigkeit regelmäßige Bewegung und Physiotherapie. Leider reichen diese Maßnahmen nur in leichten bis mittelschweren Fällen aus. So konnten wir in vielen Fällen eine Darmpassage von über 7 Tagen nachweisen, bei denen keinerlei Effekt zu erzielen war. Hier müssen zusätzliche medikamentöse Maßnahmen eingesetzt werden. Die Wirkung von Domperidon am oberen Gastrointestinaltrakt hat sich bei der Obstipation nicht gezeigt [57]. Über den Effekt moderner Prokinetika wie beispielsweise Serotonin-Agonisten liegen noch keine Untersuchungen vor. Prucaloprid ist mittlerweile für die schwere Obstipation zugelassen und kann bei Parkinson-Patienten eingesetzt werden; spezifische Studiendaten gibt es aber keine [41]. Die besten Erfolge lassen sich zurzeit mit Macrogol erzielen [36, 147]. In seltenen Fällen kann eine Operation notwendig werden (☞ Tab. 15.2). In der Schweiz ist auch Lubiproston (Chloridkanal-Aktivator) zugelassen.

Aktuell werden etliche Substanzen, u.a. Plecanatid, Linaclotid und Nizatidin untersucht [41].

Bei einem Anismus (sehr selten!) empfehlen wir Injektionen von Botulinumtoxin. Diese Therapie ist sicherlich einer Sphinkterotomie vorzuziehen. In seltenen Fällen kann eine Operation notwendig werden (☞ Tab. 15.2).

- Absetzen von Anticholinergika
- Ballaststoffe, Quellmittel
- Bewegung, Physiotherapie
- Macrogol mit ausreichend Flüssigkeit
- CO_2-Laxans, Klistier
- Sonstige Laxanzien
- Prucaloprid
- Operative Maßnahmen nur als ultima ratio
- Botulinumtoxin nur bei nachgewiesener funktioneller Outlet Obstruction /Anismus

Tab. 15.2: Therapeutisches Vorgehen bei einer Obstipation.

15.7. Untersuchungen des Urogenitaltrakts

The urine and faeces are passed involuntarily.

J. Parkinson (1817)

Bereits in frühen Berichten über die Parkinson-Krankheit werden urogenitale Störungen beschrieben [77, 112]. Urogenitale Infektionen gelten neben den bronchopulmonalen als die häufigsten Todesursachen bei der Parkinson-Krankheit.

Patienten beklagen vor allem imperativen Harndrang, Pollakisurie, Nykturie und Harninkontinenz [59]. In etlichen Fällen werden die Blasenstörungen von den Patienten in der Frühphase nicht wahrgenommen. Neben den Blasenentleerungsstörungen und der Harninkontinenz sind Störungen der Sexualität bedeutsam.

15.7.1. Blasenentleerungsstörungen

Die Ursache der Blasenstörungen sind nicht endgültig geklärt. Eine Erklärung ist die Degeneration des dopaminergen Systems, da die Basalganglien und insbesondere auch Dopamin auf die Blasenentleerung inhibitorisch wirken (☞ Abb. 15.11). Aus einer Schädigung resultiert eine Detrusorhyperaktivität [118] und evtl. eine Fehlregulation des M. sphincter urethrae externus. Daneben liegen sicherlich auch weitere Ursachen vor, wie beispielsweise die fehlende präfrontale Hemmung [59]. Weder die zerebrale, noch die sakrale Degeneration erklären jedoch die seltene DSD (Detrusor-Sphinkter-Dyssynergie). Die Detrusorkontraktionen können als Zeichen der extrapyramidalen Beteiligung und die peripher neurogene Schädigung als Mitbeteiligung kortikospinaler Bahnen gedeutet werden [6].

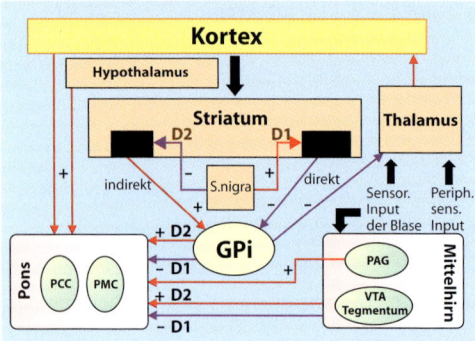

Abb. 15.11: Zentrale Blasensteuerung und Einfluss dopaminerger Stimulation. PAG: Periaquäduktales Grau; PMC: pontines Miktionszentrum; PCC: pontines Kontinenzzentrum; VTA: Ventral Tegmental Area.

"Blasenstörungen" sind bei Parkinson-Patienten in 37 bis zu 93 % der untersuchten Fälle beschrieben [5, 57, 86]. Die meisten urodynamischen Studien beschreiben eine Detrusorhyperaktivität bei der Parkinson-Krankheit [6, 57, 117]. In einer rezenten Studie wurde gezeigt, dass Parkinson-Patienten innerhalb eines Beobachtungszeitraums von 5 Jahren ein 2-3fach erhöhtes Risiko einer überaktiven Blase haben [79]. Daneben wurde die Kombination eines erhöhten Detrusordruckes und unvollständiger Blasenentleerung wiederholt beschrieben (wobei anzunehmen ist, dass hier auch MSA-Patienten erfasst wurden).

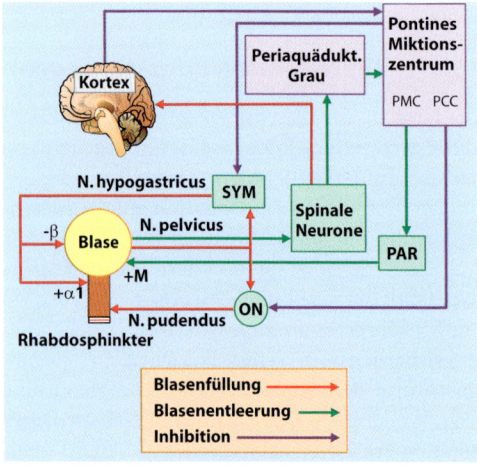

Abb. 15.12: Autonome Innervation der Blase. ON: Onuf Nukleus; SYM: Sympathikus; PAR: Parasympathikus.

Es finden sich jedoch auch Studien, die eine Detrusorhypoaktivität bei der Parkinson-Krankheit zeigten [5, 57]. Hierbei stellt sich die Frage, ob primär ein schlaffer Detrusor vorliegt, oder ob die Blase durch eine Obstruktion (z.B. Prostatahypertrophie) sekundär schlaff wird. Weiterhin muss ein möglicher Einfluss der Anticholinergika berücksichtigt werden.

Leider sind die verschiedenen Studien nur begrenzt miteinander vergleichbar, da häufig die Diagnostik unzureichend war und nicht zwischen den verschiedenen Formen einer Parkinson-Krankheit sowie der eingesetzten Medikation differenziert wurde (Fehldiagnosen [23]). Nach unseren Erfahrungen können alle Formen einer Blasenentleerungsstörung bei der Parkinson-Krankheit vorkommen, wobei die Detrusorhyperaktivität deutlich überwiegt.

Blasenstörungen bei der Parkinson-Krankheit können einerseits unabhängig von der Primärerkrankung sein, andererseits als Folge der verabreichten Medikation oder der Primärkrankheit auftreten [117, 121]. Es ist schwierig, beide Störungen voneinander abzugrenzen bzw. einander zuzuordnen [117]. Der Einfluss der Parkinson-Medikamente ist individuell verschieden und nicht vorhersehbar [145]. Eine Korrelation zu den motorischen Störungen besteht nicht [72, 76], beziehungsweise nur bedingt [132]. Die Tiefe Hirnstimulation soll sich positiv auf die Blasenstörungen auswirken [94]. Auch der Einfluss anderer Medikamente, z.B. Betablocker und Antidepressiva kann erheblich sein.

Eine Wirkung der Anticholinergika auf die Blasenfunktion ist unstrittig. Weiterhin ist bekannt, dass L-Dopa (α- und β-sympathomimetisch) den Tonus der glatten Muskulatur der Urethra [117], aber auch zentral die Blasenfunktion beeinflusst (☞ Abb. 15.11). Umgekehrt kann sich die Parkinson-Medikation auch positiv auf eine eventuelle Blasenstörung auswirken (Verhältnis D_1/D_2). So wird eine Besserung unter der L-Dopa-Medikation beschrieben, da die Detrusoraktivität und die funktionelle Blasenhalsobstruktion reduziert werden [117]. Es wird diskutiert, dass L-Dopa initial negative, bei Dauertherapie aber positive Auswirkungen hat [19]. Den Anticholinergika wird eine ähnliche Wirkung zugeschrieben. Beim seltenen hypoaktiven Detrusor hingegen können Anticholinergika die Miktionsverhältnisse weiter verschlechtern.

Neben einer Einteilung der Blasenstörungen in hyperaktive und hypoaktive Blase, entsprechend den klinischen Beschwerden und den Befunden von Urogramm und Zystogramm, kann auch eine Mitbeteiligung des willkürlichen Sphinkters gefunden werden. Wir konnten durch elektromyographische Untersuchungen bei Parkinson-Patienten eine peripher neurogene Schädigung im quergestreiften Blasensphinkter nachweisen [57]. Dies bestätigten auch andere Studien [6, 44, 117].

Neben einer peripher neurogenen Schädigung im Sphinkter zeigten unsere elektromyographischen Untersuchungen in Einzelfällen auch unwillkürliche, burst-artige Kontraktionen des Sphincter urethrae. Wir bezeichnen dieses Phänomen, analog zum Anismus, als Urethrismus [57]. Auch in einer Untersuchung von Galloway [44] fanden sich ähnliche Phänomene. Er konnte bei allen untersuchten Patienten Auffälligkeiten der Blasenfunktion feststellen und beschrieb in 13 von 14 Fällen einen sogenannten Sphinktertremor sowie eine mangelnde Fähigkeit, den willkürlichen Sphinkter zu relaxieren, mit daraus resultierendem erhöhtem Ruhedruck der Urethra.

Neben den zerebralen und peripheren Störungen finden sich auch Beschreibungen einer zentralen, infrapontinen Läsion, die zu einer Detrusor-Sphinkter-Dyssynergie führen (☞ oben).

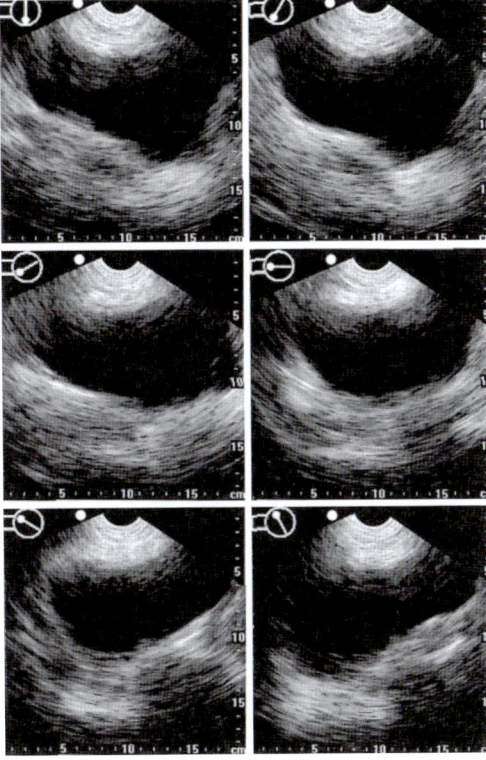

Abb. 15.13: Patient mit 1.100 ml Restharn.

Zusammenfassend kann gesagt werden, dass sich Blasenentleerungsstörungen bei der Parkinson-Krankheit einteilen lassen in:

- Störungen unabhängig von der Erkrankung (z.B. benigne Prostatahyperplasie)
- Pharmakologische Wirkungen der Parkinson-Medikation (direkt oder indirekt)
- Blasenentleerungsstörungen im Rahmen der Grundkrankheit
- Detrusorhyperaktivität
  - Selten Detrusorhypoaktivität
  - Selten Detrusor-Sphinkter-Dyssynergie

Alle Störungen führen zu einer Harnentleerungsstörung, respektive Harninkontinenz.

15.7.2. Harninkontinenz

Eine Incontinentia urinae als typisches Symptom der Parkinson-Krankheit beschrieb bereits Parkinson [112]. Etwa ein Drittel aller Patienten sind von einer Harninkontinenz betroffen. Am häufigsten handelte es sich hierbei um eine Dranginkontinenz, seltener um eine Belastungsinkontinenz. Dies spricht für ungehemmte Detrusorkontraktionen resp. mangelnde Relaxation, wie sie bereits oben als typisch für die Parkinson-Krankheit beschrieben wurden.

Inwieweit die Belastungsinkontinenz (Stressinkontinenz) als ein Hinweis auf eine periphere Schädigung des Sphinkters zu interpretieren ist, kann nicht gesagt werden. Insbesondere die Tatsache, dass eine ausgeprägte Belastungsinkontinenz nur bei Frauen gesehen wurde, spricht für eine Inkontinenz, wie sie in einem altersentsprechenden Vergleichskollektiv ebenfalls zu finden wäre. Neben der Blasenentleerungsstörung und der Inkontinenz sind bei Parkinson-Patienten auch gehäuft rezidivierende Harnwegsinfekte beschrieben [6].

Ein interessanter Aspekt ergab sich bei einer Studie, bei der die Stürze von Parkinson-Patienten untersucht wurden. Die einzige relevante Beziehung der Stürze zeigte sich zur Harninkontinenz [11]. Somit stellt die Blasenstörung nicht nur direkt, sondern auch indirekt einen prognostischen Faktor dar, da Stürze häufig zu Frakturen führen.

15.7.3. Therapie

Ziele der Diagnostik und Therapie sind eine kontrollierte Blasenentleerung, kein unwillkürlicher Harnverlust und eine komplette Blasenentleerung.

Bei Blasenentleerungsstörungen und Harninkontinenz wird die Therapie vornehmlich durch Urologen durchgeführt. Der Neurologe sollte jedoch um die Möglichkeiten und insbesondere die möglichen unerwünschten Einflüsse der urologischen Therapie auf die neurologische Symptomatik und Therapie wissen. Umgekehrt sollte auch der Urologe um die Besonderheiten bei der Parkinson-Krankheit wissen.

Daneben wird bei der Parkinson-Krankheit eine Vielzahl von Medikamenten eingesetzt, welche Blasenstörungen hervorrufen können. Zu nennen sind unter anderem Anticholinergika, Antidepressiva sowie fast alle Parkinson-Medikamente (☞ Kap. 16.).

Bei einer Blasenentleerungsstörung werden entsprechend der verschiedenen oben genannten Formen therapeutisch eingesetzt:

- Intermittierender Selbstkatheterismus
- Antimuskarinergika (Anticholinergika)

- Mirabegron (β3-Adrenozeptor-Agonist)
- Spastik-reduzierende Medikamente (v.a. Baclofen)
- Alpha-Rezeptorenblocker
- Trizyklische Antidepressiva
- Sympathomimetika (z.B. Midodrin)
- Verhaltenstherapie (Blasentraining, Biofeedback)
- Botulinumtoxin (bei Detrusorhyperaktivität, Spastik und Urethrismus)

Insbesondere dem intermittierenden Selbstkatheterismus kommt eine sehr wichtige Rolle zu (jedoch geringe Akzeptanz bei den Patienten). Das Spektrum der medikamentösen Therapie erscheint weiter, als dies tatsächlich ist. Die Wirkung konzentriert sich hauptsächlich auf anticholinerge, sympatholytische und antispastische Effekte.

Die am häufigsten eingesetzten Medikamente zur Detrusordämpfung sind:

- Trospiumchlorid
- M3-Rezeptoranatagonisten (Darifenacin, Solifenacin)

Zu berücksichtigen ist, dass alle anticholinergen Substanzen auch zentrale Nebenwirkungen machen können, d.h. insbesondere die Kognition negativ beeinträchtigen [118]. Es empfehlen sich deshalb vor allem die nicht ZNS-gängigen Präparate sowie die M3-Rezeptoranatagonisten. Präparate wie Oxybutynin sollten vermieden werden. Die Datenlage ist bescheiden [150]. Der Stellenwert von Mirabegron ist aktuell ungeklärt [28, 32], die klinischen Erfahrungen bisher sind gut. Mit Darifenacin und Solifenacin sind keine kognitiven Einbußen beschrieben. Daten bei der Parkinson-Krankheit gibt es zu Solifenacin [32, 151].

Zur Erweiterung des inneren Sphinkters (z.B. bei Prostatahyperplasie) wird z.B. Tamsulosin eingesetzt. Dies kann bei Detrusorhyperaktivität die Dranginkontinenz verstärken.

Botulinumtoxin ist zur Behandlung der neurogenen und idiopathischen Detrusorhyperaktivität zugelassen und sollte bei therapieresistenten Fällen erwogen werden. Bedauerlicherweise wird diese Therapie nur selten in Anspruch genommen.

Nach wie vor wenig Beachtung findet eine Harninkontinenz bei der Parkinson-Krankheit. Hier kommen neben dem Toilettentraining vor allem Hilfsmittel zum Einsatz, u.a.:

- Windeln, Vorlagen
- Kondomurinale (beim Mann)
- Katheter (transurethral, suprapubisch, inflow)

Daneben unter Umständen auch eine medikamentöse Therapie. Derzeit ist nur ein Medikament zur Therapie der Belastungsinkontinenz zugelassen (Duloxetin). Daten zur Effizienz bei der Parkinson-Krankheit fehlen.

15.8. Störungen der Sexualfunktion

Neben den Blasenentleerungsstörungen beklagen Parkinson-Patienten auch häufig Störungen der Sexualfunktion [20, 83]. Diese umfassen sowohl Störungen der Libido, als auch der Potenz und Ejakulation. Sexualfunktionsstörungen betreffen beide Geschlechter. Dabei sind reduzierte Libido und ein verändertes Sexualleben zu nennen. Eine Impotenz oder erektile Dysfunktion wird bei bis zu 60 % männlicher Parkinson-Patienten beschrieben [57, 124]. In etlichen Fällen handelt es sich sogar um ein Frühsymptom, noch bevor die Parkinson-Krankheit diagnostiziert wurde [57, 124]. Eine Korrelation der erektilen Dysfunktion zu einem hohen Stadium nach der Hoehn & Yahr-Einteilung wird angenommen [57]. Eine sichere Differenzierung zwischen einer MSA und einer PK aufgrund einer Erektionsstörung ist nicht möglich. Bei Frauen gibt es deutlich weniger Untersuchungen, wobei auch hier sexuelle Funktionsstörungen beschrieben wurden [144].

Neben Erektionsstörungen finden sich auch Beschreibungen einer erhöhten Libido bis zur Hypersexualität einzelner Patienten durch L-Dopa oder v.a. Dopaminagonisten (☞ Kap. 14.), wobei in diesen Fällen die Erektionsfähigkeit nicht verändert war. Meist wird dies, insbesondere von dem Partner, als ungewollt beschrieben.

15.8.1. Therapie der Sexualfunktionsstörung

Die Indikation zur Therapie ergibt sich aus dem subjektiven symptombezogenen Leidensdruck des Patienten. Obwohl sehr häufig eine Erektionsstörung auftritt, fühlen sich allerdings nur wenige der männlichen Patienten dadurch in ihrer Lebensqualität eingeschränkt [84].

Eindeutig führend in der medikamentösen Therapie sind Avanafil, Sildenafil, Tadalafil und Vardenafil [118, 148]. Hier müssen selbstverständlich die Kontraindikationen beachtet werden. Die sublinguale Therapie mit Apomorphin bringt bei der bereits eingesetzten dopaminergen Therapie keinen zusätzlichen Effekt. Die Resorption von Apomorphin oral ist auch sehr gering (ca. 18 %), so dass bei der handelsüblichen Dosis (2 und 3 mg) kein relevanter motorischer Effekt zu erwarten ist. Davon abzugrenzen ist das sublinguale Apomorphin (Kynmobi®), das in der Parkinsontherapie zugelassen ist (☞ Kap. 6).

MUSE (Applikation vasoaktiver Substanzen intraurethral) ist eine sinnvolle Therapieform, die jedoch nur wenig Verbreitung gefunden hat.

Bei entsprechendem Leidensdruck sollten therapeutische Hilfsmittel zur Erektionsinduktion angeboten werden. Dies sind vor allem die Schwellkörperautoinjektionstherapie (SKAT) und die Vakuumpumpe. Daneben ist die Elektrostimulation zu nennen.

Bei Hypersexualität empfiehlt sich eine Therapiemodifikation (meist Reduktion oder Verzicht auf Dopaminagonisten), insbesondere auch um psychosoziale Folgen zu vermeiden.

15.9. Sonstige vegetative Störungen bei der Parkinson-Krankheit

Neben den autonomen Regulationsstörungen der inneren Organe finden sich in der Literatur auch Beschreibungen weiterer klinischer Befunde, die Folge einer Mitbeteiligung des vegetativen Nervensystems sein können.

Von besonderer Bedeutung dürfte das Symptom "kalter Hände" sein. Hierüber klagen etliche Parkinson-Patienten, wobei Patienten mit einer Multisystematrophie dieses Symptom wesentlich häufiger angeben.

Die Seborrhoe, eines der klassischen Symptome der Parkinson-Krankheit, ist ebenfalls Folge einer autonomen Regulationsstörung und tritt bei bis zu 60 % der Patienten auf [86]. Es handelt sich hierbei um eine vermehrte Talgproduktion, die zu einer fettigen, glänzenden Gesichtshaut und in vielen Fällen zum sogenannten Salbengesicht führt. Diskutiert wird, ob die Seborrhoe Folge einer vermehrten Parasympathikusaktivität oder des Einflusses von Androgenen oder der MSH-Hormone ist. Aus der Tatsache, dass die vermehrte Talgproduktion bei Männern häufiger ist als bei Frauen, kann vermutet werden, dass Androgenen eine wesentliche Rolle zukommt [86]. Therapeutisch ist der Einsatz indifferenter Seifen, Antischuppen-Shampoos oder Selensulfid zu empfehlen.

Bisher erst in einer Studie wurde eine Rhinorrhoe beschrieben [42]. Weiterhin wurden bei der Parkinson-Krankheit eine verminderte Tränensekretion [138] mit trockenen Augen [143] sowie eine verlangsamte Pupillomotorik und weitere komplexe Symptome das Auge und das Sehen betreffend publiziert [37, 73, 86]. Hierbei ist zu berücksichtigen, dass auch die Parkinson-Medikation zur Störung der Pupillomotorik führen kann [86]. Da der Parasympathikus eine Miosis und der Sympathikus eine Mydriasis verursacht, führen Anticholinergika zur Mydriasis mit verminderter Pupillenkontraktion auf Licht oder Konvergenz. An weiteren Symptomen sind pathologische Sakkadenbewegungen sowie Einschränkungen der Konvergenz und des räumlichen Sehens, aber auch einer erhöhte Sensitivität der Pupillen beschrieben [52].

Atemstörungen mit einem reduzierten Atemvolumen und erhöhter Ruheatemfrequenz können auftreten. Insgesamt sind Atemstörungen und Ventilationsstörungen viel häufiger als angenommen [10]. Diese dürften teilweise auf die Hypokinese der Atemmuskulatur zurückzuführen sein, erklären sich jedoch auch aus den zentralen und peripheren degenerativen Veränderungen. Der Einfluss autonomer Regulationsstörungen ist jedoch noch nicht ausreichend untersucht. Atemstörungen können auch zu Schlafstörungen führen.

Schlafstörungen, die bei 50 bis 75 % der Patienten auftreten, und die erhöhte Wahrscheinlichkeit einer Schlaf-Apnoe (bei Parkinson-Patienten etwa 3-fach erhöht) könnten teilweise auf autonome Regulationsstörungen zurückgeführt werden (☞ Kap. 15.) [75]. So sind erhebliche parasympathische und geringer auch sympathische kardiovaskuläre Störungen im Schlaf beschrieben. Hauptsächlich sind hierfür jedoch medikamentöse Einflüsse, eine nächtliche Akinese, schmerzhafte Dystonien und psychische Störungen anzuschuldigen. Dreht sich der gesunde Mensch bis zu 50-mal

im Schlaf um, ist dies beim Parkinson-Patienten deutlich seltener, was zu Verspannungen, Fehlhaltungen und Schmerzen führt. Durch den Einsatz von retardierten L-Dopa-Präparaten, Opicapon oder lang wirksamen Dopaminagonisten und damit einhergehender Besserung der nächtlichen Akinesen hat sich die Häufigkeit deutlich vermindert (☞ Kap. 13.).

Gewichtsverlust ist ein Problem im fortgeschrittenen Stadium der Erkrankung und bisher unzureichend geklärt [136].

Schmerzen sind bei Parkinson-Patienten in allen Krankheitsstadien häufig [101] und können teilweise auch dem autonomen Nervensystem zugerechnet werden. Sie bereiten meist große Therapieprobleme.

15.10. Nicht-motorische Fluktuationen: Autonome Störungen

Bei Fluktuationen wird meist an motorische Symptome gedacht, dabei sind psychische und autonome Störungen mindestens genauso häufig. Dies zeigte sich unter anderem in der Studie von Witjas und Mitarbeitern [146] (☞ Tab. 15.3).

Nicht-motorische Fluktuationen	Häufigkeit in %	Häufigkeit während des Off-Zustands in %
Schweißausbrüche	64	59
Hitzegefühl	56	50
Gesichtsrötung	44	59
Mundtrockenheit	44	70
Dyspnoe	40	90
Dysphagie	40	80
Obstipation	40	90
Kühle Extremitäten	40	54
Starke Hypersalivation	36	72
Harndrang	35	82

Tab. 15.3: Häufigste (≥35 %) autonome Fluktuationen [126].

Deshalb sollte bei dem Verdacht auf einen beginnenden Wirkverlust der Therapie auch nach autonomen Störungen gefragt werden. Dies wurde auch im Wearing-Off Questionnaire berücksichtigt [127]. So finden sich unter anderem: Temperaturintoleranz, Schwitzen, Abdominalbeschwerden und Blasenstörungen [116].

In der sogenannten NoMoFlu-Studie konnte gezeigt werden, dass es nicht-motorische Fluktuationen in Abhängigkeit und unabhängig von motorischen Fluktuationen gibt [132, 133]. Entscheidend ist unter anderem, dass diese NMOS ("non motor off symptoms") nur bei dopaminerger Unterstimulation auftreten und auf dopaminerge Stimulation ansprechen. Die nicht-motorischen Fluktuationen beeinträchtigen die Lebensqualität sogar stärker als die motorischen Fluktuationen [67].

15.11. Droxidopa (L-Threo-3,4-Dihydroxyphenylserin)

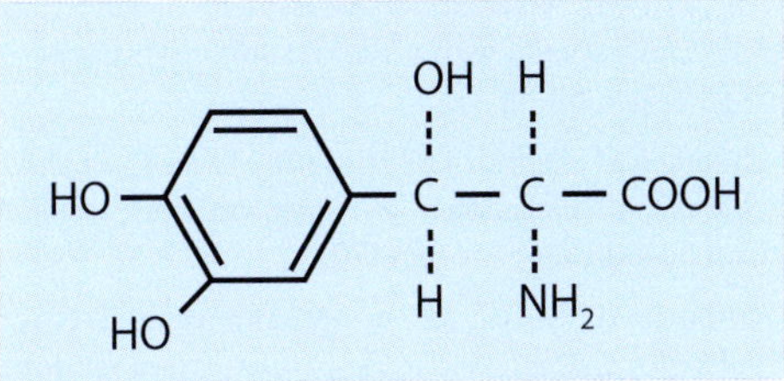

Abb. 15.14: Chemische Strukturformel von Droxidopa ($C_5H_{11}NO_5$).

15.11.1. Wirkmechanismus des Droxidopa

Bei der Parkinson-Krankheit handelt es sich nicht nur um eine Degeneration des dopaminergen Systems. Auch das cholinerge, glutamaterge, serotonerge und noradrenerge System sind betroffen. Dies erklärt auch teilweise, weshalb im Verlauf viele Symptome nicht oder nur gering auf die dopaminerge Medikation ansprechen.

Zur Therapie des noradrenergen Defizits wurde Droxidopa entwickelt. Droxidopa ist eine synthetische Aminosäure, welche die Blut-Hirn-Schranke durchdringt und enzymatisch in Noradrenalin umgewandelt wird [113]. Die Substanz wirkt sowohl peripher als auch zentral. Droxidopa hat verschiedene Angriffspunkte an der Synapse.

Die übliche Tagesdosis liegt bei 200 bis 600 mg. Maximale Plasmakonzentrationen werden bei Dosen von 100 bis 300 mg nach 2 bis 3 Stunden erreicht. Die Halbwertzeit liegt bei etwa 1,5 Stunden. 15 % der Substanz werden unverändert ausgeschieden. Eine Akkumulation wurde auch bei hohen Dosierungen nicht beobachtet. Hinweise für eine Abhängigkeitsentwicklung fanden sich nicht.

15.11.2. Klinischer Einsatz des Droxidopa

Die Überlegung, dass Droxidopa (L-Threo-DOPS) einen positiven Effekt auf den Blutdruckabfall haben könnte, erfolgte bereits vor über 40 Jahren [15, 99, 100]. Die Wirkung von L-Dopa und Amantadin kann verstärkt werden.

Ob Droxidopa Therapie der Wahl bei der orthostatischen Hypotonie sein könnte, kann zum jetzigen Zeitpunkt nicht gesagt werden [49, 50, 113]. So hat sich bei Patienten, die wegen einer neurogenen orthostatischen Hypotonie Droxidopa erhielten, nach Absetzen des Medikaments keine Verschlechterung gezeig00]. Droxidopa ist u.a. in den USA (Northera®) und seit 1989 in Japan (DOPS®) zugelassen. Zulassungsstudien für Deutschland fanden statt, wurden jedoch nur rudimentär publiziert.

Durch den Einsatz der Substanz wird der Blutdruck angehoben, die Herzfrequenz beschleunigt und die Reflexmechanismen der Blutdruckreaktion bei Lagewechsel positiv beeinflusst. Neben der Besserung der orthostatischen Hypotonie wird auch eine Besserung des Freezing-Phänomens und der Retropulsion erwartet. Aus den bisherigen Studien lässt sich ableiten, dass sich auch die motorischen Symptome, sowie depressive Symptomatik und kognitive Defizite bessern [71, 97, 140]. Dies könnte ein Hinweis darauf sein, dass nicht nur das noradrenerge System beeinflusst wird.

Insgesamt wird die Substanz gut vertragen [113]. Die möglichen unerwünschten Wirkungen sind Übelkeit, Kopfschmerzen, Blutdruckanstieg und Halluzinationen. Kontraindikationen ergeben sich bei Engwinkelglaukom und Schwangerschaft. Vorsicht ist u.a. geboten bei bekannter arterieller Hypertonie und Herzerkrankungen. Interaktionen können sich ergeben bei Isoproterenol und Halothan. Eine gewisse Vorsicht ist auch bei MAO-Hemmern, Antihistaminika, Ergotaminen, Reserpin-Derivaten und Trizyklika geboten. Die Wirkung von L-Dot [14].

Die guten Ergebnisse, die bei der MSA (Multisystematrophie) und der PAF (Pure Autonomic Failure) erzielt wurden [88], haben sich in einer Nachfolgestudie nur zum Teil bestätigt. In einer größeren (n=136) plazebokontrollierten Studie erwies sich Droxidopa als sicher und effektiv in der Therapie eines orthostatischen Blutdruckabfalls bei Patienten mit MSA und einer Parkinson-Krankheit. Am effektivsten war eine Dosis von 900 mg/d (Mitteilung des Herstellers). In einer rezenten Studie war Droxidopa bei Parkinson-Patienten Plazebo überlegen, wobei der Unterschied weniger als 6 mmHg betrug [68]. In einer Studie bei Patienten mit orthostatischer Hypotonie verschiedener Genese betrug der Unterschied 7 (11,2 vs. 3,9) mmHg [68]. In einer Studie von Hauser et al. [50] konnte die Sturzfrequenz reduziert werden.

Die Probleme der Verordnung sind die off-label-Problematik, Verfügbarkeit und der hohe Preis. In der noch aktuellen Bewertung der MDS wird der Substanz eine unzureichende Evidenz attestiert [122].

15.11. Kurzes Resümee

Alle Parkinson-Patienten haben im Krankheitsverlauf nicht-motorische Symptome. Autonome Störungen sind unter den nicht-motorischen Symptomen sehr häufig, fast immer treten mehrere autonome Symptome im Krankheitsverlauf auf. Teilweise sprechen diese auch auf die dopaminerge Medikation an und weisen auch relevante Fluktuationen auf. Nach wie vor werden viele autonome Störungen nicht erkannt, vielerorts nicht mal untersucht oder erfasst. Die therapeutischen Möglichkeiten sind sehr begrenzt und werden auch noch nicht ausreichend in Anspruch genommen [55].

15.12. Literatur

1. Abbott RD, Petrovitch H, White LR, et al. Frequency of bowel movements and the future risk of Parkinson's disease. Neurology 2001; 57: 456-464

2. Abbruzzese G, Barone P, Ceravolo R, et al. Clinical variables associated with treatment changes in Parkinson's disease: results from the longitudinal phase of the REASON study. Neurol Sci 2015; 36: 935-943

3. Adler CH, Dugger PN, Hinni ML, et al. Submandibular gland needle biopsy for the diagnosis of Parkinson's disease. Neurology 2014; 82: 858-864

4. Allcock LM, Ullyart K, Kenny RA, Burn DJ. Frequency of orthostatic hypotension in a community based cohort of patients with Parkinson's disease. J Neurol Neurosurg Psychiatry 2004; 75: 1470-1471

5. Aminoff MJ, Wilcox CS. Assessment of autonomic function in patients with a Parkinsonian syndrome. Br Med J 1971; 4: 80-84

6. Andersen JT, Hebjørn S, Frimodt-Møller C, et al. Disturbances of micturition in Parkinson's disease. Acta Neurol Scand 1976; 53: 161-170

7. Arbouw ME, Movig KL, Koopmann M, et al. Glycopyrrolate for sialorrhea in Parkinson disease: a randomized, double-blind, crossover trial. Neurology 2010; 74: 1203-1207

8. Ashraf W, Wszolek ZK, Pfeiffer RF, et al. Anorectal function in fluctuating (on-off) Parkinson's disease: evaluation by combined anorectal manometry and electromyography. Mov Disord 1995; 10: 650-657

9. Bacchi S, Chim I, Kramer P, Postuma RB. Domperidone for hypotension in Parkinson's disease: a systematic review. J Parkinsons Dis 2017; 7: 603-617

10. Baillea G, De Jesus AM, Perez T, et al. Ventilatory dysfunction in Parkinson's disease. J Park Dis 2016; 6: 463-471

11. Balash Y, Peretz C, Leibovich G, et al. Falls in outpatients with Parkinson's disease. J Neurol 2005; 252: 1310-1315

12. Barboza JL, Okun MS, Moshiree B. The treatment of gastroparesis, constipation and small intestinal bacterial overgrowth syndrome in patients with Parkinson's disease. Expert Opin Pharmacother 2015; 16: 2449-64

13. Barone P, Antonini A, Colosimo C, et al. The PRIAMO study: A multicenter assessment of nonmotor symptoms and their impact on quality of life in Parkinson's disease. Mov Disord 2009; 24; 1641-1649

14. Biaggioni I, Freeman R, Mathias CJ, et al. Randomized withdrawal study of patients with symptomatic neu-

rogenic orthostatic hypotension responsive to droxido-pa. Hypertension 2015; 65: 101-107

15. Birkmayer W, Birkmayer G, Lechner H, Riederer P. DL-3,4-threo-DOPS in Parkinson's disease: Effects on orthostatic hypotension and dizziness. J Neural Transm 1983; 58: 305-313

16. Braak H, Del Tredici K, Bratzke H et al. Staging of the intracerebral inclusion body pathology associated with idiopathic Parkinson's disease. J Neurol 2002; 249(S3): 1-5

17. Braak H, Rüb U, Gai WP, Del Tredici K. Idiopathic Parkinson's disease. Possible routes by which vulnerable neuronal types may be subject to neuroinvasion by an unknown pathogen. J Neural Transm 2003; 110: 517-536

18. Braak H, de Vos RAI, Bohl J, Del Tredici K. Gastric a-synuclein immunoreactive inclusions in Meissner's and Auerbach's plexuses in cases staged for Parkinson's disease related brain pathology. Neurosci Letters 2006; 396: 67-72

19. Brusa L, Petta F, Pisani A, et al. Acute vs chronic effects of L-dopa on bladder function in patients with mild Parkinson disease. Neurology 2007; 68: 1455-1459

20. Buhmann C, Dogac S, Vettorazzi E, et al. The impact of Parkinson disease on patients' sexuality and relationship. J Neural Transm (Vienna) 2017; 124: 983-996

21. Bushmann M, Dobmeyer SM, Leeker L, et al. Swallowing abnormalities and their response to treatment in Parkinson's Disease. Neurology 1989; 39: 1309-1314

22. Calne DB, Shaw DG, Spiers ASD, et al. Swallowing in parkinsonism. Br J Radiol 1979; 43: 456-457

23. Caslake R, Moore JN, Gordon JC, et al. Changes in diagnosis with follow-up in an incident cohort of patients with parkinsonism. J Neurol Neurosurg Psychiatry 2008; 79: 1202-1207

24. Champion MC. Domperidone. Gen Pharmac 1988; 19: 499-505

25. Chaudhuri KR, Ellis C, Love-Jones S, et al. Postprandial hypotension and parkinsonian state in Parkinson's disease. Mov Disord 1997; 12: 877-884

26. Chou KL, Evatt M, Hinson V, Kompoliti K. Sialorrhea in Parkinson's disease: a review. Mov Disord 2007; 16: 2306-2313

27. Cutsforth-Gregory JK, Low PA. Neurogenic orthostatic hypotension in Parkinson disease: a primer. Neurol Ther 2019; 8: 307-324

28. Deeks ED. Mirabegron: a review in overactive bladder syndrome. Drugs 2018; 78: 833-844

29. De Lau LM, Koudstaal PJ, Hofman A, Breteler MM. Subjective complaints precede Parkinson disease: the Rotterdam study. Arch Neurol 2006; 63: 362-365

30. Del Tredici K, Hawkes CH, Ghebremedhin E, Braak H. Lewy pathology in the submandibular gland of individuals with incidental Lewy body disease and sporadic Parkinson's diseases. Acta Neuropathol 2010; 119: 703-713

31. Den Hartog Jager WA, Bethlem J. The distribution of Lewy bodies in the central and autonomic nervous system in idiopathic paralysis agitans. J Neurol Neurosurg Psychiatry 1960; 23: 283-290

32. Drake MJ, Chapple C, Esen AA, et al. Efficacy and safety of mirabegron add-on therapy to solifenacin in incontinent Overactive Bladder Patients with an Inadequate Response to Initial 4-Week Solifenacin Monotherapy: a randomised double-blind multicentre phase 3B study (BESIDE). Eur Urol 2016; 70: 136-145

33. Eadie MJ, Tyrer JH. Alimentary disorder in parkinsonism. Australas Ann Med 1965; 14: 13-22

34. Earl T, Jridi A, Thulin PC et al. Effect of levodopa on postural blood pressure changes in Parkinson disease: a randomized crossover study. Clin Auton Res 2024; 34: 117-124

35. Edwards L, Quigley EMM, Hofman R, et al. Gastrointestinal symptoms in Parkinson Disease: 18-month follow-up study. Mov Disord 1993; 8: 83-86

36. Eichhorn TE, Oertel WH. Macrogol 3350/electrolyte improves constipation in Parkinson's disease and multi system atrophy. Mov Disord 2001; 16: 1176-1177

37. Ekker MS, Janssen S, Seppi K, et al. Ocular and visual disorders in Parkinson's disease: Common but frequently overlooked. Parkinsonism Relat Disord 2017; 40: 1-10

38. Ertekin C, Tarlaci S, Aydogdu I, et al. Electrophysiological evaluation of pharyngeal phase of swallowing in patients with Parkinson's disease. Mov Disord 2002; 17: 942-949

39. Fasano A, Visanji NP, Liu LW, et al. Gastrointestinal dysfunction in Parkinson's disease. Lancet Neurol 2015; 14: 625-639

40. Fischer M, Gemende I, Marsch WC, Fischer PA. Skin function and skin disorders in Parkinson's disease. J Neural Transm 2001; 108: 205-213

41. Freitas ME, Algaraawi A, Lang AE. Linaclotide and prucalopride for management of constipation in patients with parkinsonism. Mov Disord Clin Pract 2018; 5: 218-220

42. Friedman JH, Amik MM, Chou KL. Rhinorrhea and olfaction in Parkinson disease. Neurology 2008; 70: 487-489

43. Fujishiro H, Frigerio R, Burnett M, et al. Cardiac sympathetic denervation correlates with clinical and pathologic stages of Parkinson's disease. Mov Disord 2008; 23: 1085-1092

44. Galloway NTM. Urethral sphincter abnormalities in parkinsonism. Br J Urol 1983; 55: 691-693

45. Gershanik OS. Does Parkinson's disease start in the gut? Arg Neuropsiquiatr 2018; 76: 67-70

46. Goldstein DS, Holmes CS, Dendi R, et al. Orthostatic hypotension from sympathetic denervation in Parkinson's disease. Neurology 2002; 58: 1247-1255

47. Goldstein DS. Orthostatic hypotension as an early finding in Parkinson's disease. Clin Autonom Res 2006; 16: 46-54

48. Harrer G, Danielczyk W, Riederer P. Walther Birkmayer (1910-1996). In: Hippius H, Holdorff B, Schliack H (Hrg.) Nervenärzte 2. Thieme-Verlag, Stuttgart 2006, S. 9-18

49. Hauser RA, Isaacson S, Lisk JP, et al. Droxidopa for the short-term treatment of symptomatic neurogenic orthostatic hypotension in Parkinson's disease (nOH306B). Mov Disord 2015; 30: 646-654

50. Hauser RA, Heritier S, Rowse GJ, et al. Droxidopa and reduced falls in a trial of Parkinson disease patients with neurogenic orthostatic hypotension. Clin Neuropharmacol 2016; 39: 220-226

51. Heranval A, Lefaucheur R, Fetter D, et al. Drugs with potential cardiac adverse effects: Retrospective study in a large cohort of parkinsonian patients. Rev Neurol (Paris) 2016; 172: 318-323

52. Hori N, Takamori M, Hirayama M, et al. Pupillary supersensitivity and visual disturbance in Parkinson's disease. Clin Auton Res 2008; 18: 20-27

53. Izcovich A, González Malla C, Manzotti M, et al. Midodrine for orthostatic hypotension and recurrent reflex syncope. Neurology 2014; 83: 1170-1177

54. Horsager J, Borghammer P. Brain-first vs. body-first Parkinson's disease: An update on recent evidence. Parkinsonism Relat Disord 2024: 106101. doi: 10.1016/j.parkreldis.2024.106101.

55. Janz C, Timpka J, Rosqvist K, et al. Non-motor symptom management: insights into adherence to treatment guidelines in Parkinson's disease patients. J Parkinsons Dis 2024; 14: 297-312

56. Jellinger KA. NADH (Nikotinsäure-Adenin-Dinukleotid) und M. Alzheimer. Neuropsychiatrie 1999; 13: 85-87

57. Jost WH. Autonome Regulationsstörungen beim Parkinson-Syndrom. Shaker-Verlag, Aachen 1999

58. Jost WH, Del Tredici K, Landvogt C, Braune S. Importance of 123I-metaiodobenzylguanidin (MIBG) scintigraphy/SPECT for diagnosis and differential diagnostics of Parkinson syndromes. Neurodegenerative Dis 2010; 7: 341-347

59. Jost WH. Urological problems in Parkinson's disease: clinical aspects. J Neural Transm 2013; 120: 587-591

60. Jost WH. Unwanted effects and interaction of intrajejunal levodopa/carbidopa administration. Expert Opin Drug Saf 2014; 13: 447-458

61. Jost WH. The option of sonographic guidance in botulinum toxin injection for drooling in Parkinson's disease. J Neural Transm 2015; 123: 51-55

62. Jost WH, Augustis S. Severity of orthostatic hypotension in the course of Parkinson's disease: No correlation with the duration of the disease. Parkinsonism Rel Disord 2015; 21: 314-316

63. Jost WH, Friedman A, Michel O, et al. SIAXI: placebo-controlled, randomized, double-blind study of incobotulinumtoxinA for sialorrhea. Neurology 2019; 92: e1982-e1991

64. Jost WH. What are the considerations for anti-hypertensive treatment in patients with Parkinson's disease. Exp Op Pharmacotherapy 2020; 21: 1127-1130; DOI: 10.1080/ 14656566.2020.1744565

65. Jost WH, Altmann C, Fiesel T, et al. Influence of levodopa on orthostatic hypotension in Parkinson's disease. Neurol Neurochir Pol 2020; 54: 200-203

66. Jost WH, Friedman A, Michel O, et al. Long-term incobotulinumtoxinA treatment for chronic sialorrhea: Efficacy and safety over 64 weeks. Parkinsonism Rel Disord 2020; 70: 23–30

67. Kakimoto A, Kawazoe M, Kurihara K, et al. Impact of non-motor fluctuations on QOL in patients with Parkinson's disease. Front Neurol 2023; 14: 1149615. doi: 10.3389/fneur.2023.1149615.

68. Kaufmann H, Freeman R, Biaggioni I, et al. Droxidopa for neurogenic orthostatic hypotension: a randomized, placebo-controlled, phase 3 trial. Neurology 2014; 83: 328-335

69. Kaye J, Gage H, Kimber A, et al. Excess burden of constipation in Parkinson's disease: a pilot study. Mov Disord 2006; 21: 1270-1273

70. Knudsen K, Krogh K, Østergaard K, Borghammer P. Constipation in parkinson's disease: Subjective symptoms, objective markers, and new perspectives. Mov Disord 2017; 32: 94-105

71. Kondo T. L-Threo-DOPS in advanced Parkinsonism. Adv Neurol 1993; 60: 660-665

72. Korchounov A, Kessler KR, Yakhno NN, et al. Determinants of autonomic dysfunction in idiopathic Parkinson's disease. J Neurol 2005; 252: 1530-1536

73. Korczyn AD. Autonomic nervous system disturbances in Parkinson's disease. Adv Neurol 1990; 53: 463-468

74. Kurlan R, Rubin AJ, Miller C, et al. Continuous intraduodenal infusion of levodopa for resistant on-off fluctuations in parkinsonism. Ann Neurol 1985; 18: 139

75. Kurtis MM, Balestrino R, Rodriuez-Blazquez C, et al. A review of scales to evaluate sleep disturbances in movement disorders. Front Neurol 2018; https://doi.org/10.3389/fneur.2018.00369

76. Lemack GE, Dewey RB, Roehrborn CR, et al. Questionnaire-based assessment of bladder dysfunction in patients with mild to moderate Parkinson's disease. Urology 2000; 56: 250-254

77. Lewy FH. Zur pathologischen Anatomie der Paralysis agitans. Dtsch Z Nervenheilk 1913; 50: 50-55

78. Lin CH, Lin JW, Liu YC, et al. Risk of Parkinson's disease following severe constipation: a nationwide population-based cohort study. Parkinsonism Rel Disord 2014; 20: 1371-1375

79. Lin F-Y, Yang YC, Lin CL, Lee LJH. Increased risk of overactive bladder in patients with idiopathic Parkinson's disease: Insight from a nationwide population-based cohort study. PLoS One 2018; e0193783. doi: 10.1371/journal.pone.0193783

80. López-Álvarez J, Sevilla-Llewellyn-Jones, Agüera-Ortiz L. Anticholinergic drugs in geriatric psychopharmacology. Front Neurosci 2019; 13: 1309. doi: 10.3389/fnins.

81. Low PA, Singer W. Management of neurogenic orthostatic hypotension: an update. Lancet Neurology 2008; 7: 451-458

82. Lyytinen J, Sovijarvi A, Kaakkola S, et al. The effect of catechol-O-methyltransferase inhibition with entacapone on cardiovascular autonomic responses in L-dopa-treated patients with Parkinson's disease. Clin Neuropharmacol 2001; 24: 50-57

83. Macht M, Schwarz R, Ellgring H. Psychosoziale Belastungen bei Parkinson-Patienten: ausgewählte Ergebnisse einer bundesweiten Befragung. Sex-med Arzt 1999; 2: 18-21

84. Magerkurth C, Schnitzer R, Braune S. Symptoms of autonomic failure in Parkinson's disease: prevalence and impact on daily life. Clin Auton Res 2005; 15: 76-82

85. Marras C, Chaudhuri KR. Nonmotor features of Parkinson's disease subtypes. Mov Disord 2016; 31: 1095-102

86. Martignoni E, Pacchetti C, Godi L, et al. Autonomic disorders in Parkinson's disease. J Neural Transm 1995; 45 Suppl.: 11-19

87. Mathers SE, Kempster PA, Law PJ, et al. Anal sphincter dysfunction in Parkinson's disease. Arch Neurol 1989; 46: 1061-1064

88. Mathias CJ, Senard J-M, Braune S et al. L-Threo-dihydroxyphenylserine (L-threo-DOPS; droxidopa) in the management of neurogenic orthostatic hypotension: a multi-national, multi-center, dose ranging study in multiple system atrophy and pure autonomic failure. Clin Autonomic Res 2001; 11: 235-242

89. Merola A, Romagnolo A, Rosso M, et al. Orthostatic hypotension in Parkinson's disease: Does it matter if asymptomatic? Parkinsonism Relat Disord 2016; 33: 65-71

90. Mesec A, Šega S, Kiauta T. The influence of the type, duration, severity and levodopa treatment of Parkinson's disease on cardiovascular autonomic response. Clin Auton Res 1993; 3: 339-344

91. Micieli G, Martignoni E, Cavallini A, et al. Postprandial and orthostatic hypotension in Parkinson's disease. Neurology 1987; 37: 386-393

92. Miller N, Allcock L, Hidreth AJ, et al. Swallowing problems in Parkinson disease: frequency and clinical correlates. J Neurol Neurosurg Psychiatry 2009; 80: 1047-1049

93. Moccia M, Erro R, Picillo M, et al. Quitting smoking: An early non-motor feature of Parkinson's disease? Parkinsonism Relat Disord 2015; 21: 216-220

94. Mock S, Osborn DJ, Brown ET, et al. The impact of pallidal and subthalamic deep brain stimulation on urologic function in Parkinson's disease. Neuromodulation 2016; 19: 717-723

95. Molloy L. Treatment of sialorroea in patients with Parkinson's disease: best current evidence. Curr Opinion Neurol 2007; 20: 493-498

96. Nair AT, Ramachandran V, Joghee NM, et al. Gut microbiota dysfunction as reliable non-invasive early diagnostic biomarkers in the pathophysiology of Parkinson's disease: A critical review. J Neurogastroenterol Motil 2018; 24: 30-42

97. Nakajima Y, Kagamihara Y, Nagaoka M et al. The effect of L-threo-DOPS on synaptic transmission to soleus motoneuron in normal subjects and patients with Parkinson's disease. Neurosci Res 1987; 5: 16-27

98. Nakamura T, Suzuki M, Ueda M, et al. Lower body mass index is associated with orthostatic hypotension in Parkinson's disease. J Neurol Sci 2017; 372: 14-18

99. Narabayashi H, Kondo T, Hayashi A, et al. L-threo-3,4-dihydroxyphenylserine treatment for akinesia and freezing of parkinsonism. Proc Japan Acad B 1981; 57: 351-354

100. Narabayashi H, Kondo T, Hayashi A, et al. DL-threo-3,4-dihydroxyphenylserine for freezing symptom in Parkinsonism. Adv Neurol 1984; 40: 497-502

101. Nègre-Pagès L, Regragui W, Bouhassira D, et al. Chronic pain in Parkinson's disease: The cross-sectional

French DoPaMIP survey. Mov Disord 2008; 23: 1361-1369

102. Nimmons D, Bhanu C, Orlu M, et al. Orthostatic hypotension and antiparkinsonian drugs: a systematic review and meta-analysis. J Geriatr Psychiatry Neurol 2022; 35: 639-654

103. Nowack WJ, Hatelid JM, Sohn RS. Dysphagia in parkinsonism. Arch Neurol 1977; 34: 320

104. Oh YS, Kim JS, Chung YA, et al. Orthostatic hypotension, non-dipping and striatal dopamine in Parkinson disease. Neurol Sci 2013; 34: 557-560

104. Oka H, Yoshioka M, Onouchi K, et al. Characteristics of orthostatic hypotension in Parkinson's disease. Brain 2007; 130: 2425-2432

106. Oppenheim H. Kleine Beiträge zur Neuropathologie. J Psychol Neurol 1902; 1: 129-146

107. Ozawa M, Morishima R, Shimizu T, Takahashi K. Correlation with sympathetic skin response, 123I-MIBG scintigraphy, and 123I-FP-CIT SPECT in Parkinson's disease. Neurophysiol Clin 2024; 54: 102956. doi: 10.1016/j.neucli.2024.102956.

108. Palma JA, Kaufmann H. Treatment of autonomic dysfunction in Parkinson disease and other synucleinopathies. Mov Disord 2018; 33: 372-390

109. Palmer ED. Dysphagia in parkinsonism. JAMA 1974; 229: 1349

110. Pan-Montojo F, Anichtchik O, Dening Y, et al. Progression of Parkinson's disease pathology is reproduced by intragastric administration of rotenone in mice. PLoS One 2010; 5: e8762. doi: 10.1371

111. Parkes JD. Domperidone and Parkinson's disease. Clin Neuropharmacol 1986; 9: 517-532

112. Parkinson J. An essay on the shaking palsy. Sherwood, Neely, and Jones, London 1817

113. Pérez-Lloret S, Quarracino C, Otero-Losada M, Rascol O. Droxidopa for the treatment of neurogenic orthostatic hypotension in neurodegenerative diseases. Expert Opin Pharmacother 2019; 20: 635-645

114. Pflug C, Bihler M, Emich K, et al. Critical dysphagia is common in Parkinson disease and occurs even in early stages: a prospective cohort study. Dysphagia 2018; 33: 41-50

115. Postuma RB, Iranzo A, Hogl B, et al. Risk factors for neurodegeneration in idiopathic rapid eye movement sleep behavior disorder: a multicenter study. Ann Neurol 2015; 77: 830-839

116. Pursiainen V, Haapaniemi TH, Korpelainen JT, et al. Sweating in Parkinsonian patients with wearing-off. Mov Disord 2007; 22: 828-832

117. Raz S. Parkinsonism and neurogenic bladder. Urol Res 1976; 4: 133-138

118. Sakakibara R, Uchiyama T, Yamanishi T, Kishi M. Genitourinary dysfunction in Parkinson's disease. Mov Disord 2010; 25: 2-12

119. Sampson TR, Debelius JW, Thron T, et al. Gut microbiota regulate motor deficits and neuroinflammation in a model of Parkinson's disease. Cell 2016; 167: 1469-1480

120. Schoffer KL, Henderson RD, O'Maley K, O'Sullivan JD. Nonpharmocological treatment, fludrocortisone, and domperidone for orthostativ hypotension in Parkinson's disease. Mov Disord 2007; 22: 1543-1549

121. Schwab RS, England AC. Parkinson's disease. J Chron Dis 1958; 8: 488-509

122. Seppi K, Ray Chaudhuri K, Coelho M, et al. Update on treatments for nonmotor symptoms of Parkinson's disease-an evidence-based medicine review. Mov Disord 2019; 34: 180-198

123. Shibao CA, Kaufmann H. Pharmacotherapy of cardiovascular autonomic dysfunction in Parkinson disease. CNS Drugs 2017; 31: 975-989

124. Singer C, Weiner WJ, Sanchez-Ramos JR, et al. Sexual dysfunction in men with Parkinson's disease. J Neuro Rehab 1989; 3: 199-204

125. Skodda S. Die Dysarthrie des Morbus Parkinson: Klinische Präsentation, pathophysiologische und diagnostische Aspekte. Sprache Stimme Gehör 2015; 39: 182-186

126. Sommer S, Aral-Becher B, Jost W. Nondipping in Parkinson's disease. Parkinson's disease 2011; 897586: doi: 10.4061/2011/897586

127. Stacy M, Hauser R, Oertel W, et al. End-of-dose wearing off in Parkinson disease: A 9-question survey assessment. Clin Neuropharmacol 2006; 29: 312-321

128. Stemper B, Beric A, Welch G, et al. Deep brain stimulation improves orthostatic regulation of patients with Parkinson disease. Neurology 2006; 67: 1781-1785

129. Stirpe P, Hoffman M, Badiali D, Colosimo C. Constipation: an emerging risk factor for Parkinson's disease? Eur J Neurol. 2016; 23: 1606-1613

130. Stokholm MG Danielsen EH, Hamilton-Dutoit SJ, Borghammer P. Pathological α-synuclein in gastrointestinal tissues from prodromal Parkinson disease patients. Ann Neurol 2016; 79: 940-949

131. Storch A, Odin P, Trender-Gerhard I, et al. Nonmotor symptoms questionnaire und Scale für das idiopathische Parkinson-Syndrom. Nervenarzt 2010; 81: 980-985

132. Storch A, Schneider CB, Wolz M, et al. Nonmotor fluctuations in Parkinson disease: Severity and correlation with motor complications. Neurology 2013; 80: 800-809

133. Storch A, Schneider CB, Klingelhöfer L, et al. Quantitative assessment of non-motor fluctuations in Parkinson's disease using the Non-Motor Symptoms Scale (NMSS). J Neural Transm (Vienna) 2015; 122: 1673-1684

134. Strano S, Fanciulli A, Rizzo M, et al. Cardiovascular dysfunction in untreated Parkinson's disease: A multimodality assessment. J Neurol Sci 2016; 370: 251-255

135. Svensson E, Henderson VW, Borghammer P, et al. Constipation and risk of Parkinson's disease: A Danish population-based cohort study. Parkinsonism Relat Disord 2016; 28: 18-22

136. Uc EY, Struck LK, Rodnitzky RL, et al. Predictors of weight loss in Parkinson's disease. Mov Disord 2006; 21: 930-936

137. Taly AB, Muthane UB. Involvement of peripheral nervous system in juvenile Parkinson's disease. Acta Neurol Scand 1992; 85: 272-275

138. Tamer C, Melek IM, Duman T, Oksuz H. Tear film tests in Parkinson's disease patients. Ophthalmology 2005; 112: 1795

139. Thomaides T, Karapanayiotides T, Zoukos Y, et al. Gastric emptying after semi-solid food in multiple system atrophy and Parkinson's disease. J Neurol 2005; 252: 1055-1059

140. Toghi H, Abe T, Takahashi S. The effects of L-Threo-3,4-dihydroxyphenylserine on the total norepinephrine and dopamine concentration in the cerebrospinal fluid and freezing gait in parkinsonian patients. J Neural transm (PD Sect) 1993; 5: 27-34

141. Turkka JT, Tolonen U, Myllylä VV. Cardiovascular reflexes in Parkinson's disease. Eur Neurol 1987; 26: 104-112

142. Umehara T, Nakahara A, Matsuno H, et al. Predictors of postprandial hypotension in elderly patients with de novo Parkinson's disease. J Neural Transm (Vienna) 2016; 123: 1331-1339

143. Ungureanu L, Chaudhuri KR, Diaconu S, Falup-Pecurariu C. Dry eye in Parkinson's disease: a narrative review. Front Neurol; 14: 1236366. doi: 10.3389/fneur.2023.1236366.

144. Varanda S, Ribeiro da Silva J, Costa AS, et al. Sexual dysfunction in women with Parkinson's disease. Mov Disord 2016; 31: 1685-1693

145. Winge K, Werdelin LM, Nielsen KK, Stimpel H. Effects of dopaminergic treatment on bladder function in Parkinson's disease. Neurourol Urodynam 2004; 23: 689-696

146. Witjas T, Kaphan E, Azulay JP, et al. Nonmotor fluctuations in Parkinson's disease: frequent and disabling. Neurology 2002; 59: 408-413

147. Zangaglia R1, Martignoni E, Glorioso M, et al. Macrogol for the treatment of constipation in Parkinson's disease. A randomized placebo-controlled study. Mov Disord 2007; 22: 1239-1244

148. Zesiewicz TA, Helal M, Hauser RA. Sildenafil citrate (Viagra) for the treatment of erectile dysfunction in men with Parkinson's disease. Mov Disord 2000; 15: 305-308

149. Zesiewicz TA, Baker MJ, Wahba M, Hauser RA. Autonomic nervous system dysfunction in Parkinson's disease. Curr Treatm Opt Neurol 2003; 5: 149-160

150. Zesiewicz TA, Sullivan KL, Arnulf I, et al. Practice parameter: treatment of nonmotor symptoms of Parkinson disease: report of the quality standards subcommittee of the American Academy of Neurology. Neurology 2010; 74: 924-931

151. Zesiewicz TA, Evatt M, Vaughan CP, et al. Randomized, controlled pilot trial of solifenacin succinate for overactive bladder in Parkinson's disease. Parkinsonism Relat Disord 2015; 21: 514-520

16. Medikamentöse Interaktionen bei der Parkinson-Krankheit

Die medikamentöse Therapie der Parkinson-Krankheit wurde in den letzten Jahren immer komplizierter. Einerseits aufgrund der Vielzahl spezifischer Medikamente, andererseits wegen der Zusatzmedikamente infolge der autonomen und neuropsychiatrischen Symptome und der durch das Lebensalter häufig bestehenden Multimorbidität. Hieraus ergibt sich eine Reihe möglicher Medikamenteninteraktionen, die nicht immer überschaubar und absehbar sind [10, 26]. Vor der Verordnung eines neuen Medikaments sollte man stets an mögliche Interaktionen denken und dies gegebenenfalls berücksichtigen. Interaktion kann sowohl eine Abschwächung, als auch eine Wirkungsverstärkung bedeuten [11]. Neben den Interaktionen muss natürlich auch auf Medikamente verwiesen werden, die Parkinson-Symptome verursachen können oder bei denen sogar ein Zusammenhang mit dem Entstehen der Parkinson-Krankheit vermutet wird [20].

Neben den Interaktionen mit Medikamenten muss auch auf Interaktionen mit Nahrungsmittel hingewiesen werden. Eine relativ unwichtige Interaktion besteht zu Koffein (Tee und Kaffee) [55] sowie Alkohol. Koffein (Adenosin A2A-Antagonist) führt zu einer etwas rascheren L-Dopa-Resorption [31]. Trotzdem sollte man Medikamente besser nicht mit diesen Getränken einnehmen. Noch wichtiger zu erwähnen ist Grapefruitsaft (CYP3A 4,5,7) [56], der die Bioverfügbarkeit entsprechender Medikamente erhöhen kann, z.B. Quetiapin [58]. Auch Nikotin kann als CYP1A2-Induktor die Resorption einiger Medikamente, z.B. Rasagilin, reduzieren [21].

16.1. Gegenanzeigen beim Vorliegen einer Parkinson-Krankheit

Bei einer Vielzahl von Medikamenten bestehen Anwendungsbeschränkungen beim Vorliegen einer Parkinson-Krankheit. Nicht eingesetzt werden sollten die nachfolgenden Substanzen, bei denen auch seitens des Herstellers die Parkinson-Krankheit als Gegenanzeige benannt wurde:

- Antibiotika: Netilmicin

- Antidepressiva: Amoxapin (in Deutschland nicht zugelassen)
- Analgetika: Indometacin i.v., Proglumetacindimaleat
- Antihypertonika: Moxonidin, reserpinhaltige Antihypertensiva
- Antivertiginosa: Cinnarizin, Flunarizin
- Cholinergika: Bethanechol
- Dopaminantagonisten (außer Domperidon zum kurzzeitgen Einsatz)
- Typische Neuroleptika (mit Einschränkung)

16.2. Medikamentöse Interaktionen

Die spezifischen Parkinson-Medikamente sowie etliche zusätzliche Medikamente müssen sehr häufig parallel gegeben werden, so dass Parkinson-Patienten im fortgeschrittenen Stadium häufig mehr als fünf verschiedene Substanzgruppen einnehmen. Dabei ist zu berücksichtigen, dass Patienten in höherem Lebensalter ohnehin schon meist mehr als vier verschiedene Medikamente einnehmen [4]. Hierbei müssen mögliche unerwünschte Wirkungen und Wechselwirkungen berücksichtigt werden. Die meisten Studien haben die Interaktionen zweier Medikamente untersucht. Bei einer großen Anzahl von Medikamenten liegen keine Daten zu Interaktionen vor. Es darf aber davon ausgegangen werden, dass die möglichen Interaktionen bei einer Polypharmakotherapie überproportional zunehmen.

16.2.1. Interaktionen der Parkinson-Medikamente

Die unerwünschten Interaktionen zwischen den verschiedenen Parkinson-Medikamenten sind glücklicherweise nicht sehr groß. L-Dopa kann mit allen anderen Parkinson-Medikamenten kombiniert werden und auch bei Dopaminagonisten gibt es keine wesentlichen Einschränkungen. COMT- und MAO-A-Hemmer sollten nur unter Vorsichtsmaßnahmen kombiniert werden [26]. Die beiden Präparate Entacapon und Selegilin scheinen nicht miteinander zu interagieren [30]. Derzeit wird die Möglichkeit der Kombination von COMT-Hemmern mit Rasagilin und Safinamid großzügig gesehen. Wegen möglicher QTc-Zeit-Verlängerungen und Entstehung von Arrhythmien sollte Amantadin grundsätzlich nicht mit QT-verlängernden Arzneimitteln kombiniert werden. Apomorphin kann in hoher Dosierung ebenfalls die QTc-Zeit verlängern. Amantadin kann die unerwünschten Wirkungen der Anticholinergika verstärken, insbesondere die Halluzinationen. Anticholinergika können durch die verminderte Magenmotilität die L-Dopa-Resorption beeinträchtigen [26].

Wichtig in diesem Zusammenhang ist auch die anticholinerge Wirkung vieler Medikamente, wie z.B. Antidepressiva, Neuroleptika, Benzodiazepinen, Urologika, Opiate, Diuretika, Antihistaminika [29].

16.2.2. Parkinson-Krankheit und Anästhesie

Wird eine Narkose notwendig, muss L-Dopa 12 Stunden vor dem Einsatz von Fluothane und Halothan abgesetzt werden, da diese Substanzen das Herz für Katecholamine sensibilisieren [34, 40, 41]. Thiopental kann zu Parkinson-Symptomen führen resp. diese verstärken [34].

Opioide wiederum können die L-Dopa-Wirkung vermindern [34], eine Beeinflussung der Dopaminagonisten ist ebenfalls möglich (nicht untersucht). Anästhetika können den Blutdruck reduzieren [34].

Durch einen serotonergen Mechanismus [37] kann es unter der Kombination von Selegilin und Pethidin zu lebensbedrohlichen Komplikationen kommen [17].

16.2.3. Parkinson-Krankheit und Ophthalmologie

Beim Engwinkelglaukom sind fast alle Parkinson-Medikamente (aber auch Medikamente, die zur Behandlung nicht-motorischer Störungen eingesetzt werden, z.B. Antimuskarinergika) kontraindiziert oder nur unter Einschränkung einzusetzen [26]. Liegen beide Erkrankungen vor, sollte eine enge Kooperation zwischen Neurologen und Ophthalmologen stattfinden (was zu selten geschieht).

Im Einzelfall hilft nur eine engmaschige Kontrolle des Augeninnendrucks.

Ophthalmologischerseits ist zu berücksichtigen, dass Parkinson-Medikamente zu Störungen der Pupillomotorik führen können. So verursachen Anticholinergika eine Mydriasis mit verminderter Pupillenkontraktion auf Licht oder Konvergenz.

16.2.4. Parkinson-Krankheit und Kardiologie

Grundsätzlich darf angenommen werden, dass Parkinson-Patienten gehäuft kardiovaskuläre Symptome und Komplikationen haben, welche größtenteils auf die Grundkrankheit zurückzuführen sind. Darüber hinaus besteht aber auch die Gefahr einer Verstärkung durch kardiologische Medikamente, was immer berücksichtigt werden muss [19]. Da die Parkinson-Krankheit im höheren Lebensalter auftritt, haben viele der Patienten daneben auch kardiovaskuläre Begleiterkrankungen.

Eine orthostatische Hypotonie kann bei vielen Parkinson-Patienten festgestellt werden [26, 42]. In diesen Fällen sind alle Medikamente zu meiden, die den Blutdruck senken (außer natürlich bei arterieller Hypertonie, siehe unten) oder die Blutdruckregulation negativ beeinflussen. Bei Verstärkung der orthostatischen Hypotonie durch die Parkinson-Medikation hilft häufig eine Therapiemodifikation (beispielsweise ist Bromocriptin durch einen negativen Einfluss auf die Blutdruckanpassung belastet) oder Verordnung von Domperidon (peripherer Dopaminantagonist) weiter. Vorsicht ist auch geboten bei Medikamenten, die den Blutdruck anheben, weil es bei Parkinson-Patienten in der Nacht zu erhöhten Blutdruckwerten kommen kann (Non-dipper) (☞ Kap. 15.).

Medikamente, die zu einer orthostatischen Hypotonie führen können wie z.B. Molsidomin, Nitroglyzerin oder Naftidrofuryl, sollten (wenn nicht vermeidbar) vorsichtig und gegebenenfalls unter Blutdruckkontrollen eingesetzt werden [26]. Bereits mit dem Orthostase-Test (Schellong), als sehr einfach durchzuführende Untersuchung, können kritische Fälle diagnostiziert werden.

Ähnlich wie in der Normalbevölkerung kann bei Parkinson-Patienten aber auch eine arterielle Hypertonie unabhängig von der Grunderkrankung auftreten. Die meisten Antihypertensiva können eingesetzt werden. Nicht mit L-Dopa kombiniert werden sollten u.a. Reserpin-haltige Medikamente, Verapamil, Diltiazem, Amlodipin und Nifedipin. Amlodipin soll auch Parkinsonsymptome auslösen können, gute Daten liegen jedoch nicht vor. Vorsicht ist geboten bei einer Kombination mit ergolinen Dopaminagonisten, die per se den Blutdruck senken können [41, 42], geringer auch bei nicht-ergolinen Substanzen. Ein negativer Einfluss auf die Parkinson-Krankheit ergibt sich bei α-Methyldopa-haltigen und reserpinhaltigen Präparaten [3, 26]. Durch die Kombination von Guanethidin mit Dopaminergika kommt es gehäuft zu Arrhythmien [26, 41]. Die Wirkung von Molsidomin wird durch L-Dopa verstärkt.

Das Antiarrhythmikum Amiodaron kann die Wirksamkeit des L-Dopa reduzieren, eventuell Parkinsonsymptome auslösen und soll sogar neurotoxisch sein.

QTc-Verlängerung und das Auftreten von Torsade de pointes sind ein mittlerweile großes Problem [19]. Da dies sehr viele Medikamente betrifft, wird nicht näher auf das Problem eingegangen und auf die weiterführende Literatur verwiesen. Exemplarisch sei erwähnt, dass Amantadin nicht mit Domperidon, Citalopram [49] und Escitalopram kombiniert werden sollte. Generell gilt, dass das Risiko möglicher Torsade des pointes bei der Kombination zweier Präparate drastisch ansteigt [18]. Bedauerlicherweise unterscheiden sich die Empfehlungen aus den Fachinformationen von den Angaben aus den Leitlinien der Kardiologen.

Zeitweise wurde diskutiert, ob Betablocker auslösend für ein Parkinson-Syndrom sein könnten. Die Datenlage hat dies nicht bestätigt [20].

Als häufige Nebenwirkung der Dopaminagonisten (2-16 %), aber auch L-Dopa (4-5 %) sind Unterschenkelödeme anzusehen. Hier sollte nicht primär mit Diuretika behandelt werden, sondern der eingesetzte Dopaminagonist reduziert, abgesetzt oder ausgetauscht werden.

Risikoklasse 1 (hohes TdP-Risiko nach AZCERT)	
• Citalopram/ Escitalopram	• Domperidon
• Sonstige: Erythromycin, Haloperidol, Lithiumsalze, Ondansetron, Sotalol	
Risikoklasse 2	
• Apomorphin	• Clozapin
• Imipramin	• Lithium
• Mirtazapin	• Nortriptylin
• Tetrabenazin	• Tizanidin
• Tolterodin	• Vardenafil
• Venlafaxin	
Risikoklasse 3	
• Amitriptylin, Doxepin, H_2-Blocker, Quetiapin, Schleifendiuretika, Sertralin, Solifenacin	

Tab. 16.1: Medikamente in der Parkinson-Therapie, die die QTc-Zeit verlängern. **TdP**: Torsade de pointes.

16.2.5. Parkinson-Krankheit und Urologie

Fast alle urologischen Medikamente können die Parkinson-Symptomatik beeinflussen [26]. Zur Hemmung der Detrusoraktivität werden vor allem Anticholinergika eingesetzt, die neuropsychiatrische Symptome hervorrufen oder verstärken können. Soll die Detrusoraktivität stimuliert werden, finden Cholinergika und Cholinesterasehemmer Anwendung, welche wiederum die Wirkung anticholinerger Parkinson-Medikamente abschwächen können (☞ Kap. 15.).

Generell sollte gelten, dass bei Parkinson-Patienten mit urologischen Erkrankungen bei jeder Therapiemodifikation auf mögliche Interaktionen geachtet werden muss.

Bei der erektilen Dysfunktion werden häufig 5-Phosphodiesterasehemmer eingesetzt [26]. Die Kontraindikationen sind hierbei streng zu beachten (☞ oben). Werden zur antidepressiven Therapie SSRI eingesetzt, kann dies eine bestehende Sexualstörung verstärken.

Wird Methionin zur Harnansäuerung eingesetzt, kann dies die L-Dopa-Wirkung abschwächen.

16.2.6. Parkinson-Krankheit und Gastroenterologie

Bei gastrointestinalen Beschwerden wie Übelkeit ist die Gabe von Dopaminantagonisten wie Metoclopramid, aber auch Alizaprid und Bromoprid kontraindiziert [25], stattdessen sind (bedingt) Prokinetika wie Domperidon (rein peripherer D_2-Antagonist) zu empfehlen [24]. Dabei darf jedoch nicht vergessen werden, dass auch Domperidon mit anderen Medikamenten interagiert (CPY3A4) und die QTc-Zeit verlängern kann. Domperidon hat keinen wesentlichen Effekt auf die gastrointestinale Motilität bei der Parkinson-Krankheit und ist keine Dauertherapie (☞ Rote Hand-Brief).

Antazida können zur geringfügigen Resorptionsverbesserung von L-Dopa führen. Protonenpumpen-Hemmer sollten grundsätzlich nur bei Bedarf und nicht prophylaktisch eingesetzt werden, da sie auch verdächtigt werden, neurodegenerative Erkrankungen auszulösen oder zu verstärken [16]. Eine *Helicobacter*-Infektion kann zu einer Wirkungsabschwächung des L-Dopa führen, die sich durch eine Behandlung verbessern lässt [38]. Anticholinergika reduzieren die Magenmotilität und damit die Resorption anderer Substanzen.

Viele Parkinson-Patienten sind an einem Diabetes mellitus erkrankt [8]. Sowohl die medikamentöse Therapie als auch die diätetische Einstellung können die Parkinsontherapie beeinflussen. So kann eine Nephropathie die Therapie mit Amantadin und Pramipexol limitieren. MAO-Hemmer können die Insulinausschüttung steigern.

Safinamid hat von allen MAO-B-Hemmern die geringsten Interaktionen mit tyraminhaltigen Nahrungsmitteln [55]. Opicapon sollte nicht mit Nahrunsmitteln eingenommen werden, also nüchtern [55].

16.2.7. Parkinson-Krankheit und psychiatrische Störungen

Die Kombination verschiedener Parkinson-Medikamente, insbesondere mit L-Dopa, kann zur Auslösung pharmakogener Psychosen führen [24, 45, 46, 57]. Kommt es unter der Therapie zu psychotischen Symptomen, sollte primär die Medikation modifiziert werden (☞ Kap. 14.). Vor einer deutlichen Verschlechterung der motorischen Symptomatik sollte zuerst antipsychotisch behandelt werden. Beim Einsatz von Neuroleptika ist Vorsicht geboten. So sollten alle klassischen, typischen Substanzen (z.B. Haloperidol) möglichst vermieden werden, da diese extrapyramidal-motorische Nebenwirkungen verursachen können. Atypische Substanzen (nur Clozapin zugelassen) besitzen deutliche Vorteile. Aufgrund möglicher Blutbildveränderungen sind jedoch engmaschige Blutbildkontrollen notwendig [12, 15]. Alternativ können andere Atypika eingesetzt werden (z.B. Quetiapin), wobei nach der bisherigen Datenlage Clozapin überlegen ist [7, 13, 46]. Olanzapin ist keine Alternative [14]. Im Gegensatz zu Clozapin, das bereits bei sehr niedrigen Dosierungen wirkt (6,25 bis 25 mg), muss Quetiapin meist höher dosiert werden (*Cave*: off-label).

Hier ist anzumerken, dass Clozapin auch einen sehr guten Effekt auf den Parkinson-Tremor hat, weswegen die Substanz auch häufig off-label zur Therapie des Tremors eingesetzt wird [14, 44]. Bei der Therapie mit Fluoxetin und Fluvoxamin ist zu beachten, dass sich die Clozapin-Spiegel erhöhen. Citalopram beeinflusst den Clozapin- und Benzodiazepin-Spiegel und kann bis zur Atemdepression führen. Benzodiazepine scheinen keinen wesentlichen Einfluss auf die Parkinson-Medikamente zu haben [47].

Generell sollte ein abruptes Absetzen von L-Dopa insbesondere in Kombination mit Neuroleptika vermieden werden, da es zu verstärkten Nebenwirkungen wie z.B. Dyskinesien bis hin zu einem malignen L-Dopa-Entzugssyndrom führen kann. Das plötzliche Absetzen von Dopaminagonisten kann zu einem DAWS (Dopaminagonisten-Entzugssyndrom) führen (☞ Kap. 6.).

Zur Therapie leichter depressiver Verstimmungen werden häufig Johanniskraut-Präparate eingesetzt (gute Studien hierzu fehlen). Selbst bei Johanniskraut (Induktor CYP2C19) bestehen mögliche medikamentöse Interaktionen mit Proteinaseinhibitoren, Cyclosporin A, oralen Antikoagulanzien, Digoxin, Ovulationshemmern, SSRI und tri- und tetrazyklischen Antidepressiva, wegen des Einflusses auf das hepatische P450 (CYP 3A4, CYP 1A2) [23]. Die Kombination von Johanniskraut und Sertralin kann die dopaminerge Wirkung der Parkinson-Medikamente verstärken. Der unkritische Einsatz von Johanniskraut kann deshalb gefährlich sein [56].

Venlafaxin sollte nicht mit Selegilin, Rasagilin und Amantadin kombiniert werden. Opipramol kann zu einem Parkinsonoid führen.

Eine Verstärkung der Wirkung anticholinerger Antiparkinsonmittel kann beim Einsatz trizyklischer Antidepressiva, Phenothiazin-Neuroleptika und Antihistaminika beobachtet werden. Die Kombination von MAO-B-Hemmern (z.B. Selegilin) mit einem Antidepressivum aus der Gruppe der Serotonin-Wiederaufnahmehemmer (z.B. Fluoxetin), der MAO-A-Hemmer (Moclobemid) und der nichtselektiven MAO-Hemmer (Tranylcypromin) ist kontraindiziert [9]. Hierbei kann es zu einem Serotonin-Syndrom oder einer hypertensiven Krise kommen [35]. Wirkstoffe, die die Serotonin-Wiederaufnahme hemmen, sollten frühestens 2 Wochen nach Beendigung der Therapie mit Selegilin eingenommen werden und sie müssen mindestens eine Woche lang abgesetzt sein (bei Fluoxetin mindestens 5 Wochen), bevor eine Therapie mit Selegilin begonnen wird.

Entacapon, aus der Gruppe der COMT-Hemmer, darf ebenfalls nicht zusammen mit nichtselektiven MAO-Hemmern (Tranylcypromin) gegeben werden. Generell muss beim Einsatz von MAO-Hemmern berücksichtigt werden, dass diese die Wirkung des L-Dopa verstärken können und in wenigen Fällen sogar eine Hyperpyrexie und hypertensive Krisen beschrieben wurden. Die bei Entacapon möglichen Diarrhoen können zur Dehydration (einschl. Elektrolytstörung) und Störung der Medikamentenresorption führen [26]. Tolcapon führt noch häufiger zu Diarrhoen und kann fulminante Hepatitiden verursachen [52]. Entacapon und Tolcapon (CYP2C9) können die Wirkung von Cumarinen verstärken, Opicapon eher nicht.

Noradrenalin-Wiederaufnahmehemmer können mit ergolinen Dopaminagonisten zu einem Blutdruckanstieg und mit COMT-Hemmern zu einem Blutdruckabfall führen. In Einzelfällen wurde auch eine Verschlechterung des Tremors beobachtet.

Bei einem erheblichen Anteil der Patienten mit einer Parkinson-Krankheit lassen sich kognitive Einbußen bis zur Demenz feststellen, die Teil der Grunderkrankung, aber auch unabhängiges Symptom sein kann. Etliche Medikamente haben einen negativen Einfluss [2]. Der Einsatz von Kalzium-Antagonisten, z.B. Flunarizin, ist wegen der Blockade der D_2-Rezeptoren und daraus resultierender Verschlechterung der extrapyramidalmotorischen Symptome kontraindiziert. Bei Medikamenten mit cholinergen Effekten, wie Donepezil, wurde anfänglich ein negativer Einfluss auf die Symptomatik vermutet. Mittlerweile ist der positive Effekt auf die kognitive Leistung bekannt [1] und sogar Besserungen psychotischer Symptome können erzielt werden [6]. Bei Memantin sollte parallel kein Amantadinsalz eingesetzt werden (☞ oben).

16.2.8. Parkinson-Krankheit und Verordnung weiterer Medikamente

Cinnarizin sollte bei Parkinson-Patienten nicht und Antihistaminika sollten generell mit Vorsicht eingesetzt werden. Der unkritische Einsatz adjuvanter Therapien ist auch zu vermeiden, da selbst Substanzen, denen seitens der Patienten eine ausschließlich positive Wirkung zugeschrieben werden, einen negativen Einfluss haben können; so kann beispielsweise Vitamin B_6 die L-Dopa-Wirkung reduzieren [41, 48, 53]. Viele der sog. Nahrungsergänzungsmittel können wirksame Substanzen beinhalten (z.B. Erd-Burzeldorn [*Tribulus terrestris*] ist ein wirksamer MAO-Hemmer).

Serotonerg wirksame Substanzen wie Migränemittel vom Triptan-Typ (insbesondere Rizatriptan) und das Adipositas-Präparat Sibutramin dürfen nicht mit Selegilin kombiniert werden.

16.3. Cytochrom P450

Viele Medikamente hemmen oder haben Einfluss auf Cytochrom P450, z.B. der CYP-3A4-, 2C9- und 2C19-Induktor Johanniskraut [54]. Dabei muss noch zwischen Induktoren, Inhibitoren (z.B. Duloxetin) und Substraten (s.u.) unterschieden werden. Weiterhin ist auf den Gen-Polymorphismus hinzuweisen (siehe unten). Hier ist insbesondere auf die Einteilung nach langsamen (ca. 7 %), intermediären (ca. 40 %), schnellen (ca. 50 %) und ultraschnellen (ca. 3 %) Metabolisierern hinzuweisen, außerdem auf die Tatsache, dass es erhebliche ethnische Unterschiede gibt (langsame Metabolisierer sind in Asien deutlich seltener, ca. 2 %).

Substanz	Interaktion
L-Dopa	• Synergistische Effekte mit **Antihypertensiva** [40, 41] • Kardiale Arrhythmien in Kombination mit **Guanethidin** [26, 40] • Sensibilisiert das Herz für **Katecholamine** [53] • α-**Methyldopa** [40], **Pyridoxine (B$_6$)** [41, 48, 53] und **Mequitazin** [48], Benzodiazepine, Valproat, Vigabatrin, Captopril, Methotrexat etc. reduzieren den L-Dopa-Effekt • **Metoclopramid** und **Antazida** beeinflussen die L-Dopa-Resorption [40, 48] • **Domperidon** erhöht etwas die Bioverfügbarkeit des L-Dopa [43] • Negativer Einfluss durch Flunarizin, Reserpin, klassische Neuroleptika und Opioide [26, 41] • Erhöhung des Plasmaspiegels durch Ascorbat, Penicillin, Antazida, Prokinetika • Reduzierte Resorption durch Anticholinergika (auch Antidepressiva und Urologika) • Verstärkte Nebenwirkung bei Kombination mit Bupropion • Eisenhaltige Medikamente nicht mit L-Dopa einnehmen (Chelatbildner, bis zu 50%ige Reduktion), aber auch nicht mit COMT-Hemmern • L-Dopa reduziert die Wirkung von Phenytoin
Dopamin-agonisten	• *Ergot-Agonisten:* Verstärkung der blutdrucksenkenden Wirkung **antihypertensiver Medikamente** [26, 41] • Alpha-DHEC verstärkt die Wirkung der **Thrombozytenaggregationshemmer** • *Lisurid* erhöht die Blutungsneigung • Bromocriptin nicht gemeinsam mit Sympathomimetika (Blutdruckkrisen) • Pergolid interagiert mit ASS, Warfarin, Phenytoin, Sulfonamiden, Valproinsäure • Cabergolin interagiert mit etlichen Antibiotika [28], Grapefruitsaft kann die Konzentration auf das 1,7-fache steigern [33] • Warfarin verändert die Proteinbindung von Pergolid und ist ein CYP-P450-Substrat (1A2) • Inhibition der Cytochrome P-450-Isoenzyme v.a. durch B*romocriptin, Pergolid und Ropinirol* (CYP1A2) • **Makrolidantibiotika** erhöhen Spiegel, z.B. von C*abergolin* und *Bromocriptin* (bis auf das 4,6-fache) • Vorsicht bei der Kombination von *Pramipexol* mit Substanzen, die ausschließlich renal eliminiert werden • **Östrogene** erhöhen *Ropinirol*-Spiegel • Negativer Einfluss durch Reserpin, klassische Neuroleptika und Opioide [26, 41] • Erythromycin nicht gemeinsam mit Bromocriptin, Cabergolin und Pergolid • Apomorphin sollte nicht mit Ondasetron kombiniert werden

Substanz	Interaktion
Selegilin	• Kontraindiziert in der Kombination mit **SSRI** und **MAO-Hemmern** • Vorsicht bei gleichzeitiger Gabe mit **trizyklischen Antidepressiva** oder **COMT-Hemmern** • Keine gleichzeitige Gabe von **Triptanen** [53], Sibutramin [27], Moclobemid, Venlafaxin, Amitriptylin, Methadon, Johanniskraut, Tramadol [9] • Kann in der Kombination mit L-Dopa zu Anorexie, orthostatischer Hypotonie und Dyskinesien führen [51] • Gefahr lebensbedrohlicher Zustände in der Kombination mit **Pethidin** und **Fluoxetin** [37] sowie Ephedrin/Maprotilin • MAO-Hemmer sollten nicht mit Carbamazepin kombiniert werden • Wirkverlust bei Kombination mit CYP2D6-Induktoren [9]
Entacapon	• Vorsicht bei gleichzeitiger Gabe von **Selegilin** (nicht über 10 mg) • Interaktionen mit **MAO-Hemmern, trizyklischen Antidepressiva** und **NA-Reuptake-Hemmern** • Interaktion mit Medikamenten, die über P450 (CYP2C9) metabolisiert werden, z.B. **Wafarin** (engmaschige INR-Kontrollen) • Eisensulfate sollten wegen der Gefahr einer Chelatbildung mit 2-3 Stunden Abstand eingenommen werden • COMT-Hemmer erhöhen die Wirkung von L-Dopa und Apomorphin
Amantadin	• Beeinflussung des L-Dopa-Effekts • Sollte nicht mit **Memantin** oder Medikamenten kombiniert werden, die die QT-Zeit verlängern (www.qtdrugs.org) • Vorsicht bei gleichzeitiger Gabe mit **Diuretika** (erhöhen Plasmakonzentration von Amantadin) • Verstärkt Nebenwirkungen der **Anticholinergika** (Halluzinationen, Verwirrung) • Mögliche Interaktionen mit **Sympathomimetika** • Reduziert die **Alkoholtoleranz** • In der Kombination mit Neuroleptika nicht plötzlich absetzen, kann zu einem lebensbedrohlichen neuroleptischen Syndrom führen
Budipin	• Sollte nicht mit Medikamenten kombiniert werden, die das **QT-Intervall** verlängern (Antiarrhythmika, Amantadin, Domperidon) • Interaktion mit **Metoprolol** (Spiegelerhöhung) und verschiedenen **Antibiotika** • Reduziert die **Alkoholtoleranz** [41]
Anticholinergika [29]	• Erhöhen den anticholinergen Effekt von **Amantadin, tri-/tetrazyklischen Antidepressiva** und **Chinidin** (kognitive Funktion) [26, 41] • Interaktionen mit **urologischen Medikamenten** [26] • Nach Möglichkeit nicht gemeinsam mit anderen anticholinerg wirksamen Präparaten • Magentherapeutika haben Einfluss auf Resorption und Ausscheidung

Tab. 16.3: Interaktionen der Parkinson-Medikamente.

- Amitriptylin
- Clozapin
- Duloxetin
- Propranolol
- Warfarin

Tab. 16.2: Beispiele für CYP1A2-Substrate.

Das Thema würde den Umfang des Buches sprengen, weshalb exemplarisch die Interaktionen der Dopaminagonisten mit CYP P450 tabellarisch dargestellt werden. Als Beispiel sei angeführt, dass Bromocriptin die Plasmakonzentrationen von Simvastatin, Kodein und Zopiclon erhöht. Weitere Beispiele finden Sie in Tab. 16.3. Zur ausführlichen und aktualisierten Auflistung sei auf entsprechende Internet-Seiten verwiesen, weiterhin auf die Therapietabellen von Tanja Hein und Markus Zieglmeier [59].

DA	CYP1A2	CYP2D6	CYP3A4
CYP-Inhibition			
Pramipexol	–	–	–
Ropinirol	+	+	–
CYP-Metabolismus			
Piribedil	+	+	–
Pramipexol	–	–	–
Ropinirol	+	–	+

Tab. 16.4: Mögliche Interaktionen der nicht-ergolinen DA mit dem Cytochrom-P450-System (modifiziert nach [28]).

16.4. Pharmakogenetik und Pharmakodynamik

In diesem Zusammenhang muss auf die Pharmakogenetik hingewiesen werden, die zukünftig eine größere Rolle in der Therapie spielen dürfte, weil Therapieeffekte, aber auch unerwünschte Wirkungen und Interaktionen vorhergesagt werden können [22].

Als Medikamente, bei denen dies von erheblicher Relevanz angesehen werden darf, sind pharmakogenetisch, z.B. Clozapin (CYP1A2 und 2D6), MAO- und COMT-Hemmer, pharmakodynamisch aber auch L-Dopa anzusehen. Insbesondere bei fehlender Wirkung oder ungewöhnlichen Nebenwirkungen ist daran zu denken, dass es sich

beispielsweise um einen langsamen oder ultraschnellen Metabolisierer handeln könnte.

- Potenziell inadäquate Medikation für ältere Menschen: www. priscus.net
- In diesem Zusammenhang ist auch auf das FORTA-Klassifikationssystem hinzuweisen

16.5. Zusammenfassung

Zusammenfassend darf die medikamentöse Therapie bei der Parkinson-Krankheit als schwierig angesehen werden. Einerseits wegen der Vielzahl der eingesetzten Präparate, andererseits wegen der möglichen Interaktionen mit anderen eingesetzten Medikamenten. In vielen Fällen ist ein kurzes Nachschlagen hilfreich, in Einzelfällen kann der Anruf bei darauf spezialisierten Kollegen weiterhelfen.

Wir dürfen auf keinen Fall unkritisch Medikamente hinzugeben und kombinieren und sollten dabei den alten Grundsatz nie vergessen: Primum non nocere.

16.6. Literatur

1. Aarsland D, Laake K, Larsen JP, Janvin C. Donepezil for cognitive impairment in Parkinson's disease: a randomised controlled study. J Neurol Neurosurg Psychiatry 2002; 72: 708-712

2. Abraham DS, Pham Nguyen TP, Hennessy S, et al. Frequency of and risk factors for potentially inappropriate medication use in Parkinson's disease. Age Ageing 2020. pii: afaa033. doi: 10.1093/ageing/afaa033

3. Baas H. Pharmakotherapie in der Neurologie, in: Klinische Pharmakologie, Hrsg: Ritbrock N, Staib H, Loew D, 3., überarb. und erw. Aufl., Steinkopff Verlag Darmstadt,1996; S. 679-690

4. Barat I, Andreasen F, Damsgaard EM. The consumption of drugs by 75-year-old individuals living in their homes. Eur J Clin Pharmacol 2000; 56: 501-509

5. Berchou RC. Maximizing the benefit of pharmacotherapy in Parkinson's disease. Pharmacotherapy 2000; 20: 33S-42S

6. Bergman J, Lerner V. Successful use of donepezil for the treatment of psychotic symptoms in patients with Parkinson's disease. Clin Neuropharmacol 2002; 25: 107-110

7. Caroff SN, Mann SC, Campbell EC, Sullivan KA. Movement disorders associated with atypical antipsychotic drugs. J Clin Psychiatry 2002; 63 (Suppl 4): 12-19

8. Cereda E, Barichella M, Cassani E, et al. Clinical features of Parkinson disease when onset of diabetes came first. Neurology 2012; 78: 1507-1511

9. Csoti I, Storch A, Müller W, Jost WH. Drug interactions with selegiline versus rasagiline. Basal Ganglia 2012; 2: S27–S31

10. Csoti I, Jost WH, Reichmann H. Parkinson's disease between internal medicine and neurology. J Neural Transm (Vienna) 2016; 123: 3-17

11. Dalvi A, Ford B. Antiparkinsonian agents: clinically significant drug interactions and adverse effects, and their management. CNS Drugs 1998; 9: 291-310

12. Factor SA, Friedman JH, Lannon MC, et al. Clozapine for the treatment of drug-induced psychosis in Parkinson's disease: results of the 12 week open label extension in the PSYCLOPS trial. Mov Disord 2001; 16: 135-139

13. Fernandez HH, Friedman JH, Jacques C, Rosenfeld M. Quetiapine for the treatment of drug-induced psychosis in Parkinson's disease. Mov Disord 1999; 14: 484-487

14. Friedman JH, Factor SA. Atypical antipsychotics in the treatment of drug-induced psychosis in Parkinson's disease. Mov Disord 2000; 15: 201-211

15. Gimenez-Roldan S, Matio D, Navarro E, Gines MM. Efficacy and safety of clozapine and olanzapine: an open-label study comparing two groups of Parkinson's disease patients with dopaminergic-induced psychosis. Parkinsonism Relat Disord 2001; 7: 121-127

16. Gomm W, von Holt K, Thomé F, et al. Association of proton pump inhibitors with risk of dementia: A pharmacoepidemiological claims data analysis. JAMA Neurol 2016; 73: 410-416

17. Heinonen EH, Myllyla V. Safety of selegiline (deprenyl) in the treatment of Parkinson's disease. Drug Saf 1998; 19: 11-22

18. Heist EK, Ruskin JN. Drug-induced proarrythmia and use of QTc prolonging agents: clues for clinicians. Heart Rhythm 2005; 2: S1–S8

19. Heranval A, Lefaucheur R, Fetter D, et al. Drugs with potential cardiac adverse effects: Retrospective study in a large cohort of parkinsonian patients. Rev Neurol (Paris) 2016; 172: 318-323

20. Hopfner F, Höglinger GU, Kuhlenbäumer G, et al. β-adrenoreceptors and the risk of Parkinson's disease. Lancet Neurol 2020; 19: 247-254

21. Hukkanen J, Jacob P 3rd, Peng M, et al. Effect of nicotine on cytochrome P450 1A2 activity. Br J Clin Pharmacol 2011; 72: 836-838

22. Issa NT, Kruger J, Wathieu H, et al. DrugGenEx-Net: a novel computational platform for systems pharmacology and gene expression-based drug repurposing. BMC Bioinformatics 2016; 17: 202. doi: 10.1186/s12859-016-1065-y

23. Izzo AA, Ernst E. Interactions between herbal medicines and prescribed drugs: a systematic review. Drugs 2001; 6: 2163-2175

24. Jankovic J. Levodopa strengths and weaknesses. Neurology 2002; 58 (Suppl 1): S19-S32

25. Jost WH. Gastrointestinal motility problems in patients with Parkinson's disease: Effects of antiparkinsonian treatment and guidelines for management. Drugs Aging 1997; 10: 249-258

26. Jost WH, Brück C. Drug interactions in the treatment of Parkinson's disease. J Neurol 2002; 249 (Suppl. 3): 24-29

27. Kilpatrick IC, Traut M, Heal DJ. Monoamine oxidase inhibition is unlikely to be relevant to the risks associated with phentermine and fenfluramine: a comparison with their abilities to evoke monoamine release. Int J Obes Relat Metab Disord 2001; 35: 1454-1458

28. Kvernmo T, Härtter S, Buerger E. A review of the receptor-binding and pharmacokinetic properties of dopamine agonists. Clin Therapeut 2006; 28: 1065-1078

29. López-Álvarez J, Sevilla-Llewellyn-Jones, Agüera-Ortiz L. Anticholinergic drugs in geriatric psychopharmacology. Front Neurosci 2019; 13: 1309. doi: 10.3389/fnins.

30. Lyytinen J, Kaakkola S, Ahtila S, et al. Simultaneous MAO-B and COMT inhibition in L-Dopa-treated patients with Parkinson's disease. Mov Disord 1997; 12: 497-505

31. Mogi M, Toda A, Iwasaki K, et al. Simultaneous pharmacokinetics assessment of caffeine, warfarin, omeprazole, metoprolol, and midazolam intravenously or orally administered to microminipigs. J Toxicol Sci. 2012; 37: 1157-1164

32. Mueller T. Drug treatment of non-motor symptoms in Parkinson's disease. Expert Opin Pharmacother 2002; 3: 381-388

33. Nagai M, Nakatsuka A, Yabe H, et al. Beneficial interactions between grapefruit juice and dopamine agonists in patients with Parkinson's disease. Mov Disord 2005; 20 (Suppl. 10): S123

34. Nicholson G, Pereira AC, Hall GM. Parkinson's disease and anaesthesia. Br J Anaesth 2002; 89: 904-916

35. Okun MS, Watts RL. Depression associated with Parkinson's disease. Clinical features and treatment. Neurology 2002; 58 (Suppl 1): S63-S70

36. Pfeiffer C, Wagner ML. Clozapine therapy for Parkinson's disease and other movement disorders. Am J Hosp Pharm 1994; 51: 3047-3053

37. Pfeiffer RF. Antiparkinsonian agents. Drug interactions of clinical significance. Drug Saf 1996; 14: 343-54

38. Pierantozzi M, Pietroiusti A, Brusa L, et al. Helicobacter pylori eradication and l-dopa absorption in patients with PD and motor fluctuations. Neurology. 2006; 66: 1824-1829

39. Poewe W, Seppi K. Treatment options for depression and psychosis in Parkinson's disease. J Neurol 2001; 248 (Suppl 3): 12-21

40. Saller R, Berger Th, Ulmer E, Hellenbrecht M. Praktische Pharmakologie, 2.Auflage, Schattauer Verlag Stuttgart, New York, 1983

41. Schwarz J. Morbus Parkinson (idiopathisches Parkinson-Syndrom), in: Neurologische Therapie, Hrsg. Lehmann-Horn F, Ludolph A, Urban & Fischer Verlag München, 2000; S:110-121

42. Senard JM, Brefel-Courbon C, Rascol O, Montastruc JL. Orthostatic hypotension in patients with Parkinson's disease: pathophysiology and management. Drugs Aging 2001; 18: 495-505

43. Shindler JS, Finnerty GT, Towlson K, et al. Domperidone and levodopa in Parkinson's disease. Br J Clin Pharmacol 1984; 18: 959-962

44. Tarsy D, Baldessarini RJ, Tarazi FI. Effects of newer antipsychotics on extrapyramidal function. CNS Drugs 2002; 16: 23-45

45. Van De Vijver DA, Roos RA, Jansen PA, et al. Antipsychotics and Parkinson's disease: association with disease and drug choice during the first 5 years of antiparkinsonian drug treatment. Eur J Clin Pharmacol 2002; 58: 157-161

46. Van De Vijver DA, Roos RA, Jansen PA, et al. Use of antipsychotics in Parkinson's disease in daily practice. Br J Clin Pharmacol 2002; 53: 551

47. Van de Vijver DA, Roos RA, Jansen PA, et al. Influence of benzodiazepines on antiparkinsonian drug treatment in levodopa users. Acta Neurol Scand 2002; 105: 8-12

48. Verspohl EJ. Antiparkinsonmittel, In: Arzneimittelneben- und -wechselwirkungen: ein Handbuch und Tabellenwerk für Ärzte und Apotheker, Ammon HPT (Hrsg.), 4., neubearb. und erw. Aufl. - Stuttgart: Wiss. Verl.-Ges., 2001

49. Vieweg WV, Hasnain M, Howland RH, et al. Citalopram, QTc interval prolongation, and torsade de pointes. How should we apply the recent FDA ruling? Am J Med 2012; 125: 859-868

50. Volz von H-J. Psychophytopharmaka lohnen den Versuch. Psychiatrische Komorbidität bei somatischen Erkrankungen. MMW 2001; 142(S2): 536-540

51. Volz HP, Gleiter CH. Monoamine oxidase inhibitors. A perspective on their use in the elderly. Drug Aging 1998; 13: 341-55

52. Watkins P. COMT inhibitors and liver toxicity. Neurology 2000; 55 (Suppl. 4): S51-S52

53. Wellhöner. Antiparkinsonmittel in: Allgemeine und systematische Pharmakologie und Toxikologie, 6. Auflage, Springer-Verlag Berlin Heidelberg New York, 1997

54. Wenk M, Todesco L, Krahenbuhl S. Effects of St. John's wort on the activities of CYP1A2, CYP3A4, CYP2D6, N-acetyltransferase 2, and xanthine oxidase in healthy males and females. Br J Clin Pharmacol 2004; 57: 495-499

55. Wiesner A, Paśko P, Kujawska M. How to optimize the effectiveness and safety of Parkinson's disease therapy? - a systematic review of drugs interactions with food and dietary supplements. Curr Neuropharmacol 2022; 20: 1427-1447

56. Wilson V, Maulik SK. Herb-drug interactions in neurological disorders: a critical appraisal. Curr Drug Metab 2018; 19: 443-453

57. Wolters EC, Berendse HW. Management of psychosis in Parkinson's disease. Curr Opin Neurol 2001; 14: 499-504

58. Wunderer H. Wechselwirkungen: Nicht jeder Arzneistoff verträgt Grapefruitsaft. Pharm Ztg 1998; 143: 2467-2478

59. Zieglmeier M, Hein T. Die wichtigsten Arzneimittel-Interaktionen in Neurologie und Psychiatrie. Therapie-Tabellen, 8. Auflage, Westermayer-Verlag, Pentenried, 2017

Anmerkung

Zur weiteren Information wird auf die Produktinformationen der Hersteller verwiesen (z.B. www.fachinfo.de).

17. Kosten der Parkinson-Therapie

Ziel ärztlichen Handelns sollte die für die Patienten optimale Diagnostik und Therapie sein. Hierbei müssen primär medizinische Ansprüche und sekundär auch Interessen der Kostenträger berücksichtigt werden. Ideal wäre eine optimale und gleichzeitig kostengünstige Therapie. Bedauerlicherweise zwingen uns die knapper werdenden Budgets im Gesundheitswesen zum Abwägen zwischen Kosten und Nutzen. Da die sozioökonomischen Erwägungen stets hohe ethisch-moralische Ansprüche erfüllen sollten, muss mehr Gewicht auf eine hochdifferenzierte Kosten-Nutzen-Analyse gelegt werden, was zum jetzigen Zeitpunkt keinesfalls geschieht.

Besonders deutlich wird dieses Problem in der Parkinson-Therapie: Einerseits handelt es sich um eine häufige Erkrankung, andererseits ist die Therapie relativ teuer. Nach den Berechnungen von Schwabe betrugen die Kosten zur Therapie der Parkinson-Krankheit 2015 in Deutschland 155 Mio. DDD (defined daily dose) mit einer nur geringen Steigerung gegenüber den Vorjahren [40]. Führend war 2018 L-Dopa mit 46 %, gefolgt von Pramipexol mit 15 % [40]. In einer Publikation von Gustavsson et al. fielen die direkten Kosten von 2004 bis 2010 von 10.722 Euro PPP (purchasing power parity, Kaufkraftparität) auf 9.251 Euro PPP ab [14].

Nach Dodel et al. [9] beliefen sich die Tageskosten der medikamentösen Therapie 1998 in Deutschland auf 1,6 Mio. DM. Lindgren [22] geht von Kosten von 5.000 bis 10.000 Euro pro Patient und Jahr aus, wobei erhebliche Unterschiede innerhalb Europas bestehen (UK 3.794, D 6.931). Reese et al. [35] fanden Gesamtkosten von 8400 Euro (6.768-10.302), davon 31 % indirekte Kosten, Medikamente 2889 Euro, stationäre Behandlung 1556 Euro. Dengler et al. [7] und Spottke et al. [45] gingen sogar von Jahreskosten für Deutschland von über 10.000 Euro pro Patient aus (☞ Tab. 17.1). In einem Vergleich der Kostenstrukturen in sechs Ländern fanden sich Kosten von 2.620 bis 9.820 Euro [51].

Erstaunlich ist auch, dass sich die Verordnungen in Deutschland stark unterscheiden. So lagen die Kosten je GKV-Versicherten (GKV-Info 12/2010) in Bayern, Rheinland-Pfalz und Nordrhein-West-falen bei 7,66 bis 8,28 Euro gegenüber EUR 12,34 bis 13,43 Euro in Sachsen, Sachsen-Anhalt und Mecklenburg-Vorpommern. Die gleichen drei Bundesländer lagen auch bei den DDD je GKV-Versicherten mit 2,83 bis 3,02 Euro vorn; im Vergleich dazu lagen die DDD in Bayern und Baden-Württemberg bei 1,91 bis 2,06 Euro. In einer rezenteren Auswertung [40] unterschieden sich die DDD je GKV-Versicherten in den einzelnen Bundesländern erheblich. Spitzenreiter waren Thüringen (3,2) und Mecklenburg-Vorpommern (3,04), die geringsten Verordnungen fanden sich in Hessen (1,8) sowie Bayern und Baden-Württemberg (je 1,9) [40].

Solange sich keine zwingenden Erkenntnisse ergeben, welche die klare Überlegenheit einer Substanzgruppe belegen, wird sich, dem Kostendruck nachgebend, für eine vermeintlich günstigere Substanz entschieden. Drohendem Regress vorbeugend, werden "teure" Medikamente vermieden – bemäntelt mit dem Argument, dass die Datenlage nicht ausreichend sei, um modernere und teurere Medikamente einzusetzen. Bedauerlicherweise bemühen sich die ewigen Kritiker nicht um gute Daten, die eine wirkliche Kostenanalyse ermöglichen. Die Tagestherapiekosten sagen sehr wenig aus, entscheidend sind die Gesamtkosten im Verlauf. Ein gutes Beispiel ist das Auslaufen der Patente. Solange beispielsweise die Dopaminagonisten patentgeschützt waren, wurde der Einsatz kritisch bewertet. Seit die Patente ausgelaufen und die Dopaminagonisten kostengünstiger sind, findet diese Diskussion kaum noch statt. Erstaunlicherweise stieg der Umsatz aber auch nicht in dem erwarteten Ausmaß an. In letzter Zeit haben sich die Verordnungen sogar deutlich reduziert, weil die Nebenwirkungen im Verlauf dafür sprachen. Wir Ärzte können die tatsächlichen Kosten auch gar nicht beurteilen, weil die Rabattverträge nicht öffentlich sind und wir auch nicht wissen, was beispielsweise Reimporte volkswirtschaftlich kosten. So ist auch erstaunlich, dass wir bei Generika erhebliche Abweichungen akzeptieren, obwohl die Medikamente eventuell nur 5 % günstiger sind.

Autor	Jahr der Erhebung (n)	Indirekte Kosten (EUR)	Direkte Kosten (EUR)	Gesamt-kosten (EUR)	Medika-menten-kosten (EUR)	Kranken-haus-kosten (EUR)	Kostensteigernde Faktoren
Dodel 1998	1998 (40)	n.e.	40.759,50	n.e.	12.360,85	10.326,78	• Hoehn&Yahr-Stadien • Parkinson-Subtyp • Wirkfluktuationen
Reese 2011	2006 (91)	5.010	11.790	16.800	5.778	3.112	• Hoehn&Yahr-Stadien • Fluktuationen • Dyskinesien • Dystonien • Freezing • Stürze • Demenz • Psychosen • Depression • Schlafstörungen • höheres Alter
Dengler 2006	2005 (117)	4.850,64	7.239,96	12.090,60	5.762,76	219,24	• Hoehn&Yahr-Stadien • Pflegestufen
Spottke 2005	2002 (145)	6.360	6.760	20.060	3.040	1.420	• Hoehn&Yahr-Stadien • Fluktuationen • Dyskinesien • Dystonien • Freezing • Stürze • Demenz • Halluzinationen • höheres Alter
Ehret 2009	2007 (425)	n.e.	6.668	n.e.	3.236	1.808	• Hoehn&Yahr-Stadien • Angstzustände • Dyskinesien • Schlafstörungen • Pflegestufen • Demenz • Paranoide Symptome • höheres Alter

Tab. 17.1: Ergebnisse deutscher Krankheitskostenstudien zur Parkinson-Krankheit (jährliche Kosten). **n.e.:** nicht erhoben; **n**: Anzahl (Quelle: J.-P. Reese. Gesundheitsökonomische Evaluationen. DGN S3-Leitlinie Idiopathisches Parkinson-Syndrom 2015).

17.1. **Kosten-Nutzen-Effekt**

Nimmt man die pro Währungseinheit zu erhalten-
de Symptomverbesserung als Kriterium, werden
sich L-Dopa-Präparate zweifelsfrei als überlegen
erweisen. Keine andere Substanz ist vergleichbar
wirksam, weiterhin darf L-Dopa als relativ kostengünstig angesehen werden. Werner Poewe [34]
kam in seinem Vergleich 1998 zu dem Ergebnis,
dass vor allem L-Dopa und Amantadin als kostengünstig einzustufen sind (☞ Tab. 17.2). Als problematisch erweist sich hierbei, dass es keine defi-
nitiven Äquivalenzdosen gibt, welche einen Vergleich zwischen Wirksamkeit und Kosten ermöglichen würden. So entsprechen beispielsweise 300
mg Amantadin keinesfalls 300 mg L-Dopa.

Medikament	Dosis (mg/d)	Kosten in Österreich in US $ (1998)	Kosten in Deutschland in EUR (2002)
Artane	10-15	120-350	307-460
Amantadine	300	200	200-500[1]
Deprenyl	10	700	608[2]
L-Dopa	300-500	440-700	460-767[3]
Bromocriptin	25-45	2.250-4.050	2.756-4.940[4]
Pergolid	1,5-5,0	1.400-3.300	2.147-7.158
Ropinirol	8-12	3.270-4.900	3.550-4.947

Tab. 17.2: Vergleich der jährlichen Kosten der Parkinson-Therapie in Österreich [34], ergänzt durch die Kosten (Jahr 2002) in Deutschland pro Patient.
[1] Amantadin-Sulfat, [2] Movergan®, [3] Madopar®, [4] Pravi-
del®.

Viel wichtiger als die Tagestherapiekosten sind die
Lebenszeitkosten. So müssen die medikamentösen
und nicht-medikamentösen Kosten der gesamten
Erkrankungsdauer erfasst werden. Eine initial
kostengünstige Therapie kann durch Komplikationen im Verlauf der Erkrankung sehr teuer werden. So stehen beispielsweise der Kosteneinsparung durch frühen Einsatz von L-Dopa wesentlich
höhere Kosten bei Auftreten motorischer Spätkomplikationen gegenüber [11, 27, 57]. Sobald die
Patienten in eine Pflegeeinrichtung eingewiesen
werden, übersteigen diese Kosten deutlich die Medikamentenkosten [57].

Die Behandlung des de-novo-Patienten kann noch
sehr günstig sein. Es ist jedoch unbestritten, dass
die Therapiekosten mit Zunahme der Symptom-
ausprägung steigen. So kostete in der Untersu-

chung von Dodel und Mitarbeitern [9] ein Patient
im Stadium Hoehn&Yahr I 6,10 DM/d, im Stadium Hoehn&Yahr V 32,50 DM/d. Einen geringeren
Einfluss auf die Kosten hatte in dieser Untersuchung die Erkrankungsdauer. In einer spanischen
Untersuchung stiegen die Kosten von
2.082,17 Euro im ersten Jahr auf 4.008,60 Euro im
vierten Jahr [26]. In der Studie von Winter et al.
[56] lagen die jährlichen Kosten in den Hoehn-
und-Yahr-Stadien I und II bei 18.660 Euro und
den Stadien III-V bei 31.660 Euro, wobei sich von
2000 bis 2004 eine Gesamtkostensteigerung um
25-31 % ergab, davon für Medikamente um 14-
20 % [56].

Treten motorische Fluktuationen auf, verdoppeln
bis verdreifachen sich die Therapiekosten [8, 9, 46,
56, 57]. Für die Kostenbewertung ist natürlich
auch die Erfassung von Komorbiditäten wie z.B.
einer Demenz von Relevanz [30].

Eine große Studie wurde von Weir et al. publiziert
[53]. Sie erfassten im Zeitraum zwischen 1994 und
2013 die Kosten von über 7.000 Parkinson-Patienten und Kontrollpersonen. Die durchschnittlichen jährlichen Kosten lagen um 2.471 £ im ersten
Jahr nach der Diagnose und stiegen auf 4.004 £
nach 10 Jahren an. Die Kosten bei schwerer betroffenen Patienten (z.B. Demenz, Stürze, Psychose,
Heimeinweisung) waren im Schnitt um 1.069 £
höher als bei den weniger betroffenen Patienten.
Dabei muss natürlich betont werden, dass diese
Studie im Vereinigten Königreich mit den beson-
deren Rahmenbedingungen durch geführt wurde.

Wir gehen davon aus, dass die Kosten im Verlauf
zunehmen. Dies hat sich in den letzten Jahren geändert und häufig nehmen die Kosten im späten
Verlauf wieder ab. Dies ist auch abhängig von den
gerade verfügbaren und neuen/kostenintensiven
Therapien. Dabei zeigen sich große nationale Unterschiede, selbst innerhalb Europas [20]. So fanden Kruse et al. [20] im Verlauf einer vierteljährli-
chen Beobachtung Kosten von 25.649 Euro in
Schweden, 20.573 Euro in Frankreich, 19.959 Euro
in Deutschland, 18.319 Euro in den Niederlanden
und 12.156 Euro in UK.

In einer eigenen Untersuchung [19] haben wir die
Kosten bei 68 Patienten erfasst. Die direkten
Kosten pro Monat lagen bei knapp 650 Euro,
wovon über drei Viertel der Kosten durch Medikamente bedingt waren, der Hauptanteil davon ver-

ursacht durch Dopaminagonisten. Die Kosten für die Physiotherapie lagen bei unter 25 Euro/Monat. In einer nachfolgenden Studie [2] erfassten wir die indirekten Kosten, bei denen die Pflegekosten mit 261 Euro den größten Einzelposten darstellten.

In einer Studie bei 117 Patienten über 3 Jahre fanden wir durchschnittliche Kosten von 1007,55 Euro pro Monat. Davon entfielen 603,33 Euro auf die direkten Kosten (55,9 %), wovon die Medikamentenkosten wiederum den Großteil mit 480,23 Euro darstellten (☞ Abb. 17.1). Die indirekten Kosten beliefen sich auf 404,22 Euro pro Monat, wovon 76 % durch den Erwerbsausfall und die Pflegekosten verursacht waren (☞ Abb. 17.2). Die Kosten stiegen mit dem Hoehn-&-Yahr-Stadium und nahmen in den Stadien 4 und 5 wieder ab [7].

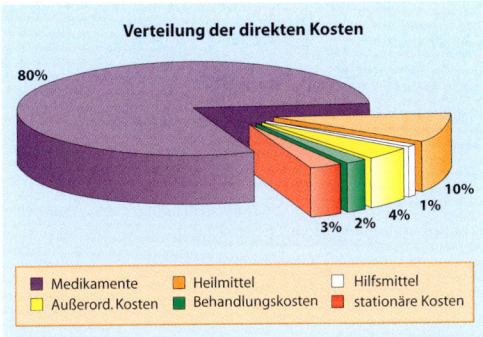

Abb. 17.1: Prozentuale Verteilung der gesamten direkten Kosten.

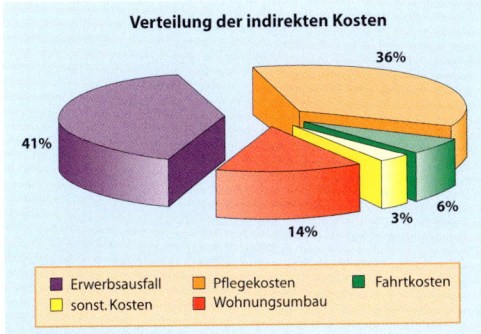

Abb. 17.2: Prozentuale Verteilung der gesamten indirekten Kosten.

Die Preise der unterschiedlichen Substanzgruppen unterschieden sich erheblich. Bezüglich der Gesamtkosten der medikamentösen Therapie verursachten nach Dodel et al. [9] die Dopaminagonisten mit 61 %, gefolgt von L-Dopa (20 %) die größ-

ten Einzelposten. Durch den dramatischen Preisverfall bei den Dopaminagonisten würde diese Studie heute anders aussehen. Wesentlich geringer wirkten sich die MAO-B-Hemmer (6 %), Anticholinergika (3 %) und Amantadine (2 %) aus, was durch den selteneren Einsatz erklärt werden kann [9].

Unter den meist verordneten Parkinson-Präparaten finden sich 2015/2019 auf den ersten Plätzen mittlerweile die Generika [40]. L-Dopa war nach wie vor das meist verordnete Parkinson-Medikament. Bei den Umsätzen lag L-Dopa (mit Carbidopa, Benserazid und Entacapon) ebenfalls auf Platz 1. Die Dopaminagonisten (DA) liegen hinter L-Dopa auf Platz 2 mit 38,6 Mio. DDD. Die Anticholinergika nahmen bei den Verordnungen kontinuierlich ab, lagen aber 2015 mit 12,7 Mio. DDD immer noch höher als beispielsweise die Amantadine mit 8,1 Mio. DDD [40]. Im Jahr 2018 kam L-Dopa mit Decarboylasehemmer auf 46 %, gefolgt von Pramipexol (15 %), Anticholinergika (8,5 %), Entacapon (6,8 %), Amantadin (4,7 %, Rotigotin (5,5 %) und Rasagilin (1,2 %)[40].

Die DDD-Nettokosten unterscheiden sich für viele Substanzgruppen stark: z.B. Pramipexol 2,78 Euro, Rasagilin 4,04 Euro, Tolcapon 8,30 Euro, LCE 3,67 Euro, Amantadinsulfat 0,35 Euro, L-Dopa (gesamt) 1,98 Euro [40]. Im Vergleich zu den älteren Daten liegen die aktuellen Tagestherapiekosten (2020) von Opicapon (Ongentys®) bei 3,58 Euro (Apothekenverkaufspreis bei N3, Herstellerabgabepreis 2,735 Euro).

17.2. Gesamtkosten der Therapie

Die Kosten der medikamentösen Therapie belaufen sich in den meisten Studien auf weniger als die Hälfte der direkten Kosten (☞ Abb. 17.3). Führt man eine Kostendiskussion, müssen deshalb auch die weiteren direkten Kosten erfasst werden [7, 8, 50]. Die Kosten der Parkinson-Therapie in Europa wurden 2010 auf 13,9 Mrd. Euro beziffert [14].

Neben den Medikamenten werden die Kostenträger am stärksten durch die Krankenhausaufenthalte belastet [8, 9, 35, 59]. Die direkten Arztkosten (5 %) und Kosten für Physiotherapie (4 %) sind im Vergleich hierzu relativ gering [8, 9] und für die Gesamtkosten relativ unbedeutend [1, 48, 58]. Einen wesentlichen Faktor innerhalb der Gesamtkosten dürften auch die Patienten in fortgeschrittenem Stadium mit Pflegebedürftigkeit darstellen [46, 57]. Hagell et al. [15] fanden jährliche direkte Kosten in Höhe von 3.200 Euro bei Gesamtkosten in Höhe von 13.800 Euro/Jahr. In der Untersuchung von Winter et al. lagen die direkten Kosten bei 13.159 Euro, davon 3.525 Euro für Medikamente. Die indirekten Kosten lagen bei 6.937 Euro [57]. McCrone et al. [28] bezifferten die Kosten auf 13.800 £, wobei die direkten Kosten bei lediglich 5 % lagen. In unserer Untersuchung [2] lagen die Gesamtkosten bei 13.996 Euro, davon 6.006 Euro indirekte und 7.790 Euro direkte Kosten [2]. Reese et al. [35] bezifferten die indirekten Kosten auf 31 %.

Aber auch sehr kostenintensive Maßnahmen können langfristig kostengünstig sein. Dies wurde z.B. für die Tiefe Hirnstimulation gezeigt, bei der die momentanen Kosten zwar hoch sind, dies aber durch die Einsparungen bei den Medikamenten im Verlauf amortisiert wird [3, 5, 44, 49]. Aus den Daten der EARLYSTIM-Studie wurde sogar gefolgert, dass ein früher Einsatz der DBS kostensparend sei [6, 33]. Entsprechende Untersuchungen liegen auch für Apomorphin und intrajejunales L-Dopa vor [25, 32, 52, 58]. In einer Studie schnitt die Tiefe Hirnstimulation im Verhältnis zur Apomorphin-Pumpe kostengünstiger ab [29], in einer anderen Studie umgekehrt [52].

In einer Untersuchung von Lowin et al. [23] konnte bei Patienten im fortgeschrittenen Stadium gezeigt werden, dass die Duodopa®-Pumpe kostengünstiger ist als die vorherige Therapie (36.024 £ versus 39,644 £ per QALY). In einer aktuellen Untersuchung von Lowin et al. [24] wurde eine Ratio der LCIG zur Standardtherapie von 26.944 Euro/QALY gefunden (Gesamtkosten und QALY für LCIG vs. Standardtherapie 537.687 vs. 514.037 Euro resp. 4,37 vs. 3,49 Euro). In einer Untersuchung von Dams et al. wurde für die DBS 20.000 Euro per QALY errechnet, wobei Untersuchungen einen Bereich von 6.700 bis 34.389 Euro/QALY ergaben [23, 47]. Unterschiede bezüglich der verschiedenen Zielpunkte bei der DBS zeigten sich nicht [47]. Rezent zeigten Pahwa et al., dass die Kosten durch die intrajejunale L-Dopa-Gabe vergleichbar derer unter der Standardtherapie war ($1.031.791 vs. 1.025.180), bezogen auf QALY die Pumpenversorgung jedoch überlegen war (4,61 vs. 3,76) [32].

In einer großen Analyse kamen Walter und Odin [52] zu dem Ergebnis, dass die Apomorphin-Pumpe kosteneffektiv und seitens der Kosten vergleichbar mit der LCIG und der DBS sei. Für Deutschland beliefen sich die Lebenszeitkosten auf 104.500 Euro (2,92 QALYs und 6,49 Lebensjahre). Zum Vergleich betrugen die Kosten für LCIG in Deutschland 175.004 Euro (3,18 QALYs und 7,18 Lebensjahre) und für die DBS 105.737 Euro bei 2,85 QALYs und 6,61 Lebensjahren. Im direkten Vergleich der Apomorphin-Pumpe mit der Standardtherapie war Apomorphin geringfügig teurer, jedoch mit höherer Lebensqualität (QALY +0,23) [57]. Nimmt man nicht die Lebenszeitkosten, sondern die Kosten pro Jahr, darf für Apomorphin von bis zu 3-fach höheren Kosten ausgegangen werden [8], wobei die errechneten Kosten zwischen 13.500 [8] und 73.000-91.000 Euro stark schwanken [29].

Valleriola et al. [50] errechneten im ersten Jahr der Therapie die höchsten Kosten für die DBS, nach 5 Jahren war die DBS am günstigsten, und Apomorphin deutlich günstiger als LCIG (141.393 vs. 233.986 Euro). In einer systematischen Auswertung von Afentou et al. [1] zeigte sich die DBS als die kostengünstigste Option.

Für all diese Untersuchungen ist natürlich zu sagen, dass wir ein großes Bias haben, da die zugrundeliegende Annahme wie auch die Bewertung der Kosten und der Effektstärke aufgrund sehr begrenzter Datenlage kritisch beurteilt werden müssen [36].

Medizinische Maßnahme	Kosten-Nutzen-Verhältnis ($/QALY*)
Niedermolekulares Heparin bei tiefer Beinvenenthrombose	8.070
Pramipexol beim iPS im Frühstadium	9.139
Pramipexol beim iPS im fortgeschrittenen Stadium	12.714
Transösophagealer Ultraschall nach Schlaganfall	14.273
Screening für Typ-II-Diabetes bei über 25-Jährigen	62.198
Screening für asymptomatische Karotisstenosen	138.000

Tab. 17.3: Vergleich der Kosten-Nutzen-Verhältnisse für verschiedene medizinische Maßnahmen (modifiziert nach [28]).
*QALY: Quality-adjusted life year.

17.3. Diskussion

Bevor man in die Kostendiskussion einsteigt, müssen die direkten und indirekten Kosten der jeweiligen Erkrankung differenziert erfasst werden. Die finanziellen Möglichkeiten sind begrenzt, trotzdem müssen wir unseren Patienten eine optimale Therapie zukommen lassen. Auch im Gesundheitswesen muss wirtschaftlich gedacht werden, doch dürfen über die Wirtschaftlichkeit nicht die ethischen Aspekte und unsere medizinische Intention vergessen werden. Denn wirtschaftlich wird es sich nie rechnen, Parkinson-Patienten zu behandeln. Außerdem sei die Frage erlaubt, ob man bei jetzt Betroffenen, die im Arbeitsleben die Kosten der vorherigen Generation finanziert haben, einsparen muss, weil die nächste Generation nicht mehr die Kosten tragen kann, da sie weniger sind.

Den direkten Kosten, die durchschnittlich deutlich über 7.500 Euro pro Jahr liegen dürften, stehen indirekte Kosten gegenüber, die ein Vielfaches betragen können. Hier sind die vermehrte Arbeitsunfähigkeit, Verkürzung der Lebensarbeitszeit (Frühberentung), Kosten durch Komplikationen (wie beispielsweise Pneumonien) und Pflegebedürftigkeit zu nennen. Den derzeit entstehenden Kosten sind theoretisch weitere zuzurechnen, da davon ausgegangen werden kann, dass etliche Par-

kinson-Patienten nicht oder inadäquat behandelt werden.

Wie können wir wirtschaftliche Gesichtspunkte und unsere medizinischen Ansprüche teilweise in Übereinstimmung bringen? Die Kosten der Parkinson-Therapie könnten deutlich gesenkt werden, wenn die Progredienz der Erkrankung und das Auftreten motorischer Spätkomplikationen verlangsamt werden könnten. Ziel wären also krankheitsmodifizierende Substanzen und die Vermeidung von motorischen Spätkomplikationen. Studien zu neuroprotektiven Effekten und Kosten gibt es nicht [36]. Es wird aber vermutet, dass eine frühzeitige Therapie der Parkinson-Krankheit im Gesamtverlauf Kosten einsparen könnte [18].

Einsparungen durch "billige" Substanzen sind nur kurzfristig. In einer Untersuchung mit Entacapon konnte gezeigt werden, dass trotz des hohen Preises insgesamt keine Kostensteigerung resultiert, da anderweitig Kosten eingespart werden [31]. Bei unseren Untersuchungen konnten wir feststellen, dass zum damaligen Zeitpunkt Dopaminagonisten einen Großteil der Kosten ausmachten [19]. Daraus zu schließen, dass die Therapie insgesamt verteuert würde, ist jedoch falsch [41], da im Vergleich zu anderen Studien die Gesamtkosten nicht different waren.

Ziegler [59] konnte zeigen, dass Patienten mit Fluktuationen um den Faktor 7,3 teurer sind (unter Berücksichtigung aller medizinischer Kosten) als nicht-fluktuierende Patienten. Fluktuationen vermeiden heißt also, nicht nur Lebensqualität steigern, sondern auch Kosten sparen [11, 27].

Schwierig dürfte es auch sein, verschiedene Therapiemaßnahmen bezüglich der Kosten miteinander zu vergleichen, da man immer nur eine Momentaufnahme erhält. Eine abschließende Bewertung kann nur bei sehr gründlicher Datenerhebung im Langzeitverlauf erfolgen. So konnten Iskedjian und Einarson [17] in einer 5-Jahres-Studie zeigen, dass eine Dopaminagonisten-Therapie kostengünstiger war als die L-Dopa-Therapie. Dieses Ergebnis wäre heutzutage noch viel günstiger, da die Preise für Dopaminagonisten dramatisch gesunken sind.

Weiterhin sind die Kosten auch deutlich abhängig vom jeweiligen Gesundheitssystem. So konnte Lindgren [22] in seinem Vergleich innerhalb

Europas Kosten von etwa 3.800 bis knapp 7.000 Euro, von Camphausen et al. von 2.620 bis 9.820 Euro [51] finden (☞ Tab. 17.4).

	D [7]	D [10]	UK [13]	S [15]	F [21]
H&Y 1	11.431	4.551	4.919	7.595	1.510
H&Y 2	11.592	8.064	5.075	12.604	2.546
H&Y 3	10.690	13.039	10.237	24.873	3.557
H&Y 4	15.040	11.743	16.780	17.271	5.739
H&Y 5	15.334	22.966	30.398	24.900	5.739

Tab. 17.4: Vergleich der Gesamtkosten in verschiedenen Ländern (modifiziert nach [19]).

Eine Kostenersparnis darf nicht zu Lasten einer guten Therapie gehen. Unsere Aufgabe ist es, die Krankheit optimal zu therapieren und mehr auf Lebensqualität als auf Kosten zu achten [38]. Eine regelmäßige neurologische Betreuung reduziert Komplikationen [55]. Eventuell werden dadurch direkte Kosten gesteigert, indirekte Kosten und mittelfristig auch die direkten Kosten werden aber reduziert.

Einfluss hat selbstverständlich auch, ob die Kosten übernommen werden oder teilweise oder ganz vom Patienten zu leisten sind. Muss der Patient die Kosten selbst tragen, ist die Adhärenz geringer [37]. Weiterhin ist wichtig zu berücksichtigen, dass die nationalen Gesundheitssysteme willkürliche Schwellen festlegen. NICE (UK) definiert die Schwelle mit 20.000 bis 30.000 £/QALY, in den USA und Australien gelten 50.000 $/QALY[1]. Die tatsächlichen Kosten sind ohnehin nur grob zu schätzen, da beispielsweise Rabatte in Deutschland nicht öffentlich gemacht werden.

Aktuell sind die vorliegenden Daten nicht ausreichend um eine Therapie unter pharmaökonomischen Gesichtspunkten zu beurteilen [36]. Dies betrifft insbesondere auch die nicht-medikamentöse und nicht-chirurgische Therapie [16]. Die MDS hat eine Task Force eingerichtet, welche sich um eine einheitliche und objektivere Erfassung der Krankheitskosten bemüht [12].

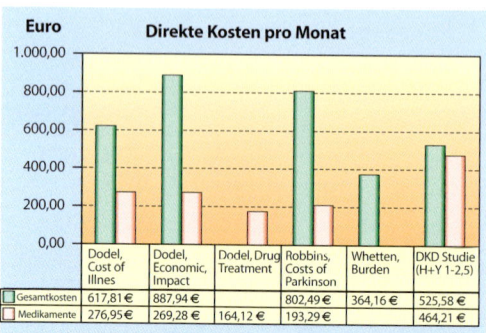

Abb. 17.3: Vergleich der direkten Kosten pro Monat in den verschiedenen Studien.

17.4. Literatur

1. Afentou N, Jarl J, Gerdtham UG, Saha S. Economic evaluation of interventions in Parkinson's disease: a systematic literature review. Mov Disord Clin Pract 2019; 6: 282-290

2. Barth F, Baum B, Bremen D, et al. Die indirekten Kosten des idiopathischen Parkinson-Syndroms. Fortschr Neurol Psychiat 2005; 73: 187-191

3. Becerra JE, Zorro O, Rui-Gaviria R, et al. Economic analysis of deep brain stimulation in Parkinson disease: Systematic review of the literature. World Neurosurg 2016; 93: 44-49

4. Charles PD, Padaliya BB, Newman WJ, et al. Deep brain stimulation of the subthalamic nucleus reduces antiparkinsonian medication costs. Parkinsonism Relat Disord 2004; 10: 475-479

5. Dams J, Siebert U, Bornschein B, et al. Cost-effectiveness of deep brain stimulation in patients with Parkinson's disease. Mov Disord 2013; 28: 763-771

6. Dams J, Balzer-Geldsetzer M, Siebert U, et al. Cost-effectiveness of neurostimulation in Parkinson's disease with early motor complications. Mov Disord 2016; 31: 1183-1191

7. Dengler I, Leukel N, Meuser T, Jost WH. Prospektive Erfassung der direkten und indirekten Kosten des idiopathischen Parkinson-Syndroms. Nervenarzt 2006; 77: 1204-1209

8. Dodel RC, Singer M, Köhne-Volland R, et al. Krankheitskosten der Parkinson-Erkrankung. Nervenarzt 1997; 68: 978-984

9. Dodel RC, Eggert KM, Singer MS, et al. Costs of drug treatment in Parkinson's disease. Mov Disord 1998; 13: 249-254

10. Dodel RC, Singer M, Köhne-Volland R, et al. The economic impact of Parkinson's disease. Pharmacoeconomics 1998; 14: 299-312

11. Dodel RC, Berger K, Oertel WH. Health-related quality of life and healthcare utilisation in patients with Parkinson's disease: impact of motor fluctuations and dyskinesias. Pharmacoeconomics 2001; 19: 1013-1038

12. Dodel R, Jönsson B, Reese JP, et al. Measurement of costs and scales for outcome evaluation in health economic studies of Parkinson's disease. Mov Disord 2014; 29: 169-176

13. Findley L, Aujla M, Bain PG, et al. Direct economic impact of Parkinson's disease: A research survey in the United Kingdom. Mov Disord 2003; 18: 1139-1145

14. Gustavsson A, Svensson M, Jacobi F, et al. Cost of disorders of the brain in Europe 2010. Eur Neuropsychopharmacol 2011; 21: 718-779

15. Hagell P, Nordling S, Reimer J. Resource use and costs in a swedish cohort of patients with Parkinson's disease. Mov Disord 2002; 17: 1213-1220

16. Hartmann-Nardin D, Stock S, Kalbe E, Folkert AK. Cost-effectiveness analyses of non-pharmacological and non-surgical interventions in idiopathic Parkinson's disease: a systematic review. J Parkinsons Dis 2024. doi: 10.3233/JPD-230213.

17. Iskedjian M, Einarson TR. Cost analysis of ropinirole versus levodopa in the treatment of Parkinson's disease. Pharmacoeconomics 2003; 21: 115-127

18. Jann MW. Advanced strategies for treatment of Parkinson's disease: the role of early treatment. Am J Manag Care 2011; 17: S315-S321

19. Keller S, Kessler T, Meuser T, et al. Analyse der direkten Kosten in der Parkinson-Therapie. Nervenarzt 2003; 74; 1105-1109

20. Kruse C, Lipinski A, Verheyen M, et al. Care of late-stage Parkinsonism: resource utilization of the disease in five european countries. Mov Disord 2024; 39: 571-584

21. Le Pen C, Wait S, Moutard-Martin F, et al. Cost of illness and disease severity in a cohort of French patients with Parkinson's disease. Pharmacoeconomics 1999; 16: 59-69

22. Lindgren P. Economic evidence in Parkinson's disease: a review. Eur J Health Econom 2004; 5 (Suppl. 1): S63-S66

23. Lowin J, Bergman A, Chaudhuri KR, et al. A cost-effectiveness analysis of levodopa/carbidopa intestinal gel compared to standard care in late stage Parkinson's disease in the UK. J Med Econ 2011; 14: 584-593

24. Lowin J, Sail K, Baj R, et al. The cost-effectiveness of levodopa/carbidopa intestinal gel compared to standard care in advanced Parkinson's disease. J Med Econ. 2017; 20: 1207-1215

25. Lundqvist C, Beiske AG, Reiertsen O, Kristiansen IS. Real life cost and quality of life associated with continuous intraduodenal levodopa infusion compared with oral treatment in Parkinson patients. J Neurol 2014; 261: 2438-2445

26. Martinez-Martín P, Rodriguez-Blazquez C, Paz S, et al. Parkinson symptoms and health related quality of life as predictors of costs: A longitudinal observational study with linear mixed model analysis. PLoS One 2015; 10: doi: 10.1371

27. Maurel F, Lilliu H, Le Pen C. Social and economic cost of L-Dopa-induced dyskinesias in patients with Parkinson's disease. Rev Neurol (Paris) 2001; 157: 507-514

28. McCrone P, Allcock LM, Burn DJ. Predicting the cost of Parkinson's disease. Mov Disord 2007; 22: 804-812

29. Meissner W, Trottenberg T, Klaffke S, et al. Apomorphintherapie versus tiefe Hirnstimulation. Nervenarzt 2001; 72: 924-927

30. Murman DL, Kuo SB, Powell MC, Colenda CC. The impact of parkinsonism on costs of care in patients with AD and dementia with Lewy bodies. Neurology 2003; 61: 944-949

31. Nuijten MJ, van Iperen P, Palmer C, et al. Cost-effectiveness analysis of entacapone in Parkinson's disease: a Markov process analysis. Value Health 2001; 4: 316-328

32. Pahwa R, Merola A, Soileau M, et al. Cost-effectiveness of carbidopa-levodopa enteral suspension for advanced Parkinson's disease in the United States. Mov Disord 2023; 38: 2308-2312

33. Pietzsch JB, Garner AM, Marks WJ jr. Cost-effectiveness of deep brain stimulation for advanced Parkinson's disease in the United States. Neuromodulation 2016; 19: 689-697

34. Poewe W. Should treatment of Parkinson's disease be started with a dopamine agonist? Neurology 1998; 51 (Suppl. 2): S21-S24

35. Reese JP, Winter Y, M Balzer-Geldsetzer M, et al. Morbus Parkinson: Krankheitskosten einer ambulanten Patientenkohorte. Gesundheitswesen 2011; 73: 22-29

36. Reese JP, Dams J, Winter Y, et al. Pharmacoeconomic considerations of treating patients with advanced Parkinson's disease. Expert Opin Pharmacother 2012; 13: 939-958

37. Reynolds EL, Burke JF, Banerjee M, et al. Association of out-of-pocket costs on adherence to common neurologic medications. Neurology 2020; 94: e1415-e1426

38. Rubenstein LM, DeLeo A, Chrischilles EA. Economic and health-related quality of life considerations of new therapies in Parkinson's disease. Pharmacoeconomics 2001; 19: 729-752

39. Sasidharan A, Bagepally BS, Kumar S. Cost effectiveness of deep brain stimulation for Parkinson's disease: a

systematic review. Appl Health Econ Health Policy 2024; 22: 181–192

40. Schwabe U, Paffrath D, Ludwig W-D, Klauber J (Hrg.). Arzneiverordnungs-Report 2019. Springer-Verlag, Berlin-Heidelberg, 2019: S. 915-925

41. Shimbo T, Hira K, Takemura M, Fukui T. Cost-effectiveness analysis of dopamine agonists in the treatment of Parkinson's disease in Japan. Pharmacoeconomics 2001; 19: 875-886

42. Siderowf AD, Holloway RG, Stern MB. Cost-effectiveness analysis in Parkinson's disease: Determining the value of interventions. Mov Disord 2000; 15: 439-445

43. Siderowf A, Holloway RG. Economic impact of Parkinson's disease. In: Factor SA, Weiner WJ: Parkinson's disease. Demos, New York 2002, S. 639-645

44. Spottke EA, Volkmann J, Lorenz D, et al. Evaluation of healthcare utilization and health status of patients with Parkinson's disease treated with deep brain stimulation. J Neurol 2002; 249: 759-766

45. Spottke AE, Reuter M, Machat O, et al. Cost of illness and its predictors for Parkinson's disease in Germany. Pharmacoeconomics 2005; 23: 817-836

46. Stamm T. Krankheitskosten des Morbus Parkinson in Deutschland. Psycho 1996; 22: 212-228

47. Stroupe KT, Weaver FM, Lishan C, et al. Cost of deep brain stimulation for the treatment of Parkinson's disease by surgical stimulation sites. Mov Disord 2014; 29: 1666-1674

48. Sturkenboom IH, Hendriks JC, Graff MJ, et al. Economic evaluation of occupational therapy in Parkinson's disease: A randomized controlled trial. Mov Disord 2015; 30: 1059-1067

49. Tomaszewski KJ, Holloway RG. Deep brain stimulation in the treatment of Parkinson's disease: a cost-effectiveness analysis. Neurology 2001; 57: 663-671

50. Vallderiola F, Puig-Junoy J, Puig-Peiró R, Workgroup of the SCOPE study. Cost analysis of the treatments for patients with advanced Parkinson's disease: SCOPE study. J Med Econ 2013; 16: 191-201

51. von Campenhausen S, Winter Y, Rodrigues e Silva A, et al. Costs of illness and care in Parkinson's disease: an evaluation in six countries. Eur Neuropsychopharmacol 2011; 21: 180-191

52. Walter E, Odin P. Cost-effectiveness of continuous subcutaneous apomorphine in the treatment of Parkinson's disease in the UK and Germany. J Med Econ 2015; 18: 155-165

53. Weir S, Samnaliev M, Kuo TC, et al. Short- and long-term cost and utilization of health care resources in Parkinson's disease in the UK. Mov Disord 2018; 33: 974-981

54. Whetten-Goldstein K, Sloan F, Kulas E et al. The burden of Parkinson's disease on society, family, and the individual. J Am Geriatr Soc 1997; 45: 844-849

55. Willis AW, Schootman M, Tran R et al. Neurologist-associated reduction in PD-related hospitalizations and health care expenditures. Neurology 2012; 79: 1774-1780

56. Winter Y, Balzer-Geldsetzer M, van Campenhausen S, et al. Trends in resource utilization for Parkinson's disease in Germany. J Neurol Sci 2010; 294: 18-22

57. Winter Y, Balzer-Geldsetzer M, Spottke A, et al. Longitudinal study of the socioecnomic burden of Parkinson's disease in Germany. Eur J Neurol 2010; 17: 1156-1163

58. Ypinga JHL, de Vries NM, Boonen LHHM, et al. Effectiveness and costs of specialised physiotherapy given via ParkinsonNet: a retrospective analysis of medical claims data. Lancet Neurol 2018; 17: 153-161

59. Ziegler M. Approche économique du coût de traitement de la maladie de Parkinson. Ann Psychiatr 1989; 4: 367-368

Index